成肇智　成　果◎著

杏林跬步

——成肇智医论医案选辑点评

全国百佳图书出版单位
中国中医药出版社
·北京·

图书在版编目（CIP）数据

杏林跬步：成肇智医论医案选辑点评/成肇智，成果著. —
北京：中国中医药出版社，2022.12
ISBN 978－7－5132－7906－2

Ⅰ.①杏…　Ⅱ.①成…②成…　Ⅲ.①医论-汇编-
中国-现代②医案-汇编-中国-现代　Ⅳ.①R249.7

中国版本图书馆 CIP 数据核字（2022）第 222698 号

中国中医药出版社出版
北京经济技术开发区科创十三街 31 号院二区 8 号楼
邮政编码　100176
传真　010－64405721
三河市同力彩印有限公司印刷
各地新华书店经销

开本 787×1092　1/16　印张 12.5　彩插 0.5　字数 283 千字
2022 年 12 月第 1 版　2022 年 12 月第 1 次印刷
书号　ISBN 978－7－5132－7906－2

定价　59.00 元
网址　www.cptcm.com

服 务 热 线　010－64405510
购 书 热 线　010－89535836
维 权 打 假　010－64405753

微信服务号　zgzyycbs
微商城网址　https://kdt.im/LIdUGr
官 方 微 博　http://e.weibo.com/cptcm
天猫旗舰店网址　https://zgzyycbs.tmall.com

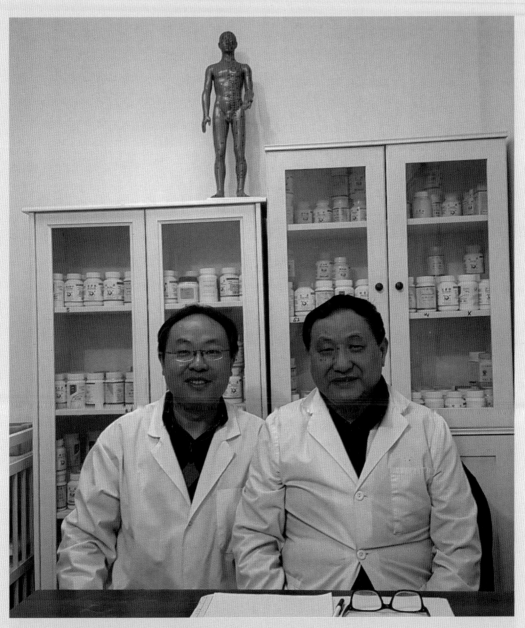

图1　成肇智教授（右）与成果（左）于2020年冬在加拿大温哥华成氏中医诊所合影

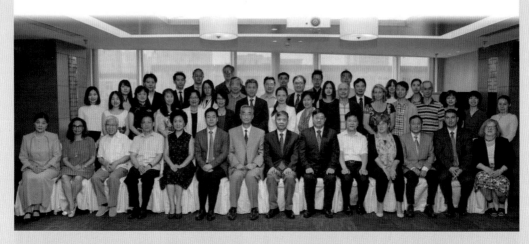

图2　中医文化"走出去"国际研讨会(前排右三为成肇智教授)

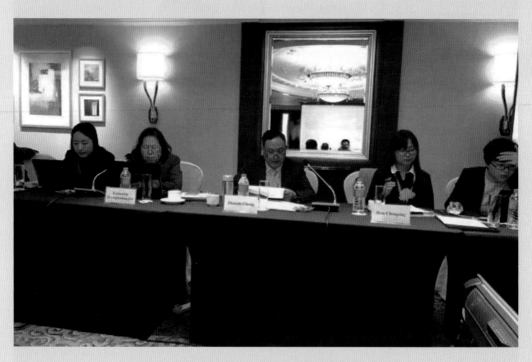

图3　成肇智教授(右三)在世界卫生组织专家组
会议："传统医药专业名词的标准化"上发言

TOP100 popular books with rights sold overseas in 2020
2020年百种最受海外欢迎的中国版权书

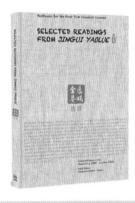

Textbooks for the Four TCM Classical Courses
"中医四大经典"
Compiler and Translator in Chief: Zhaozhi Cheng Jiaxu Chen
Publisher: People's Medical Publishing House(May, 2018)
ISBN: 9787117255523
Contact: Zhang Chenyu
Email: zcyzsf15@163.com
Rights: English rights sold

The Four Great TCM Classics are the quintessence of traditional Chinese medicine (TCM);the fountainhead of TCM academic theories;the ladder of TCM learners to success;the source of expertise for raising TCM physicians' clinical level; the indispensable foundation for TCM to spread toward the whole world.

图4　成肇智教授主编、主译的中医四部经典课程英语教材入选《中国出版传媒商报·法兰克福专刊》"2020年百种最受海外欢迎的中国版权书"

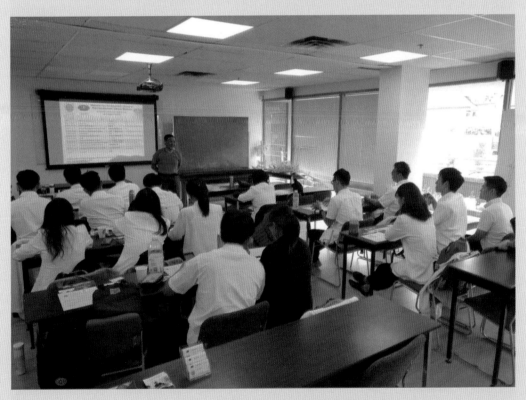

图5　应温哥华国际中医学院之邀,成肇智教授给前来加拿大进修的中国台湾中医药硕士生班讲授关于中医经典的临床应用

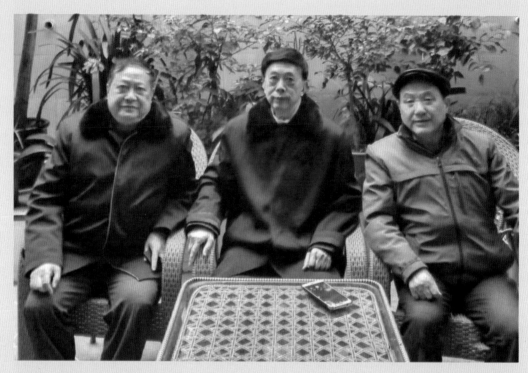

图6　成肇智(右)与巴蜀名医张玉龙(中)、荆楚名医成肇仁(左)在故乡四川省巴中市聚会

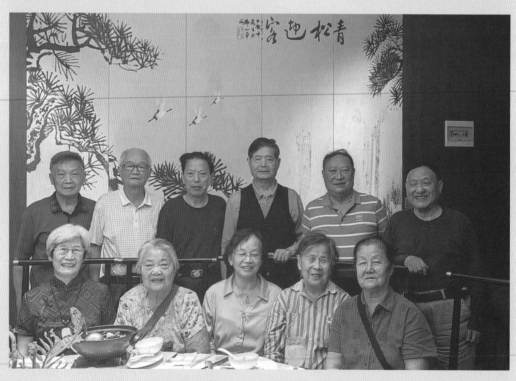

图7　成肇智教授(后排右一)在武昌与同窗老友聚会

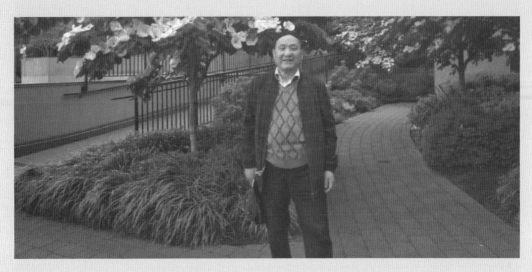

图8 成肇智教授在温哥华住所旁留影

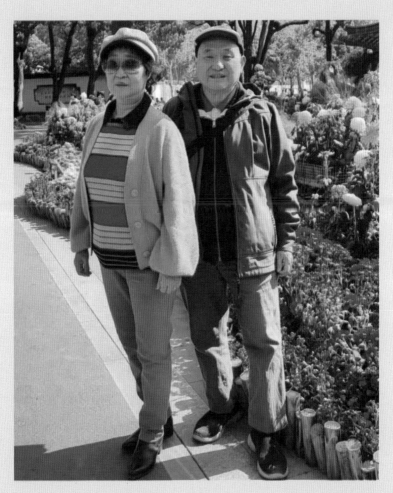

图9 成肇智教授与夫人汪凯女士2021年在武汉合影

序

　　中医药学是中华民族的伟大创造，凝聚着中国人民的博大智慧，是中国古代科学的瑰宝，也是打开中华文明宝库的钥匙，为中华民族的繁衍昌盛做出了不朽贡献。传承、创新、发展中医药学，对于弘扬中华优秀传统文化，增强民族自信和文化自信，促进中华民族的伟大复兴意义重大。

　　成肇智教授是我的同校学友，我们在同一教研室共事多年。他为人敦厚爽直，且博学多才，对中医药事业矢志不渝，精勤有加，勤求古训，博采众长，感悟颇丰。在从事中医药六十余载的生涯中，他从基层到院校，从国内到国外，不仅运用中医药为无数民众精心疗疾而备受赞誉，同时培养了大批中医药接班人才。尤为可贵的是，由他主持编译的中医四部经典的英语教材，填补了该领域教科书的空白，入选《中国出版传媒商报·法兰克福专刊》"2020年百种最受海外欢迎的中国版权书"，对中医药在国际的传承发展具有特殊意义。

　　《杏林跬步——成肇智医论医案选辑点评》是成肇智教授携弟子成果对其学术成就和临床经验的总结。全书分上、下两篇。上篇医论，包括中医理论类、《黄帝内经》的训诂及校勘类、中医对外交流及英译类三章，选自成肇智教授已公开发表的学术著作、论文。这些内容具有成肇智教授个人的学术特色，提出了"病机学是中医学理论体系的核心""用'审机定治'取代'辨证论治'"等具有创新性的学术论点，曾在国内中医界引发过不小的学术波澜。下篇医案，精选个人医案八十余例，分为外感病医案、肺系病医案、心系病医案、脾系病医案、肝系病医案、肾系病医案、全身病医案、妇科病医案和皮肤病医案9章。这些医案不乏记录完整、病情严重或复杂、疗效显著而发人深省的医案，也有历经诊治不当而最终获效的案例，其中的部分医案还在课堂教学中供学生分析讨论过，颇受欢迎。

　　明·江瓘《名医类案·自序》云，"宣明往范，昭示来学"，相信《杏林跬步——成肇智医论医案选辑点评》的付梓，对启迪后学的中医理论研究和临床实践，将有所裨益。

　　是为序。

湖北中医药大学原校长、博士生导师　张六通
写于2022年（壬寅虎年）6月9日

前　言

　　自 1961 年考入湖北中医学院（现湖北中医药大学，下同），我已涉足中医药领域逾 60 年了，回顾迄今的一生，只不过在学习和践行中医药学的征途上做了三件事，即中医药的临床、教学及对外交流。光阴荏苒，岁月蹉跎，不觉垂垂老矣！遂萌生歇业养老以尽天年之念。然而一些同辈挚友和晚辈学生却敦促我，趁头脑还清楚，把自己的学术成就和临床经验总结出来，以助后学。思之良久，我认为此建议合理而可行，于是，与在加拿大从事中医药工作的弟子成果商议，由我拟定编辑纲要，由他具体落实选辑内容和写出点评，最后经我审阅、定稿。

　　历经三载稿成，定名为《杏林跬步——成肇智医论医案选辑点评》，分为医论和医案两部分。前者在我已出版的著作和发表的论文中，选择能反映个人学术特色，曾产生过一定学术影响的章节、段落，按不同的主题辑录，附以简评；后者则从众多的个人医案中精选出疗效堪称满意的疑难医案，包括少数有过诊疗失误，但对后学者或有启迪的医案八十余例，案后亦加点评。

　　人的一生，要做自己想做之事，并坚持不懈地做下去，才觉快乐，才有成就感，也才不枉度此生！古贤曰"诗言志"，以下三首小诗或许能抒发本人从事中医药事业的初衷、回眸及感悟，拟作此书的引言！

七十回首

十七跨进阅马场[注1]，

毕业急赴土苗乡[注2]。

沉疴深究岐黄术，

顽疾活用仲景方。

返校授课弟子众，

出国讲学医道彰。

弹指一挥古稀至，

皓首穷经洗沧桑。

（注1）阅马场乃湖北中医药大学原校址，乃我 17 岁时初入医门之地。

（注2）1968 年我被分配至鄂西恩施土家族苗族自治州基层医院任中医师 10 年。

2013 年 10 月 31 日记于回国机上

忆同窗
——微信群里观同窗旧照新影不禁感慨系之

风华正茂少年郎，
同登医门是同窗。
聆听名师传奥旨，
诵读经典识津梁。
校园帮衬胜兄弟，
操场竞技较"真章"。
六一学子今安在？
耄耋大医荆楚藏。

2017 年春分日写于加拿大温哥华寓所

中医之歌

神农尝药本草撰，
轩辕问道立经典。
仲景辨证示法则，
时珍鉴药纾危难。
临床疗效验真理，
特色优势臻天年。
守正创新迎盛世，
华夏文明遍宇环。

2022 年（壬寅虎年）小满日记于武昌寓所

借此良机，衷心感谢老领导、湖北中医药大学原校长、博士生导师张六通教授为拙作赐序；同时，也深切感谢中国中医药出版社单宝枝老师、责任编辑郭璐及社内其他同仁为书稿的审查修订、设计装帧及顺利出版殚精竭虑。

成肇智 始记于 2020 年 7 月 20 日
修定于 2022 年 6 月 3 日

编写说明

一、本书上编乃医论选辑，是从成肇智已出版的学术专著和发表的学术论文中，选出具有个人学术特色、蕴含某些创新论点或产生过一定学术影响的章节或段落，分别辑入中医理论类、《黄帝内经》的训诂及校勘类和中医对外交流及英译类三章，每一章又分为若干个小的专题。

二、选入医论的每一节（少数为同一出处而相关联的几节一起）皆注明其来源，或某书的某一章节，或某杂志某一期的论文名称。所选录文字力求保持原样，然而为了突出论述主题，减少篇幅，以及保持本书观点、术语的统一性，对少数内容进行了段落的调整、字句的增删及标点的更换。

三、原则上，每一节的医论之后加一小段"点评"，但有时依据论述的需要，两节或多节可共一个"点评"。其评论内容，一是指出该节学术论点的独特性或新颖性；二是阐述此节医论的理论价值及临床意义；三是讨论有关论著发表后产生的学术影响，或援引国内外中医药界的相关评价。

四、为节省篇幅，若需查询原文请阅读已出版的成肇智原著或该论文所发表的期刊。

五、下篇是精选的成肇智医案81例，其中半数曾作为验案供学生课堂讨论过，反响颇佳。选入本书的医案均是记录较完整、病情严重或复杂、疗效满意（治愈或显效）而能发人深省者，少数医案曾有诊治不当的经历而最终获效。无论经验还是教训，希冀这些医案有助于探索中医临床规律以启迪后学。

六、医案涉及的病种都是常见病、多发病，主要来自成肇智接诊最多的中医内科，其次来自妇科、儿科及皮肤科，大多属于中医临床的疑难或顽固病例，其中一半以上经过西医师和（或）其他中医师诊治但效果欠佳。

七、按现代中医临床医学的体例，81例医案分别划归入外感病医案、肺系病医案、心系病医案、脾系病医案、肝系病医案、肾系病医案、全身病医案、妇科病医案和皮肤病医案，共9章。每章的病案以其中医病名（或主症）同类相从的顺序列入目录，以便查找。其中，已有西医诊断者，用圆括号标记于目录内或中医诊断结论之中。儿童病例收录较少，故未单章列出，分别划入相关的外感和五脏系统疾病之内。

八、每例医案突出其主诉和现病史（舌、脉不可少），亦包括此前的诊治经过，若有现代检测的重要阳性结果，也一并载入，且完整记录该案初诊的中医诊断结论（病名和病机）、治疗法则及首诊处方。复诊的内容或详或略，视需要及篇幅而定。最后，客观地记载其实际疗效。必须说明，为保护隐私，多数患者的姓名已进行改动，少数医案年代久远以致临床资料不全，因而记载的时间、经过不够翔实。

九、所录入的医案，在国内和加拿大诊治者约各占一半。凡使用的中药处方，汤剂者写出方内每一药物的名称、剂量、煎服法及服药剂数，中成药则写出方名、总用量或疗程。近十多年来，成肇智在加拿大授课之余，坚持应诊或带实习，主要使用的是加拿大患者习用的中药饮片经水煎、浓缩而成的颗粒冲剂，此类制剂主要产自中国江苏天江、广东三九以及台湾仙丰等药业公司，无论是复方颗粒还是单味颗粒，都记载其名称、每天的用量、服药天数及方法。浓缩颗粒与其对应饮片的用量之比约为1：6，一般成人每日所用颗粒剂的总量为 16～25 克。

十、每一医案之后的"点评"力求简明、实用而具启发性，内容涉及成肇智关于该病例的临床思路、诊疗要点，该案取效的关键，用药的心得，或诊治失误的教训，以及本书辑入的几个同病种医案的对比讨论等。

十一、本书后列出"成肇智主编、参编的主要学术著作"，以利读者查阅。

十二、本书之所以冠名"杏林跬步"，在于凸显成肇智学习、践行及钻研中医药经历了日积月累、逐步提升的漫长过程，终能有所建树。

成肇智　成果
写于成氏中医诊所
2022 年 6 月 30 日

目　　录

上篇　论著选辑点评

下篇　医案选辑点评

附　成肇智主编、参编的主要学术著作（按出版时间

上篇

论著选辑点评

第一节　病机和病机学

一、病机的定义和构成

"病机"一词出自《黄帝内经》，因此，病机的原始含义应从《黄帝内经》中去探讨。根据"病机十九条"的内容，病机乃疾病及其证候（指症状及其他临床表现）产生的机制，重点在于指出病证同病邪、病性、病位等的内在联系。就字义而言，"病机"的"机"字兼具机制、机变、机要等多种深邃的内涵。张介宾在《类经·十三卷》中说："机者要也，变也，病变所由出也。"这里，"病变所由出"是说病机乃病证产生的缘由、机制。"变"提示病机具有不断运动、变化的特征，"要"表明病机不是着眼于局部的微观的病理变化，而是从整体、宏观的角度去把握疾病本质的要领，此即《素问·至真要大论》王冰注语中所谓"得其机要，则动小而功大，用浅而功深也"。然而，中医对疾病的形成机制、动态变化和本质要领的认识，只有在分析和综合患者的临床表现之后才能获得，换言之，病机就是透过疾病的现象而对疾病的本质的一种规律性认识，而这种认识又是通过具体的病邪、病性、病位及病势等病理要素的不同组合而体现出来的。

综上所述，病机的定义可以这样表述：病机是从整体上和动态中对患病人体所呈现的病理状态和病理变化的高度概括，是在分析、综合、比较、归纳所有证候（症状、体征、病史等临床信息）的基础上，对疾病的本质做出的结论，属综合性的病理概念，涉及中医病理的多个方面和层次。从横向看，病机综合了病邪、病性、病位、病势等病理要素；从纵向看，它以正邪斗争为基轴，勾画了疾病从发生、发展到传变、结局的整个病程的病理变化规律，见图1。

虽然在《黄帝内经》和其他一些中医文献中，有时也把"病本""病由""病原（源）""病因"等作为病机的同义语使用，但由于"病机"一词最能表达出所应具备的内涵，因此已被历代医家所习用和公认，成为最常用和最具中医特色的术语之一。

（摘自成肇智、李咸荣主编的《中医病机论——从基础到临床》第二章第一节和第二节）

【点评】成肇智教授从事中医学的学习、临床、教学及对外交流已逾60年，他对中医理论和临床研究的重点一直放在病机和病机学上。为此他撰写并发表了大批学术

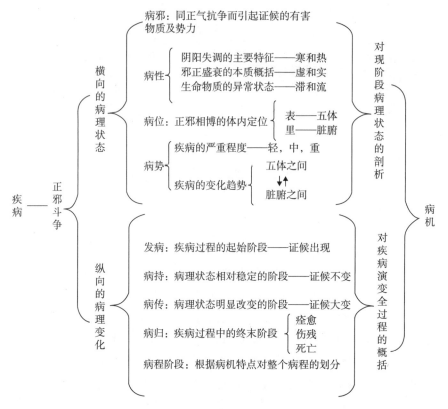

图 1　病机构成示意图

论文，还用十余年的时间主编、出版了学术专著《中医病机论——从基础到临床》，在国内外中医学界产生了一定的影响，对中医理论的完善和中医术语的规范起到了推动作用。他还身体力行，把病机研究的学术成果运用于日常的中医临床和教学之中，收效显著，受到了患者和学生的一致好评。当读者翻阅到本书的其他部分时，将会对此留下更深刻的印象。

二、病机的分类

就研究的对象而言，病机可分为单候病机、阶段病机和全程病机三类。就适用的范围而言，病机可分为基础病机和特定病机两类。就构成的繁简而言，病机又可分为单一病机和复合病机两类。

1. 单候病机、阶段病机和全程病机

（1）单候病机：单候病机是指个别证候（一个症状或体征）的产生机制。有的单候病机比较简单或单纯，如胀满属气滞，呕吐属胃气上逆，自汗属气虚或阳虚之类。有的单候病机却比较复杂，如发热可有外邪犯表、阳热内盛、阳气内郁、阴虚、虚阳浮越等多种病机。分析单候病机是诊断中不可缺少的步骤，是审察阶段和全程病机的基石。

（2）阶段病机：阶段病机是对疾病过程中某一阶段所呈现的病理状态的高度概

括，即从发病到痊愈的整个病程中某一横截面的整体病机。鉴于医生面临的诊疗对象都是处于某一病程阶段的患者，而且必须依据现阶段的具体病机做出诊断结论和确定治疗法则，因此，阶段病机不仅是中医临床中使用频率最高的病机，而且也是中医病机学研究的重点。中医学界通常所说的病机，多数指阶段病机，而非单候病机或全程病机。就中医传统而言，外感疾病的阶段病机尤其重视疾病的浅深层次和病位的移动，如"邪在少阳""邪在卫分（肺卫）"等；而内伤疾病的阶段病机则突出病邪、病性与有关脏腑的结合，如"脾气虚""心血瘀阻"等。

（3）全程病机：全程病机是对疾病全过程的病理状态和病理变化的总概括，是从发病至痊愈的全部病程的纵向动态病机。在实际应用时，存在着两种全程病机。一种是某一种疾病的全程病机，即反映该疾病从发病到痊愈的一般病理变化规律的动态病机。例如，风温病的"卫→气→营→血"就是全程病机，消渴病的全程病机可归纳为"燥热伤肺（上消）→胃热阴虚（中消）→肾脏阴阳两虚（下消）"。另一种全程病机则是某个患者患某种疾病的全程病机。此种全程病机虽同该疾病的全程病机大体一致，但因是某一个人患病而带有其个体在病机上的特殊性。例如，同患水肿病，患者"甲"起病的病机为水邪内停兼风热犯肺，而患者"乙"为水溢肌肤兼风寒束肺；到疾病中期，"甲"为水热互结兼三焦气滞，"乙"为水凌心肺兼脾气虚弱；至疾病后期，"甲"属肝肾阴虚兼下焦湿热，"乙"属脾肾阳虚兼水饮内停。可见，疾病的全程病机体现了该疾病病理变化的共性或普遍性，比较简明扼要。而患某种疾病的某个患者的全程病机，既包含该疾病的全程病机，更显示出患病个体在不同病程阶段的个性或特殊性，因而更加复杂而多样。在中医学中，某种疾病的全程病机及其各阶段的常见病机类型是临床各学科探讨的基本点，然而具有个体差异性的每个患者的全程病机则不可能在各学科教材或专著中全部揭示出来，只能在临床实践中通过对该患者作出的具体的病机（或证型）诊断结论体现出来，而这一结论是否准确，就得看诊病的中医师临床辨证审机的功力了。

如果把单候病机看作一个"点"，那么阶段病机就是许多点集合而成的"面"，全程病机则是由阶段病机的"面"沿时间纵轴位移所形成的"立体"。同单候病机相比，阶段病机更具全面性、综合性和纲要性，而同全程病机相比，阶段病机则更具及时性、现实性和具体性，因而成为中医师临床施治的首要依据。可见，阶段病机在此三类病机中处于核心地位，成为病机学研究的重点。当然，单候病机是其他两类病机的基础，离开了对单候病机的具体分析和综合归纳，其他两类病机就成了无源之水、无本之木；而全程病机则是对疾病各个阶段病机的联结和贯通，体现了中医学对每种疾病从发病到痊愈全过程的动态规律的认识，因而成为中医临床各学科研究的重要对象。

2. 基础病机和特定病机

（1）基础病机：凡对所有疾病、患者普遍适用的病机称为基础病机。其中，概括程度高、涉及全身的病机，称为总体性基础病机，例如，阴阳失调（具体表现为阳亢、阳虚、阴盛、阴亏等）、邪正盛衰（具体表现为虚、实、虚中夹实、实中夹虚等）

和气血津液失常（具体表现为气虚、气滞、气逆、气陷、血虚、血瘀、血溢、津亏、液停等）之类；而概括程度稍低，主要反映患者脏腑、经络、表里等具体部位的病理状态及其变化的病机，称为定位性基础病机，如肝气郁结、膀胱湿热、脾气虚、肾阴虚等。总体性基础病机是定位性基础病机的基石，例如，肾阴虚、肾阳虚是在阳虚、阴虚的基础上派生出来的；而定位性基础病机比较具体而准确，故更为临床所习用，例如，肾阳虚弱比阳虚的诊断结论更具体明确，因而更具针对性。

（2）特定病机：所谓特定病机是仅适用于个别特定症状或疾病的病机，或者是对少数疾病特有的病理状态及病理变化的概括。例如，"湿热熏蒸，胆汁外溢肌肤"，常常用来解释黄疸（既是一个证候，又是中医病名）的发生，而基本不用于其他病证；"精瘀窍道"是男性不育和性功能障碍的病机之一，仅用于阐明男子精室和精隧这些特定部位的病证，不用于大多数疾病，其适用范围很局限。

3. 单一病机和复合病机

（1）单一病机：单一病机是指构成病机的成分比较简单，往往由一种病邪或病性与一个病位相结合而成，有时也指两种病邪侵犯同一个病位，或一种病邪（或病性）涉及两个病位，例如，痰浊阻肺、肾精亏损、风热犯肺及肝肾阴虚等。

（2）复合病机：复合病机是由两个或多个单一病机相结合组成的病机，其病理成分具有多样性和复杂性。在复合病机中，其包含的单一病机之间可呈现多种不同的关系，如并列、主从、兼夹、因果等，在表述时常以特定的形式或词语标记，以免混淆或误解。例如，"湿热蕴结肝胆，寒湿凝滞腰络"，乃两个单一病机并列且同等严重；"心阳虚衰兼心血瘀阻"，表明前者为主较重，后者为次较轻；"脾虚失运，痰湿下注"，显示脾虚在前为因，痰湿在后为果，等等。

单一病机结构简单，却是组成复合病机的基本单位；复合病机结构复杂，能够灵活而详尽地揭示临床上千姿百态的病理状态及其多种变化。因此，作为基础学科，病机学对单一病机给予重点研究，而中医临床各学科却对复合病机给予了较多的论述，但因临床上患者表现出的复合病机不可胜数，所以大量具体的复合病机需要医生从每个患者的实际病情出发，采取单一病机之间的多种组合方式加以探求和认定。

临床上具体用到哪一类病机，是由中医师依据患者实际的病情和诊治的需要决定的。在所有的病机类型中，阶段病机是临床诊疗最看重的，而基础病机，尤其是定位性基础病机，则是表达最清晰而准确的病机形式，因此，二者均是中医病机学研究、探讨的重点，而一般中医师口头所说或病历上书写的"病机"，大多属于此两类病机。

三、病机学的概念、学科性质和研究范围

中医病机学是运用中医学基础理论，以各类病机为研究对象，从而探求疾病发生、发展和演变的基本规律的中医学基础理论的分支学科，是具有中医特色的病理学。同西医病理学相比，中医病机学具有以下特色。

1. 既研究疾病，更重视研究患者　同一种疾病在不同的患病个体可呈现出不同类型的病机，而同一种病机又可出现于多种疾病的过程中。

2. 深受古代东方文化和哲学的影响　中医的病机理论是在两千年前的华夏大地上和中华民族的文化背景中产生的，其认识论和思维方法不可避免地打上了中国古代文化及哲学思想的深刻烙印。

3. 从宏观、整体着眼，据临床事实立论　中医病机学的理论，主要从整体动态观出发，运用宏观的、综合的、系统功能的方法及辩证思维，来认识和研究患病个体的病理反应状态及其变化，其立论所依据的事实，主要不是来自尸体解剖、显微观察和动物实验，而是来自通过望、闻、问、切四诊所收集到的所有的临床信息。

4. 以藏象学说和经络学说为理论基础，以五脏的功能失调为中心　一般说来，西医病理学建立在解剖学、组织学、微生物学等学科及动物实验的基础上，而中医的藏象经络学说则同时涉及人体的生理、心理和病理三个领域。中医病机学的立论不在于组织结构、生化指标的改变，而重在功能活动的异常，其中绝大多数论点是基于临床收集到的人体生命活动的各种异常的外在表现，通过中医的逻辑思维推导出来的结论。因此，中医病机学所含括的人体生理、心理和病理三要素相互印证而密不可分，这同西医学中各基础学科彼此分开、各自独立不尽相同。

病机学是隶属于中医基础医学（或中医基础理论）的一门分支学科。它以全面、系统、深入地研究、阐明人类疾病发生、发展及演变的基本规律为宗旨，是中医药专业学生一门必修的中医药基础理论的分支课程。病机学作为藏象学、经络学的后续课程，不仅为中医的诊断学、治疗学及养生学提供了直接的理论依据，而且也为中医工作者领会、把握中医临床各学科的精髓提供了前提。

中医病机学在漫长的中医历史中已逐渐形成了自身独立的理论体系和研究范围，具体包括：病因学，发病学，病机的概念、构成及分类，基础病机，疾病的传变，常见证候的病机，临床各科疾病的病机特点，病机学的作用和地位，等等。

四、审机定治

中医病机学对于中医临床实践的指导作用主要体现在：诊断上的辨证识机，治则上的以机定治，具有发展前景的病机制剂疗法，以及中西医结合的新观念、新思路等。

1. 辨证识机　所谓辨证识机，是指通过对四诊收集到的证候（以症状、体征为主的所有临床资料或信息）的分析、辨别、推理、综合和归纳，最终识别或判断出患者具体的病机类型。可见，辨证是手段，是思维的过程；识机是目的，是思维的结论。由于《黄帝内经》成书时代还没有"辨证"的提法，遂用"审察病机"（简称"审机"）一词概述"辨证"和"识机"的丰富内涵。这里，仅就审察病机的要点简述于下。

（1）收集证候力求全面、客观、准确，凡是审察病机所需要或涉及的临床资料和信息都在收集之列。现代化的检测手段可以看作中医传统的望、闻、问、切四诊的延伸，是运用现代科学技术对医者感觉功能的扩展和深化，就此意义而言，所有现代检测的结果均可列入收集的证候之内，作为审机的凭证来对待。临床上收集证候是有技巧和重点的。一是紧紧围绕患者的主诉或主症进行。二是寒热、痛胀、饮食、二便、睡眠、神色、舌苔、脉象等临床表现，是一切患者都需要收集的重点项目。三是本次发病的时间、症状及其变化、此前的诊断结论和治疗经过等，皆不可遗漏。四是根据患者已有的检测结果及现在病情，或为了证实或排除某种疾病或病机，可增补一些必要的项目进行检测。总之，收集证候要既全面又不繁琐，既客观、准确又尽量减少患者的不便及负担。

（2）辨析证候的重点是判断证候的主次、因果、真假，目的在于透过疾病的现象探求疾病的本质，即识别患者现阶段的病机。所谓主症，是患者所有的证候中最突出的、最能反映其病机的 1~3 个症状。明确主症，是正确辨证的第一步。一个患者呈现的所有证候绝不是互不相干或杂乱无章的，它们都是患者内在病机的外在表现，换言之，这些证候之所以相伴出现，是由其共同的病机决定的。因此，既要探求每一个证候的具体病机，更要探求各个证候相互之间的病理联系，才能为探求患者现阶段病机奠定基础。而证候相互之间的内在联系往往能揭示病机的重心所在以及病机演变的趋势。在观察证候的动态变化时，要特别注意对疑似证候的鉴别，切不可把疾病的真象与假象乃至错觉混为一谈，否则，会导致误诊误治的严重后果。其主要鉴别点如下：①真象多持久而相对固定；假象多短暂而时有时无。②真象常发生于机体的内部、深层，如胸腹、二便、神志、舌质及重按时的脉象；假象常表现于机体的外部、浅层，如四肢、面颊、短暂的感觉、舌苔及轻取时的脉象。③真象乃疾病之常，占据患者证候的绝大多数；假象乃疾病之变，只占证候的少数。

（3）识别病机必须综合邪、性、位、势四要素，换言之，医者对患者做出的病机诊断结论，是以患者现阶段呈现的病邪、病性、病位及病势的某种组合形式揭示其疾病本质。病机结论的正确性，一方面体现在它能对患者的所有证候给予令人信服的合理解释；另一方面，它也能通过针对此病机结论的立法处方所产生的实际疗效而得到验证。欲达此目标，必须做到以下五点：①病机结论能全面地解释患者的一切临床表现。②病机结论的组成浑然一体，没有互相脱节乃至矛盾之处。③病机结论若由两个或两个以上的单一病机组成，则要表明它们之间的相互关系，如并列、主次、因果及先后等。④在四个病机要素（邪、性、位、势）中突出重点和关键。⑤病机结论亦能反映出患者的个体特异性。

（4）表述病机应准、明、简、顺，即病机的语言表达同已做出的病机结论的内涵完全契合。所谓准，是指病机的语言表达形式要与辨证识机的诊断结论完全一致，不能走样。所谓明，是指表达病机的词语清晰，使人一目了然或一听就懂，不会产生误解或歧义，避免使用含糊不清、模棱两可或过于笼统的词语。所谓简，是指表述病机的文字简约，重点突出，语言精练，在完整表达病机内涵的前提下，词语尽可能简短。所谓顺，一指对病机的表述文通理顺，二指所用词语符合中医的医理及传统的语言习惯。

2. 以机定治　辨证识机的目的在于为治疗提供依据，而治疗的首要依据便是病机，于是便有了"以机定治"的概念。以机定治强调病机是确定治疗法则的首要依据或决定性因素。其实，这并非一条新的治疗原则，它不过是《黄帝内经》"谨察阴阳所在而调之，以平为期""必伏其所主而先其所因"（《素问·至真要大论》）和"治病必求于本"（《素问·阴阳应象大论》）等治则的现代表述而已。正如明代大医张介宾在《类经》注释"审察病机"时强调"此正先贤心传精妙所在，最为吃紧纲领……夫病机为入道之门，为跬步之法"，足见他对"以机定治"治则的评价之高。中医的求本治则意味着针对病机的治疗，即以减轻、纠正病机所概括的病理状态和病理变化，恢复、重建患者整体的、动态的平衡协调，实乃中医治疗的基本目标。

辨证识机和以机定治合称"审机定治"，其在中医诊疗过程中运用的要领，在于保持证候、病机、立法和处方（证、机、法、方）四者的连贯性和一致性。这既体现出中医师临床思维的步骤、路线和实际诊疗能力，也是获得满意疗效的根本保障。

审机定治还在一定程度上涉及中医的病名诊断、个体体质及外在环境对中医诊疗的综合性影响，而辨病施治、察质论治以及因时、因地、因社会环境制宜等治则皆从不同侧面、不同层次弥补审机定治的不足，所以把它们有机地结合起来运用，才能使中医临床的诊断和治疗最大限度地臻于完善，从而获得最佳的疗效。

五、中药病机制剂疗法

中药病机制剂疗法简称病机制剂疗法，是一种新的中医用药方式和方法，即以针对各种基础病机的病机制剂取代单味的饮片作为用药单位，依据患者的具体病机诊断结论而选用相应制剂以组合成方的医疗模式。换言之，本疗法是基于审机定治的中医诊疗规律，预先制成以不同的基础病机为对象的相应的中药口服新制剂（以浓缩颗粒冲剂为主，可包括胶囊、片剂及袋泡茶等），临证时依据对患者辨证识机做出的结论，即由一个或多个基础病机组成的病机（或证型）诊断，选择相应的一个或多个病机制剂组合成方，其剂量及各制剂之间的用量比例随患者年龄、病情轻重及各基础病机之间的不同地位而斟酌拟定，最后，患者遵医嘱服用此制剂。

例如，一个患者临床诊断为：胁痛（中医病名）——肝胆湿热（重），兼肝郁（中）、脾虚（轻）。治疗法则：清除肝胆湿热，佐以疏肝健脾。处方：肝胆湿热制剂（大剂量）加肝气郁结制剂（中剂量）及脾气虚制剂（小剂量），将三种颗粒冲剂混合后分三等份，三餐后开水冲服，连服三天，再复诊。

一般的病机制剂由 3～5 味中药组成，要经过长期的临床、实验研究证实安全有效，才能推广使用。常用的中药病机制剂按基础病机分为气分病机制剂、血分病机制剂、津液病机制剂、表证病机制剂、肺系病机制剂、心系病机制剂、脾系病机制剂、肝系病机制剂、肾系病机制剂和经络病机制剂，共十大类，每类病机制剂又含括若干个更小更具体的病机制剂，总数可达 100～120 个，可满足一般临床治疗的需要。当然，为提高疗效，适应不同患病个体的特殊病情，在选用病机制剂的基础上，可依据不同的患者、疾病、体质及其他兼见的症状，适当加入一些单味药颗粒或中成药到拟定的病机制剂之内，一起服用。

中药病机制剂疗法是中医病机理论直接而便捷地应用于中医临床的新型用药模

式，可视为最能体现审机定治的中医诊疗规律的用药规范，也是传统的中医方药同现代的制剂技术有机结合的产物。尽管这一疗法提出不久，具体内容尚待进一步探讨、验证和完善，但由于它能满足当代患者服用中药的新要求，充分发挥中医药的特长和优势，同时，也有利于中药运用的规范化和疗效统计的客观化，并顺应中医药学走向世界的潮流，因而具有巨大的发展潜力和广阔的应用前景。

（以上五段均摘自成肇智、李咸荣主编的《中医病机论——从基础到临床》第二章和第四章）

【点评】出版于 1997 年的《中医病机论——从基础到临床》是近年来为数不多的系统、深入研究中医基础理论的学术专著。此书坚持中医学固有的理论体系，其中的论点新颖、独特，而受到了国内外中医学术界的关注，2001 年被中华中医药学会评为中华中医药学会学术著作奖三等奖。

当代著名的中医药学家、中国工程院院士王琦教授曾对此书评价道："中医学作为一门科学，其学科领域尚有许多空白，作为知识体系有些尚未建立起相应的概念和原则……从而限制了中医理论对实践的指导作用。这些长期压抑在胸臆的问题，不久前因读成肇智教授的《中医病机论——从基础到临床》一书而得以舒展。《中医病机论——从基础到临床》的贡献之一，是为中医病机学的理论体系，从病机学的概念、构成分类、研究方法、病因学、发病学、基础病机、疾病传变、常见证候、临床各科的病机特点、病机的作用和地位等方面进行了学科构架，从而使该学科得以充实完善和确立。《中医病机论——从基础到临床》的贡献之二，是在继承中有创新。该书十分重视中医理论研究的规范化，对传统病机理论中的一些术语概念进行了重新定义和解释，使之向清晰性、确定性方向发展。《中医病机论——从基础到临床》的贡献之三，是将中医病机理论活活泼泼地体现于病证之中……我们天天听到要提高中医疗效，但淡化了理论层次，就失去了疗效的根基。《中医病机论——从基础到临床》的诸多成就，突出地表现在从基础研究到临床研究的紧密相贯，这是值得提倡的学风。"王氏的书评可谓高瞻远瞩，切中肯綮。

六、病机学是中医学理论体系的核心

中医学理论体系的核心是什么？这是三十多年来中医学术界多次讨论、争鸣的问题。我们认为，中医学的理论核心，非病机学莫属。

病机理论自《黄帝内经》奠基和《诸病源候论》详细阐释以来，代有发展，但是其内容在历代医籍中多混杂于其他中医理论（如藏象、诊法）及临床各科之中，没有形成独立的体系。近十余年来，随着中医事业的振兴和中医理论的深入研究，病机学作为中医基础理论的一门分支学科已逐渐分化出来，其框架和基本内容也已初步形成。综合有关资料，病机学是研究疾病发生、发展和变化基本规律的中医基础学科，是具有中医特色的病理学。根据这一定义，病机学的内容应包括病因学、发病学、病机的构成和分类、审察病机的原则和方法等。由于历史原因，病机学同相关学科的界限目前还比较模糊，需要加以界定。例如，脏腑、气血津液、精神和经络的生理功能活动应归属于藏象学和经络学，而其病理变化的特点、类型、表现等则应划入病机学的范畴。中医诊断学中的辨证部分应以四诊收集的证候为依据和出发点，重点放在对证候的分析、辨别、联系、综合和归纳上；而病机学虽也涉及证候和证型，但以病机作为出发点和归宿，重点应在阐明疾病普遍的病理变化规律和基础病机类型的形成。因此，二者的研究角度、重点和过程是明显不同的。

1. 审察病机是中医诊治的关键环节　中医诊治疾病的过程可以划分为五个环节，即收集证候（四诊）、辨析证候（辨证）、审察病机（审机或识机）、确立治疗法则（立法）和制订治疗方案（处方）。前三步是认识、诊断疾病的过程，后两步是处理、治疗疾病旳过程。然而，最能体现中医诊治基本规律的则是辨证、审机和立法三步，其中审机又是关键的一步。这是因为，中医的诊断是着眼于病机的诊断，中医的治疗首先是针对病机的治疗。中医的诊断结论由病名和病机组成，一般来说，病机是首要的，病名是次要的。例如，一个咳嗽、痰多、咽喉不利的患者，如果兼有恶寒、发热、头痛、鼻塞等证候，表明其病机重心在卫表，应命名为"感冒"；若无上述表证或表证甚轻，病机重在肺气阻滞或上逆，便命名为"咳嗽"。而且，仅仅诊断为"感冒"或"咳嗽"对于中医临床是远远不够的，因为单凭病名（中医或西医病名）中医师仍无法确立治则，只有进一步识别出其病机类型，如风寒束表、风热犯肺、痰湿阻肺之类，才能针对某一具体病机制订出相应的治疗法则。至于中医的治疗，无论应用中药、针灸、推拿、气功等何种手段，都必须在一定的治疗法则指导下进行。而治疗法则的确定虽受病机、病名、体质、气候、地理、年龄、性别、职业等多种因素影响，但根本的和首要的依据则是病机，《黄帝内经》强调"审察病机""谨守病机"，寓意在此。所谓"治病必求于本""必伏其所主而先其所因"，其中的"本""主""因"就是病机。因而称此为"求本治疗"或"审机定治"，并被奉为中医治疗的主臬。例如，唐代大医孙思邈断言："夫欲理病，先察其源，候其病机。"明代著名医学家张介宾指出："凡治病之道，必确知为寒，则竟散其寒，确知为热，则竟清其热，一拨其本，诸证尽除矣。故《黄帝内经》曰：'治病必求其本'。是以凡诊病者，必须先探病本，然后用药。"张氏所言的"寒""热""病本"就是病机。对此，已故近代名医岳美中说："见证状要进一步追求疾病的本质，不可仅仅停留在寒热虚实的表面上……务期细密，才能丝丝入扣，恰合病机。"当代四川名医陈潮祖对此说得更明白："产生辨证结论的关键，在于捕捉病机；确定治疗措施的依据，在于针对病机。判断病机的准确与否对于疗效的取得，具有至关重要的意义。"显而易见，在中医的临床工作中，四诊的目的在于为辨证收集资料，辨证的目的则是为了识别病机，而得出的病机结论又是立法的基本依据，处方则是落实立法的具体措施。所以，病机既是诊断的主要结论，又是治疗的基本依据，从而成为连接中医诊断和治疗的纽带。审察病机既是中医诊疗过程的关键环节，又是中医基础理论和中医临床医学的交汇点。由此观之，病机学在中医理论体系中的核心地位便不言自明了。

2. 审机定治是中医学术的主要特色　现行教科书认为："所谓辨证，就是将四诊

（望、闻、问、切）所收集的资料、症状和体征，通过分析、综合，辨清疾病的原因、性质、部位，以及邪正之间的关系，概括、判断为某种性质的证。论治又称施治，则是根据辨证的结果，确定相应的治疗方法。"这个定义只简述了中医诊疗的大致过程，却把有关概念搞混淆了。"辨证"的"证"的内涵是什么？它似乎是指"四诊所收集的资料、症状和体征"，又像是指"疾病的原因、性质、部位，以及邪正之间的关系"。同时，"辨证的结果"也不清楚。

考"证"字本义为凭证、证据，在古代医籍中一直指人体患病时出现的各种异常表现（即症状，又称为证候、病候、病形、病状等）。自明代起，"证"除了作证候的简称外，有时也作证型或疾病的代称。"辨证施治"一词首见于明末周子干《慎斋遗书》的一个小标题，该节内有这样的记述："见病医病，医家大忌……若见一证即医一证，必然有失，惟见一证而能求其证之所以然，则本可识矣。如头痛、发热、恶寒、筋骨疼痛，此外感实证也，然阳虚则恶寒，阴虚则发热，血虚则筋骨枯而多疼痛，胃虚、肝虚、肾虚皆有头痛之证。"不难看出，周氏所说的"证"是头痛、发热之类的证候，而"辨证"的目的则是识本，即"求其证之所以然"，也就是要识别"外感""阳虚""血虚""胃虚"之类的病机。周氏虽未对"辨证施治"下明确的定义，但其通过辨析证候探求病机，针对病机立法处方的思路是明白无误的。此后，"辨证施（论）治"这一术语虽零星见于一些医籍中，但并未引起中医界的重视。直到二十世纪五十年代中期，党的中医政策开始贯彻，当时一批中医专家如秦伯未、任应秋等把它作为中医学的优点和特点加以提倡，这一术语才逐渐盛行起来。起初，"辨证"的"证"仍是解释为症状和体征的，然而由于"辨证"同"论治"未能直接挂钩而难于理解，于是自六十年代起，便出现了把"辨证"的"证"的含义随意扩大和改变的倾向，从而演化为前面引述的教科书的定义。这一定义的弊端在于，既不能准确、清楚地表述出中医学的诊治规律和基本特色，又造成了中医学常用术语、概念的混乱，并且给中医理论的规范化和对外交流带来了有害的影响。例如对于证候、证型等概念长期争论不休，其相应的英译也是五花八门、各行其是。当代中医学家方药中曾敏锐地指出：所谓"辨证论治"，其实质就是"如何进行病机分析的问题"。既然如此，为什么不能用"审机定治"这一直接明了的提法取代词不达意的"辨证论治"来表述中医学的诊治规律和基本特色呢？

中医学术界常以"同病异治"和"异病同治"来论证中医学区别于西医学的主要学术特色。这里的"病"既可是西医的病名，也可指中医的病名；这里的"治"是指中医的治疗法则。众所周知，"中医治病主要的不是着眼于'病'的异同，而是着眼于病机的区别"。"同病"之所以"异治"，是因为病名虽同，其病机不同；"异病"之所以"同治"，是因为病名不同而病机一致。可见，中医治则的确定取决于对病机的识别，临证治疗的正误、优劣首先取决于审察病机的水平，而"审机定治"能够鲜明地概括出中医的这一特色。

3. **病机研究是发展中医学的突破口**　在科学技术迅猛发展的今天，面对西医学和其他传统医学的激烈竞争和挑战，中医学如果仅仅满足于个别学术观点的修正和治疗方法的改进，不仅适应不了时代的要求，而且有渐趋衰亡的危险。因此，从基础医学到临床医学的整个中医学的研究迅速取得实质性的进展，并逐步实现中医学的现代发展，是我们面临的紧迫的战略任务。我们认为现代发展中医学的突破口应是病机学研究，理由如下。

（1）病机学的突破能够带动中医学理论体系的全面发展：如前所述，病机学是中医基础理论和临床医学的交汇点，因此病机学研究的实质性进展，必将带动从基础到临床的整个中医学的发展。中医学历史上的大量事实证明，中医学的进步、繁荣和医疗水平的提高，常常是病机理论的创新和深化的结果。例如，东汉张仲景发展了《素问·热论》三阴三阳的概念，提出了以六经表里病位同寒热虚实病性相结合的外感病证治体系，和以脏腑、气血津液病机为中心的内伤杂病证治体系，不仅大大丰富了《黄帝内经》的病机理论，而且把中医学的理、法、方、药都提高到了一个新的水平。又如金元时期的刘完素对火热病机的阐释，李杲对内伤脾胃、气虚发热病机的发明，朱震亨对阴虚阳亢、"六郁"病机的创见，明代张介宾等对"阳不足"的辩论，清代叶天士对温热病卫气营血病机的提倡，吴鞠通对湿热病三焦病机的创立等，都是在对病机理论的某一方面给予了深入的研究和创新后提出的，并促成了同时代及其以后的医学理论及流派的形成和发展。

（2）病机研究的重大进展，是提高中医诊治水平的强大动力：中医临床和教学工作者深感苦恼的一个问题，就是不少疾病的中医病机老是那么几型，教师讲起来枯燥，学生听起来乏味，医生用起来效果也不理想。因此，可以说病机学的研究现状已不能满足中医临床和教学的需要。近来，有的中医专家把胃脘痛的病机分为三个阶段：气分、血分和虚证。气分阶段再分为胃气壅滞和肝气郁滞两个基本病机，以及气郁化热、湿热中阻、痰湿内停等几种演变型；血分阶段分为血瘀轻型和血瘀重型；虚证阶段又分为脾胃阳虚和脾胃阴虚。这种对胃脘痛病机的探索和创新，不仅提高了中医对本病的诊治效果，也丰富了病机学的内容。

（3）中医学理论的现代研究需要从病机入手：上海医科大学的一批中西医结合专家在中医理论的现代研究方面取得了令人瞩目的成就。他们根据长期积累的经验和教训，提出中医理论的研究要"从异病同治入手，寻找突破口"，"必须抓住不同疾病所具有的共同的关键性特征，才能进行同治"。这里所谓的"突破口""共同的关键性特征"，就是基础病机。日本的汉方医学源于古代的中医学，然而在近代西方研究方法的影响下，长期轻视和摒弃中医病机理论，奉行"方证对应"的诊疗模式，把研究的重点放在方剂的适应证和成方的药理药化上，尽管他们使用了不少现代科技手段，效果却不太令人满意。这一现象从反面告诉我们，把病机学作为中医学现代研究的突破口是必要的。

以上从中医学的诊疗过程、学术特色和发展方向三个方面探讨了病机学的主导作用，认为只有病机学才能胜任中医学理论体系的核心这一重要角色，希望国内外同仁对这一古老而新兴的学科引起高度重视和深入研究，以便加快中医学发展的步伐。

（摘自《中国医药学报》1994年第5期成肇智、李咸荣的论文《病机学是中医学理论体系的核心》）

【点评】本文发表于《中国医药学报》该期首篇，在国内外中医学术界引起了强烈反响。这是因为中医学理论体系的核心一直是近几十年来中医界的热门话题和争论焦点，诸如"阴阳五行""脏腑理论"乃至"辨证论治"都曾被视为中医学理论体系的核心，而病机学则因本文的发表首次被提为核心而参与了这一讨论。鉴于此论点的创新性和重要性，本文不久即被译成日文，刊载于由矢数道明先生担任编辑顾问的日本杂志《中医临床》1995年第9期，还特别加了如下编辑部按语："自本世纪（二十世纪）五十年代秦伯未、任应秋教授等把'辨证论治'置于中医学的核心地位以来，中医学获得了划时代的发展。而现在由于'病机学是中医学理论体系的核心'的论断的提出，迎来了理论飞速发展的新阶段。随着病机理论的深化，'证'的实质渐趋明朗，理论和临床得以更扎实的结合，中医理论体系一定会得到更加全面而具体的发展。请务必重视这篇论文。"由此可知，成氏此论文和论点已在国际传统医学界受到重视，产生了深远的影响。

第二节　症状、证型和辨证论治

一、中医症状的概念、分类及其临床价值

症状，古代又称为"病形""病状""病候""证候""证"等，本义是患病的证据、诊断的凭证，后来泛指患者的临床表现。近代西医学传入中国后，"症状"的含义有所缩小，即专指患者感觉到的痛苦不适，主观性较强，如头晕、疼痛、胀满、恶心之类。而与此相对的"体征"，则指医生通过各种体检手段所获得的患者身体的异常征象，客观性较强，如面色、舌苔、脉象、压痛及叩击腹部所闻及的浊音等。有些临床征象，患者自己能感觉到，医生也可检查出，如发热、痰鸣、浮肿等，亦归于"症状"之列；而现代实验室和影像检查的结果，则可视为"体征"的延伸内容。因此，当代中医学的"症状"有二义：广义指患者的一切临床表现，又称"证候"，包括狭义的症状、体征、病史等，此即中医学中的本义；狭义者仅指患者主观感觉到的身体不适、痛苦及异常。本文取其广义。

望、闻、问、切四诊是中医收集症状的手段，辨证是中医对症状进行分析、辨别、推理、归纳、判断、综合等辨证思维的过程，而病机（或以病机命名的证型）和病名则是辨证的结果和中医诊断的结论，其中病机诊断是决定中医治疗的首要依据，尤为重要。在中医看来，症状是疾病的现象，病机是疾病的本质，症状反映病机，病机只有通过辨析症状才能被识别。无论单个症状，还是一组症状（或称证候群），不会无缘无故地在患者身上出现，都应是患者某种病机的外在表现。然而一个症状可由多种病机引起，多个症状又可由同一病机引起，这就增加了临床上辨证识机的难度和

复杂性。因此，通过症状去探求、识别病机便成为中医诊断的基本思路，而辨证识机，即审机，则成为中医诊断的关键环节及中医治疗的主要依据。

依据症状在一种疾病或一名患者的某一病程阶段所起作用、所居地位的不同，症状可分为三类：主症、次症和兼症。主症是所有症状中表现最突出，并对诊断结论起着主导作用的少数症状。主症和病历中"主诉"的概念不完全一致。后者是患者（或其代诉者）向医生诉说的最感苦恼，并要求优先处理的主要症状及其持续时间，而前者则是在辨证过程中由医生确定的作为病机、病名诊断的首要依据的症状，因此，二者可能重合，也可能不一致。与主症同时出现的伴随症状又可分为两类：次症和兼症。次症是指那些临床表现没有主症突出，但与主症反映的病机基本一致的症状。换言之，作为病机诊断结论的依据，次症没有主症重要，但对主症的病机诊断能给予必要的佐证。兼症则是指那些虽与主症同时出现，但反映的病机却与主症不同的症状。这就是说，诊断时主症及次症能证明主要病机的存在，而兼症则提示次要病机或兼夹病机的存在。因此，病机单纯的病例只有主症和次症，病情复杂者才有兼症。

中医的症状鉴别诊断，以中医临床各科的常见症状为研究对象，从抓住和分析主症着手，重点探求主症和次症、兼症之间的病理联系，在辨别和比较不同的症状组合的过程中，识别患者现阶段的主要病机和兼夹病机，随即做出病名和病机（或以病机命名的主要证型和兼夹证型）的诊断结论，进而据此拟定相应的治疗法则、处方，为获得满意的临床疗效提供可靠的保障。

（摘自成肇智编著的《中医主症证治新编》导论）

【点评】本节关于症状的内涵和将其分为主症、次症及兼症的论述，概念明确，思路清晰，对于临床辨证识机具有明显的实用价值。为此，成老师在湖北中医药大学及加拿大任教的中医学院都开设了一门新课程——中医症状的鉴别诊断和治疗，便是从主症及其与次症、兼症的病理联系着手，以探讨和判断其病机（或证型）为核心，并同治则和方剂挂钩，已成为中医诊断学的补充课和中医基础、临床之间的桥梁课，受到学生，特别是刚入中医之门、缺乏临床经验的实习学生的热烈欢迎，从而证实了本段论点的实用价值。

二、证候、证型、证名和病机的联系及区别

"证"是中医学最基本、最常用的概念之一，也是分歧最大、争论最多的术语之一。笔者认为，这种不规范、难统一的局面持续下去，对中医学的现代发展和国际交流十分不利。然而，规范和统一像"证"这样复杂的基本概念和术语，不是某个学术权威或机构一宣布就能完成的，必须经过中医学术界充分的学术争鸣后，集思广益做出决定，最后得到公认，并经得起历史检验才行。

为什么当代中医学界对"证"的理解出现了这么大的分歧？为什么这一分歧延续近半个世纪而得不到解决？通过追溯"证"字的本义和它在中医学术史上的演变可以找到答案。

据《汉语大字典》记载，"证"乃"證"的简化字，用作名词有"证据""凭证"之义，医学上可引申为"病况，症候，后多作'症'"。表明"证"的本义是指患病的证据和诊病的凭证，即现在所说的症状、体征等临床表现。在中医文献中，"证"字最早见于《素问·至真要大论》"病有远近，证有中外"一句。结合比《黄帝内经》稍晚的《难经》关于"外证""内证"的具体描述，以及《伤寒论》《金匮要略》中"证"的多处用法看，中医经典中的"证"字与上述字典所释完全一致，也和《黄帝内经》所说的"病状""病形""病态"同义。而"症"字见于宋代以后的文献，专用来表述"证"的医学含义。正如明代吴有性断言："如病證之證，后人省文作证，嗣后省'言'加'疒'为症。""證""证""症"三字形异实同，"症"是"证"的后起字，当是不争的事实。

汉字常由单音节字向多音节词发展，"证"字亦派生出复合词"证候"等，其词义较"证"更加明确、具体，并缩小了一字多义的范围。例如，晋代王熙《脉经·序》中有"仲景明审，亦候形证""声色证候，靡不赅备"等语，其中"形证""证候"都是由"证"派生的复合词，俱指医生收集到的患者的症状、色、脉等临床表现。《汉语大字典》"证候"条下的释义较"证"字锐减，却仍载"症状"之义，便是佐证。可见，中医文献中"证候"和"证"同义。同时，患者的证候很少单独或孤立出现，常常是同一病机所致的多个证候相伴出现，于是证候类型或证候群（现在简称为"证型"）的概念应运而生。换言之，"证型"是由某一病机引起的一组证候。不过，古代未见"证型"之语，却仍简称"证"，且可以其病机或治疗主方命名，如《难经》的"内证""外证"，《伤寒论》的"表证""少阳证""血证""桂枝（汤）证"等。此外，凡病必有证候而分成不同的证型，中医疾病又多以其主证（主症）命名，因而病、证二字有时又可合为一词——"病证"，词义等同于疾病，因此二字单用时也可互换，如"少阳证"也可称为"少阳病"，"痹病"亦常叫"痹证"。综观历代中医文献，"证"的本义和首要内涵是用作诊断凭据的症状、体征等临床信息，后来可引申用作证候、证型和病证三个不同术语的简称，而这正是导致现代中医学界关于"证"的分歧的一个重要原因。

尽管古代中医对"证"的理解和用法有上述三种，却并未因此而引发激烈的争论。笔者在对50年来部分中医杂志、教材及专著的考察中发现，对"证"的解释的激烈争论和重大演变起于二十世纪五十年代中期，延续至今，并具有三个特点：一是与大力提倡"辨证论治"一词并给其下定义密切相关；二是随意拉大"证"和"症"这两个同源异体字在字义上的距离；三是存在着把"证"的诠释从疾病的现象，即症状、体征等，有意识地转向疾病的本质——病机的明显轨迹。五十年代中期，新中国的中医政策开始确立和贯彻，当时一批著名的中医学家，将此前并不被重视的"辨证论（施）治"一语，看作中医学不同于西医学的主要学术特点和优点加以提倡和宣传，从此这一术语逐渐盛行开来。例如，任应秋先生强调说：中医学"几千年来在临床上能够解决问题，主要就是由于'辨证论治'治疗体系的建立。"那时，对"辨证"的"证"主要按本义释作症状等疾病的现象。如秦伯未先生曾注释："'辨'是分辨、鉴别，'证'是证据、现象。"然而照此解释，"辨证"和"论治"之间缺乏直接联系的纽带，即依据什么来"论治"不明，词义欠连贯，未能把中医学的学术特点和诊疗规律表达清楚。因此，一种把"证"或"证候"同病机或病理要素联系起来的倾向便在此时萌生。但直到 1960 年初，首版的中医院校（试用）教材仍然按"证"的本义作释，而且那时证、症二字仍混用。1964 年出版的《中医诊断学讲义》（即二版教材）开始有了明显的改动："辨证的'证'字，它所代表的不仅是个别的症状，也不仅是表面的综合症状群。所谓证或证候，既包括四诊检查所得，又包括内外致病因素，全面而又具体地反映了疾病的特征、性质和在这个阶段的主要症结。"显然，这里已把"证"解释成疾病的现象和本质兼有的混合物。1978 年出版的教材《中医学基础》则进行了更"彻底"的改动："辨证，就是分析、辨认疾病的证候。证候不同于症状，而是综合分析了各种症状，对疾病处于一定阶段的病因、病位、病变性质以及邪正双方力量对比等各方面情况的病理概括。"这一解释有三点值得注意：一是"证"或"证候"完全离开了它在中医学中的本义，而成为病机的同义词；二是把症状和证候视为两个内涵明显不同的概念；三是认为证候是分析症状后得出的病理结论。此后的教科书对"证"和"辨证"的解释基本仿此。只不过 1995 年出版的《中医基础理论》对"症"和"证"的定义进行了更简明的界定，症"是指疾病的具体临床表现"，而证"是指在疾病发展过程中，某一阶段的病理概括"，"证比症更能反映疾病的本质"。

以上简要回顾说明，近 50 年来围绕"证"的解释的分歧、争论、演变，其焦点是把"证"从其固有的含义——疾病的现象、诊断的凭据，朝着疾病的本质——病机、诊断的结论演变，其目的在于使"辨证论治"能够简明地表述出中医学的学术特点和诊疗规律。然而，结果却事与愿违，不仅未达到预期的目的，反而使"证"及其相关概念陷入误区，并造成了严重的负面影响。之所以陷入误区，根本原因就在于随心所欲地改动、增添"证"的内涵，违背了语言演变和医学发展的客观规律。

为使中医学概念、术语的规范化顺利、健康进行，在开展此项工作时，建议遵循以下原则：①任何术语的解释和定义都不能脱离该术语字词的本义，特别要以其在中医学的固有含义及其引申义为依据。②在不违背上一条原则的前提下，考虑到中医学术深化、创新的需要，和中西医沟通及与国际接轨的趋势，有些术语的定义可进行有据而适当的限定、扩大或改动。③每条术语及其解释要求用词得当，语意确切，表述简洁、清晰。④每条术语应界定清楚，范围明确，避免术语之间内涵重叠、界限模糊。⑤凡术语及其定义不符合上述原则者，应加以修订或淘汰。参照这些原则，笔者就"证"及其直接相关术语的规范化简述个人见解于次，仅供同道讨论时参考。

证候：简称"证"，泛指医生收集到的可用作中医诊断凭证的有关患者的所有信息。其中，主要指症状、体征、病史为主的临床表现，其次，也包括为中医诊病所重视的体质、性别、年龄、职业、自然环境（天时、气候、地理等因素）、生活水准、此前的诊疗经过，以及各种现代检测的结果等。

证型：证候类型的简称，指某种病机所引起的一组证候，换言之，它是根据病机对证候进行分类的形式。因此，证型与一般证候在概念上有所不同：其一，它是基于同一病机的相关证候的特定组合，深深地打上了病机的烙印；其二，它既非单个证候，又非互不关联的数个证候的堆砌，同一证型的证候之间存在着主次、先后等内在联系；其三，证型及其名称的确认只能在临床辨析证候之后而不是在这之前；其四，证型常以其病机命名，常省略"型"字，如"风寒束表证型"多称为"风寒束表证"。

证名：证型的名称，一般由决定该证型的病机名加上"证"或"证型"组成。证型和证名的关系，同任何实体与其名称的关系一样，既同一又相区别。证型的实质乃一组特定的证候，证名则是此组证候的总称。证型和证名可有相同的表达形式，如"肝肾阴虚证"，既指肝肾阴虚引起的一组证候，又是这一证型的名称。

症状：在古代医学文献中与"证候"同义，如《辞源》释"证候"为"症状"。由于西医学有症状、体征之分，近年来中医学"症状"的词义有向西医学趋同之势，指患者自己感觉到的身体不适、痛苦及异常。因此，当代中医所说"症状"的词义，广义者与证候相同，狭义者只是证候中患者主观感觉到的不适或痛苦等异常表现。

体征：指由医生观察到和检查出的患者的病理征象。此词来自西医学，近年来引入中医学，主要指舌象、脉象及通过色诊、触诊收集到的临床信息，也可包括西医的体检所得。体征也是证候或广义"症状"的一部分。

临床表现：是医生诊病时收集到的患者身体的所有异常现象，包括症状、体征及病史。此词亦来自西医学，而现已为中医师所习用，其词义接近"证候"而范围稍窄，可视为证候的主体。

主症：一个患者或证型的证候（症状）中起主导或决定性作用的那一部分（1~3个症状）。换言之，对一个患者作出病机诊断，或对一个证型冠以证名，首先依据的就是主症。主症不等同于主诉。主诉是患者最感苦恼而前来就诊并首先告诉医生的症状及其持续时间，主诉可能是主症，也可能不是。现代中医学还有"主证"一词，乃主要证型的简称，与"主症"的内涵不同。

病机：是中医关于疾病本质的抽象认识，是从整体上和动态中对患者所呈现的病理状态和病理变化的高度概括，是在运用中医学理论分析、辨别、比较、综合、归纳了患者所有证候之后作出的诊断结论。病机是一个综合性的病理概念。纵向看，它勾画了疾病从发生、发展到传变、结局的病理变化规律，称为疾病的全程病机，如温病的卫气营血病机；横向看，它综合了疾病某一阶段的病邪、病性、病位、病势等病理要素，称为疾病的阶段病机，如痰热阻肺、脾虚气陷之类。临床所用"病机"一词，多指阶段病机。在中医的诊疗过程中，病机既是诊断结论的主体部分，又是确立治则的首要依据，处于中医临床工作的核心地位。

（摘自《中医杂志》2001年第6期成肇智的论文《走出"证"概念的误区》）

【点评】 本文回顾了中医"证"字的本义及其字义在近代演变的过程及原因，并对相关的常用术语，给出了老师个人的定义。无论这些定义能否得到中医学界的公认，此种尝试和讨论都是值得提倡的，因为中医学的发展和传播，只能建立在中医学常用概念的规范化、标准化及统一化的基础之上。本文曾荣获湖北省第九届自然科学优秀学术论文二等奖。

三、中医学的主体诊疗模式

所谓诊疗模式，是对一种医学在诊断和治疗中主导思想的高度概括，是用精练的语言对该医学临床思路的扼要表述，并能集中反映其学术特色。自古以来，关于中医学的诊疗模式存在多种说法，如治病求本、辨病治疗、辨证论治、察质论治及对症治疗等。在诸诊疗模式中，最重要最常用，且在很大程度上能主导或影响其他诊疗模式者，称为主体诊疗模式。

诊疗模式不同于医学模式，后者是指一种医学认识和处理疾病的基本观点或出发点，比较抽象和理性，如生物－心理－社会医学模式，被认为是现代西医学的医学模式，而前者则是对一种医学的诊疗规律和临床思路的集中表述，比较具体和实际，如前述的"辨病治疗"之类。

1. 审机定治是《黄帝内经》的主体诊疗模式 《黄帝内经》为中医学理论体系奠定了坚实的基础，其诊疗模式当然也是如此。在《黄帝内经》中论述到的众多诊疗原则中，最强调者莫过于"治病必求于本"（《素问·阴阳应象大论》）。这里，"治"兼诊断和治疗二义，"本"指疾病的本质、根源。《素问·至真要大论》在论及患者有假象时指出，"必伏其所主而先其所因"，告诫医生不要被疾病的假象所迷惑，应首先识别其真正的病机，然后针对病机施治。《黄帝内经》还以"有病热者寒之而热，有病寒者热之而寒"为例，说明若只看到疾病表面的热、寒现象，抓不住其阴虚、阳虚的内在本质，必然误治。正是基于审察病机便是"求"病之"本"这一认识，《黄帝内经》才反复强调"审察病机，无失气宜"，"谨守病机，各司其属"。对此，元代名医牛震亨曾断言，"考之内经曰，治病必求其本，本草曰，欲疗病者，先察病机。此审病机之意也。""此求其病机之说，与夫求其本，其理一也。"对于中医学来说，病机就是对疾病本质的高度概括。而"审察病机"，则是透过疾病的现象——症状、体征等，去探求疾病的本质——病机。可见，《黄帝内经》治病求本的诊疗思想可用"审机定治"一词简明地表述出来。

中医师的临床工作可分为五个环节或步骤，即四诊、辨证、识机、立法和处方。在中医的诊断过程中，四诊是为辨证收集必要的临床信息（即以症状、体征为主的证候），辨证则是运用中医理论对证候进行思维加工，最后识别病机及病名。在中医的诊断结论中，病机为主体，病名是次要成分，因为确立治疗法则的主要依据是病机而不是病名，因而识机便成了辨证的首要目的和归宿。《黄帝内经》虽无"辨证"一词，但识别病机（审机）只能建立在辨析证候的基础上，"审机（审查病机）"实际上已概括了辨证和识机的内涵。中医临证时确定治疗法则的要素虽多，但首要的、根本的依据却是从诊断中获得的病机结论，而处方只不过是落实治则的具体方法和措施。由此观之，中医的诊断主要是对病机的求本诊断，中医的治疗首先是针对病机的求本治疗。而"审机定治"一词则切中肯綮地勾画出了中医学基本诊疗规律和临床思路的要领。《灵枢·本神》说："五脏不安，必审五脏之病形，以知其气之虚实，谨而调之也。"所谓审"病形"，知"虚实"，就是辨证识机，简称"审机"。"谨而调之"，是谓针对五脏的虚实病机，分别采取相应的补泻调治法则。这是《黄帝内经》重视并阐明"审机定治"诊疗模式的一个例证。

《黄帝内经》也论及了其他诊疗模式。例如，《灵枢·痈疽》用"蔹翘饮"治疗"败疵"，属一病一方，乃"辨病治疗"之例；而《灵枢·根结》所谓"刺布衣者深以留之，刺大人者微以徐之，此皆因气慓悍滑疾也"，则是"察质（体质类型）论治"之例。然而，这两种诊疗模式在《黄帝内经》中仅处于次要地位，并在一定程度上从属于"审机定治"。可以断言，《黄帝内经》倡导的主体诊疗模式就是"审机定治"。

2. "审机定治"对中医学的深远影响

（1）建立了中医学诊治疾病的主导思想：由于《黄帝内经》提出并倡导的治病求本，即"审机定治"的诊疗模式，概括了中医临床思路的要领，揭示了中医学的基本诊疗规律，能够有效指导临床实践，两千年来已被历代医家奉为圭臬，成为中医诊治疾病的指导思想和首要原则，即中医学的主体诊疗模式。试举数例为证。东汉医圣张仲景在《伤寒杂病论·自序》中说："虽未能尽愈诸病，庶可以见病知源。"这里"见病知源"就是辨证识机之意。《伤寒论》第126条曰："伤寒有热，少腹满，应小便不利，今反利者，为有血也。当下之，不可余药，宜抵当丸。"前四句属辨证，"有血（瘀血）"言识机，"下之"谓立法，"抵当丸"是处方。全条证、机、法、方一气呵成，充分体现了审机定治的经旨。唐代大医孙思邈指出："夫欲理病，先察其病源，候其病机。"他强调察候病机是医者临证治病的首务。金代名医刘完素亦说，"故察病机之要理，施品味之性用，然后明病之本焉。故治病不求其本，无以去深藏之大患"，突出了审机求本和施治愈病之间的内在联系。明代宿医周子干认为"见病医病，医家大忌……若见一证即医一证，必然有失，唯见一证而能求其证之所以然，则本可识矣"，从正反两方面阐述了"求其证之所以然"，即审机的重要性。当代已故名医岳美中强调："见症状要进一步追求疾病的本质，不可仅仅停留在寒热虚实的表面上……务期细密，才能丝丝入扣，恰合病机。"他要求医生审察病机必须细致、准确，使其同患者的病情完全吻合，才能获得满意的疗效。

（2）构成了中医学的主要学术特点和优势：人们经常谈论的中医学的特点是"同病异治"和"异病同治"，然而这正是由审机定治的诊疗原则所决定的。因为同病之所以异治，是因其病机不同，异病之所以同治，是因其病机相同。

整体失衡的疾病观和整体调节的治疗观是中医学的另一特点和优势。所谓"整体失衡"，是说人之患病，乃一定病因作用下人体内部及体内外环境的平衡协调状态遭到破坏，即整体失衡或曰"阴阳失调"的结果，具体可表现为寒热盛衰、邪正虚实、气血津液失常等多种类型，而这些都属于病机的范畴。因此，弄清某一患者现阶段整体失衡的具体内容，就必须识别其当前的病机。所谓"整体调节"，就是针对患者的整体病机结论，施以或补或泻，或温或清，或固或通，等具体而适宜的治疗法则及相应的方药，从而使患者机体达到新的整体平衡协调，以恢复健康。可见，中医学整体观念在临床上的落实，依赖于审机定治这一诊疗模式的运用。

人、病同治而以治人为本是中医学的突出特色和优势，主要体现在两方面。其一，中医不仅辨病治病（包括中医和西医的病种、病名），更要知人治人。每种疾病虽有各自特定的临床表现、病程经过及诊疗规律，然而医生面对的并非抽象的或固定模式的疾病，而是患病的某一活生生的人。每个患者都是具有精、气、神而能自主活动的生物个体，因而患者远比疾病复杂而多变，所以治人重于且难于治病。《素问·疏五过论》曰"从容人事，以明经道"和《灵枢·师传》所谓"便病人"正寓此意。"治人"的重点又在调神。诚如《素问·汤液醪醴论》告诫："精神不进，志意不治，故病不可愈。"由于患者的精、气、神的状态及其变化可集中反映在诊断得出的病机结论中，审机定治可视为人、病同治的重要途径和集中体现。其二，治人为本的核心是"因人制宜"的治则。它要求治疗时应充分考虑到患者的年龄、性别、体质类型、职业、爱好、饮食及生活习惯等个体因素对病情的影响，而这些影响也都程度不等地蕴含于病机结论之中。例如，幼儿易虚易实，老人气血常虚弱、滞涩，妇女有余于血而不足于气，患者的体质类型不同对病邪的易感性和对病性的趋同性亦不同，而这些个体的体质特征以一定的形式体现在最终形成的病机结论诸要素之中。可以断言，审机定治是构建治人为本的中医特色和优势必不可少的前提。

（3）为中医学的现代化发展提示了方向：中医学的历史和现状业已证明，审机定治作为中医学的主体诊疗模式是推动中医学不断进步和发展的强大动力，病机学已成为中医学理论体系中当之无愧的核心。目前，中医学正处于现代发展及国际化的前夜，其发展的突破口便成为中医学界与中西医结合学界关注的焦点。中医学术发展史表明，历代名医成就的取得，各种学术流派的形成，无不来自新的病机观点的创立或原有病机观点的深化、提升。考察中医临床、教学、科研的现状就会看到，病机研究进展缓慢、病机理论滞后，已成为制约中医学迅速发展的瓶颈。用现代科技手段研究中医学的有识之士也认为，中医学的现代研究应以"证"的实质为突破口，而这里所谓的"证"是指由某一病机引起并以其命名的证型（证候类型）。如"脾气虚证（型）"就是由"脾气虚"病机引起的证型，换言之，食少、纳呆、腹胀、泄泻、身倦乏力等一组证候仅是"脾气虚证"的外在表现，而"脾气虚"这一病机才是其内在实质。从"证"的实质着手，意味着重点研究各种基础病机的形成、变化机制及其物质基础，有利于临床上辨证识机的精准化，而精准的病机诊断结论正是提高临床疗效的关键之一。总之，抓住病机研究这个突破口，有助于中医药学的守正创新，从而带动整个中医药事业全面、深入的发展。

（摘自《北京中医药大学学报》1999年第6期成肇智的论文《〈内经〉主体诊疗模式及其对中医学的影响》）

四、用"审机定治"取代"辨证论治"

1. "辨证论治"一词的由来及原义　　"辨证论治"一词究竟何时由何人创立，

目前尚无定论，但此词所欲表达的学术思想源于张仲景，则为医界共识。"辨证"一词首见于《伤寒论》，如其自序中的"平脉辨证"，篇目中的辨某某病脉证并治等。辨，辨别、分析之意，是及物动词；证，作为"辨"的宾语，应指"辨"的对象。"证"字在中医文献中有三种内涵：证候、证型和病证。仲景把"证"和"脉"并列作为患病的证据，此"辨证"之"证"应指症状之类的"证候"，而不是"证型"或"病证"。《伤寒论》第 7 条说："病有发热恶寒者，发于阳也；无热恶寒者，发于阴也。"此可视为"辨证"的一个例子。很明显，"发热恶寒""无热恶寒"正是仲景所"辨"之"证"，而"发于阳""发于阴"则是"辨证"后得出的病机结论。又如《伤寒论》第 101 条说："伤寒中风，有柴胡证，但见一证便是，不必悉具。"此条也明白无误地提示，所谓"辨证"的"证"就是证候，"一证"即小柴胡汤主治的往来寒热、胸胁苦满、默默不欲饮食、心烦喜呕或口苦等主要证候中的任何一个，而绝不是由病机决定并据此命名的证型。因为辨证之初尚不知其病机，也就不知其证型，只有辨析证候之后才能识别其病机，进而确定其证型。所以，仲景"辨证"之"证"应是症状、体征之类的证候，而非证型。当然，《伤寒论》中的"证"字有时兼有证候、证型二义，如"柴胡汤证""血证"中的"证"字便是。仲景重视"辨证"，其目的仍然在于识别病机，然后针对病机立法和处方。例如，《伤寒论》第 126 条："伤寒有热，少腹满，应小便不利，今反利者，为有血也。不可余药，宜抵当丸。""有血"，指有瘀血，乃辨证后得出的病机，全条证、机、法、方一气呵成，集中体现出仲景临床诊疗的思路和步骤。

据手头资料，与"辨证论治"同义的"辨证施治"最早见于明末周子干的《慎斋遗书》。周氏使用"辨证施治"一词所欲表达的诊疗原则，同仲景的临床思路一脉相承。然而此术语的最大缺陷，就是"求证之所以然"，即病机这一关键，未能在术语中表达出来，使得前面的"辨证"没有归宿，而后面的"施治"又缺乏依据。

2. "辨证论治"内涵的演变和质疑　"辨证施治"一词提出后，并未在中医学界流行。直到二十世纪五十年代中期，新中国的中医政策开始确立，当时一批有名望的中医学者，借用"辨证论（施）治"一语来概括中医学的主要优点和特点，并大力提倡，才使其迅速流传开来。然而，近五十多年来中医学界关于"证"字使用的回顾表明，"证"的内涵一再被任意扩大乃至完全改变，其目的就在于使"辨证论治"这一术语能够表述出中医学的基本规律和特点。然而这一勉为其难的做法，不仅同中医学固有的概念和观点相抵触，也违背了语言学的规律。因此，随着时间的流逝，关于"辨证论治"的学术分歧愈演愈烈，给中医学造成的负面影响日日趋严重。其一，"辨证论治"本身的文字构成表达不出需要它表达的医学内容，该词语的使用效果与其倡导者的初衷相去甚远，致使中医学的基本诊疗规律和学术特点至今缺乏统一、准确而简明的表述形式。其二，对"辨证论治"的随心所欲的解释，导致了诸如证候、证型、症状、病机等常用中医术语、概念的混乱，使原本不太规范的中医理论更加难于规范，以致不少学者深感"证概念混乱的严重性"，而发出了"证的定义有必要重新厘定和取舍吗"的疑问。其三，证及相关的基本概念定义的频繁变动，给中医学的教学、科研、临床等工作"制造"了许多不应有的困难。其四，中医常用术语的定义不统一，也必然导致其外语翻译的分歧和争论，不利于中医学的对外交流和国际化。

3. "辨证论治"应让位于"审机定治"　"辨证论治"一词的缺陷毋庸置疑，而"证"一再被勉强释作病机的事实却提醒我们，病机在中医的诊疗过程中占有极重要的地位。《黄帝内经》虽无"辨证"一词，但"审察病机"（简称"审机"）实已涵盖了辨证和识机的内涵。中医的诊断首先是对病机的诊断，中医的治疗主要是针对病机的治疗，"辨证识机"和"以机定治"分别概括了中医诊断和治疗过程中的两个核心环节，而"审机定治"一词则能把二者结合起来，是对中医学的临床思路、基本诊疗规律和学术特点简明而扼要的概括。"审机定治"切中肯綮地揭示了中医临床的主导思想和基本规律，能够有效地指导医疗实践，因而两千年来被历代医家奉为圭臬，已成为中医学事实上的主体诊疗模式。

尽管"辨证论治"一词对中医事业的复兴曾发挥过积极作用，然而随着中医学的现代发展，其弊端也越来越明显。诚如方药中教授20年前所断言："辨证论治"的实质就是"如何进行病机分析的问题"。既然"辨证论治"和"审机定治"所欲表达的医学内涵是一致的，而前者词不达意，后者表述却准确而简明，那么，为了推动中医理论的规范化进程，用后者取代前者不仅顺理成章，而且实属必要。笔者10年前曾就此提出过建议，现在更觉迫切，于是斗胆直抒胸臆，以求正于医林。

（摘自《山东中医药大学学报》1999年第6期成肇智的论文《用"审机定治"取代"辨证论治"》）

【点评】什么是中医学的主体诊疗模式？如何简明扼要地表述这一模式？这是当代中医学术界必须面对的一个重大课题。通过回顾历史，作者收集了大批古今资料，旨在给出作者认为正确的答案。我们认为，此课题必须集全国学术界之力加以充分探讨和论证，尽早做出权威的结论，并落实到相关的政策文件和通用教材中，才能使中医界摆脱无休止的争论，从而朝着中医理论及术语规范化的方向前进，同时，也为中医药走向全球创造有利条件。

本节的论述涉及证、辨证、辨证论（施）治及审机定治等基础概念，难免在学术观点及引用资料方面存在着某些重复之处，尽管选辑时我们已进行部分删节，但考虑到本节各段内容的出处不同，其论述的主题各异，所引述的文字资料的角度、详略也存在差异，因而重复的内容难于完全避免仍保留其中，敬请读者谅解。

第三节　病因和病邪

一、中医病因的概念及分类

病因指疾病发生的原因。中医学的病因是中医师把患者发病时的证候同其发病前的个体生活状况及生活环境的某种动态变化结合起来思考所得出的结论。换言之，它是对患者发病前的生活状况和生活环境同其发病之间的内在联系的一种推测和认定，属于回顾性考察的推论。有些病因一目了然，容易察觉，如刀斧伤、大怒引起头痛急性发作等；有些病因却隐晦而不明显，需要通过细致的辨证及合理的推论来认定，如患者有明显的风寒表证，却没有冒风、受寒的具体病史，仍可推断有外感风寒的病因。因此，在理解中医的病因时，有两点值得注意：一是它对发病时证候的依赖性，二是它带有某种程度的主观推论性及模糊性的色彩。

为了使中医的病因分类在继承前贤已有成就的基础上更加明确、具体并适应中医学术的发展，为了促进中医学理论的规范化和系统化，特提出以下的"七因分类"。

1. 时气外感　此指以时令性气候为主的自然环境变化超出了人体的适应、调节能力，导致外感病邪侵入人体而发病的病因。本类病因含括了中医传统的各种外感病病因，揭示了发病同时令、气候及居住自然环境等因素之间的内在联系。此类病因具有以下致病规律：可引起一般外感病及传染性特强的疫疠，发病呈季节性和地域性，起病急而初期多见表证，基本病邪为风、热（暑）、湿、燥、寒，疾病传变较快而病程较短。

2. 情志过激　此指以情感、思维为主的神志活动失去节制，即某种情志过于剧烈或持久，超过了个体的心理、生理所能承受的限度，从而导致脏腑、气血失调而发病的病因。此类病因具以下致病规律：所致之病以精神性疾病和身心失调性疾病为主，触遇即发而定位多样，起病即见里证，不同的情志过激所伤之脏、所致的气机失调各异，病情的轻重常随情志波动而变化。

3. 饮食失调　此指饮食摄入的质和量不适合人体生命活动的需要而生病。本类病因可分为四方面，而每一方面致病特点有所不同。一是饮食过量，包括暴饮暴食、酗酒纵饮、贪吃零食等，超过了胃肠的承受能力，易内生宿食（又称食积）、痰饮、湿热等病邪，易患胃痛、脘痞、腹痛、黄疸、鼓胀、泄泻、便秘或小儿疳积等疾病。二是摄入不足，包括食量不足（过饥）、食质不够（营养成分缺乏）、饮水太少等，导致脾胃虚弱、气血不足、津亏液竭等多种虚证。三是饮食偏嗜，包括五味偏嗜、寒热偏嗜、膏粱厚味偏嗜、零食偏嗜及酗酒等，导致人体阴阳、脏腑的动态平衡关系遭到破坏而发病。例如，恣食生冷、寒凉饮食易伤脾胃阳气，内生寒湿；过食辛辣炙煿之品易助阳损阴、产生内火；偏嗜膏粱厚味及零食，易伤脾胃而内生痰湿、湿热、食积，引起眩晕、中风、胸痹、消渴、肥胖等常见病。四是饮食不洁，包括摄入未经清洁消毒或被污染的饮食，或霉烂变质的食品等，主要引起脾胃升降失常、气机逆滞的病证，如呕吐、泄泻、腹痛、痢疾及肠道寄生虫病等，多急性发作，病程不长，病情或轻或重或危。

4. 劳逸失度　所谓"劳"，不仅指体力、脑力劳动，也涉及体育锻炼、性生活乃至生育。"逸"指睡眠和休息。劳和逸二者对于人类的生存、健康和繁衍都是必不可少的。但是如果二者超过了正常活动的尺度，便是重要的病因。本类病因主要导致脏腑功能失调、气血耗损或瘀滞而发病。劳力过度易耗脾肺之气、损伤筋骨而见虚劳、气喘、汗多、肢体酸痛及关节屈伸不利等病证。劳心过度暗耗阴血，或致心脾气滞，而见惊悸、烦躁、失眠、眩晕、健忘、胸闷、脘痞、食少纳呆、腹胀、便秘等病证。房劳过度包括性交过频、手淫、房事不洁等，直接耗伤肾精肾气，久则导致阴虚火旺，或肾阳衰微，或下焦湿热，而见腰膝酸痛、头晕耳鸣、遗精、阳痿、水肿、淋证、癃闭、月经不调、崩漏、不育等病。妇女早孕多育，可损肝肾精血，伤及冲任、胞宫，导致经、带、胎、产诸疾及绝经期提前等。长期过逸少动，一方面引起脾胃运化功能减退、气血不足，招致病邪侵入而发病；另一方面，少动则气血运行迟缓，久则瘀滞不行或痰湿内生，而见肢体痿弱、麻木、关节不利，消瘦或肥胖、眩晕、中风等病。所谓起居无常，指日常作息无规律，破坏了人体的生物节律，而致脏腑功能失调、气血运行紊乱，易见疲乏、紧张、失眠或嗜睡、眩晕、心悸、头痛、胀满、脉率不齐等病证。

5. 外物伤形　此指身外的物体或器具直接作用于人的形体，导致组织、器官的损伤而发病。此类病因具有发病急速、突然，以局部组织、器官的损伤为主，多见局部疼痛、肿胀、出血、活动受限等证候，其严重程度取决于外物的种类、相对速度和受伤的部位等。不同种类的外伤又有各自的特点。一是外力伤，指外力或器具直接作用于局部形体组织而造成的损伤，可分为跌仆、堕坠、撞击、扭压、刺割、嵌顿及穿通伤等多种。按损伤的浅深层次、严重程度及临床表现，外力伤可分为体表没有伤口的软组织挫伤，体表破损、有伤口、伴出血的创伤，脱臼和骨折，及外力作用剧烈导致的体内重要脏腑、血管的严重"内伤"四类。二是烧烫伤和冻伤。三是动物咬蜇伤。四是意外事故伤，包括淹溺、触电及雷击等。

6. 毒物中人　有毒物质经过口、鼻、皮肤、伤口等进入人体，引起毒性反应而发病的病因，简称中毒。由于毒物种类和途径不同，中毒可分为四类：药物中毒、食物中毒、气体中毒和中虫兽毒。中毒致病有以下规律：从毒物进入人体到发病有长短不等的潜伏期，以急性发病和全身性中毒证候较多见，不同的毒物中毒的病机和证型具有各自的特点而差异很大，中毒的严重程度及预后主要取决于毒物的毒性大小、中毒的量及抢救是否及时、正确。应该指出，"中毒"的"毒"与中医传统文献把某些病邪之严重者也称为"毒"，如"风毒""热毒""湿毒""寒毒""疫毒"之类，在概念上不同，不应混为一谈。

7. 病气遗传　此指人体出生前体内便存在的病邪或致病因素，在出生后或早或迟发病，属于先天性病因。此类病因《黄帝内经》已提及，但在后世没得到足够的重视。病气遗传病因可分为四种情况：病邪遗传，正虚遗传，父母精气不和而累及后代及病理（偏颇）体质的遗传。病气遗传的致病规律如下：多引发先天性、遗传性疾病及新生儿疾病，多数于胎儿期即潜伏而出生后发病，所致虚证以肾、心、脾三脏虚损为主，其实证多由于热、寒、痰湿、水饮、瘀血等病邪内停，所致之病大多迁延顽固而病程较长。

（摘自成肇智、李咸荣主编的《中医病机论——从基础到临床》第三章第三节，稍做改动）

【点评】中医的病因理论最早发轫于《黄帝内经》的阴阳病因学说，即外感六淫、疫邪从表入里的"发于阳"，和内伤情志、饮食、劳逸等病起于脏腑的"发于阴"两类病因。此后，便是宋代陈言的"三因论"，即外因、内因及不内外因。近半个世纪以来，一些教材和专著提出了多种中医病因及其分类的观点，详略不一而各持一端。成氏的"七因分类"，概念清晰，论点严谨，论据较为合理、充分，可作为学术界探讨中医病因的基础之一。

二、"生病起于过用"的病因观

《素问·经脉别论》曰："春秋冬夏，四时阴阳，生病起于过用，此为常也。"《黄帝内经》把人为的"过用"作为最常见的病因，从多方面加以论证，在《黄帝内经》的病因理论中占有突出的地位，对后世病因学说的发展产生了深远的影响，成为中医病因学的突出特点之一。综观《黄帝内经》对"过用致病"的相关论述，结合后世医家的发挥，大致可以归纳为以下五个方面。

1. 情欲无节致病　例如，《素问·上古天真论》说"以欲竭其精，以耗散其真，不知持满，不时御神，务快其心，逆于生乐"，《素问·阴阳应象大论》说"暴怒伤阴，暴喜伤阳，厥气上行，满脉去形"，《素问·痿论》则说"有所亡失，所求不得，则发肺鸣，鸣则肺热叶焦……发为痿躄"，《灵枢·本神》也说"是故怵惕思虑者则伤神，神伤则恐惧，流淫而不止"等，充分说明情感过度、欲望无制是导致脏气失调而患病的重要原因。而《难经》所谓"忧愁思虑则伤心""恚怒气逆，上而不下则伤肝"，刘完素的五志化火说，朱震亨所谓"六欲七情激之，其火随之"，李杲所谓"此因喜怒忧悲，损伤元气，资助心火"，张介宾所谓"设禀赋本薄，而且恣情纵欲，再伐后天，则必成虚损"等，从不同角度发挥和充实了这一论点。

2. 饮食不节致病　例如，《灵枢·小针解》曰"饮食不节，而疾生于肠胃"，《素问·痹论》曰"饮食自倍，肠胃乃伤"，《素问·生气通天论》曰"高粱之变，足生大丁，受如持虚""因而饱食，筋脉横解，肠澼为痔。因而大饮，则气逆"，《素问·奇病论》曰"此人必数食甘美而多肥也，肥者令人内热，甘者令人中满，故其气上溢，转为消渴"，《灵枢·五味论》曰"酸走筋，多食之令人癃"，《素问·热论》曰"热病少愈，食肉则复，多食则遗"等，反复强调饱食大饮、过食肥甘厚味及偏嗜五味等，皆属于不能节制饮食，是多种疾病发生、加重或复发的原因。李杲则有"饱食太甚，病乃大作"之论，其弟子罗天益阐发道"若贪多务饱，饫塞难消，徒积暗伤，以召疾患"，朱震亨所谓"因纵口腹，五味之过，疾病蜂起"，张介宾所谓"纵肆口腹，遂致留滞不化"等，都是对此病因的发挥。

3. 劳逸过度致病　例如，《素问·调经论》所谓"有所劳倦，形气衰少"，《素问·举痛论》所谓"劳则喘息汗出，外内皆越，故气耗矣""思则心有所存，神有所归，正气留而不行，故气结矣"，《素问·宣明五气》所谓"久视伤血，久卧伤气，久坐伤肉，久立伤骨，久行伤筋"，《素问·血气形志》所谓"形乐志苦，病生于脉""形乐志乐，病生于肉""形苦志乐，病生于筋"，《素问·痿论》所谓"入房太甚，宗筋弛纵，发为筋痿，及为白淫"，《素问·腹中论》所谓"若醉入房中，气竭肝伤，故月事衰少不来也"等，分别从劳力、劳心和房劳三方面过用和"久卧""久坐""形乐志乐"等过逸少动的表现，论述了劳和逸过度均伤害人体而致病的机制。在后世医家中，陈言所谓"叫呼伤气，尽神度量，疲极筋力，阴阳违逆"，李杲所谓"脾胃以受劳疫之疾"，绮石所谓"或色欲过度……致令所生之子夭弱"，费伯雄所谓"五脏积劳""言语太多则肺劳""饥饱行疫则脾劳""酒色无度则肾劳"等，皆是这方面的论述。张介宾则对当时社会上劳逸过度的种种情状进行了如下形象的描绘："或劳于名利而不知寒暑之伤形，或劳于色欲而不知旦暮之疲困，或劳于游荡而忍饥竭力于呼卢驰骤之场，或劳于疾病而剥削伤残于无术庸医之手，或为诗书困厄，每缘萤雪成灾，或以好勇逞强，遂致绝筋乏力。总之，不知自量，而务从勉强，则一应妄作妄为，皆能致损。"

4. 过用药物致病 例如，《素问·腹中论》说"石药发癫，芳草发狂"，《素问·五常政大论》说"方有大小，有毒无毒，固宜常制矣""大毒治病，十去其六……无使过之，伤其正也"，《素问·至真要大论》说"夫五味入胃，各归所喜……久而增气，物化之常也；气增而久，夭之由也"等，皆告诫药性皆偏，暂用以治病，而不可久用、过量，即使是所谓补药，过量也可致病或使病情恶化。缪希雍指出："夫药石禀天地偏至之气也，虽醇和浓懿，号称上药，然所禀既偏，所至必独脱也。用违其性之宜，则偏重之害，势所必至。"李时珍也说："古人用补药必兼泻邪，邪去则补药得力，一开一阖，此乃微妙。后人不知此理，专一于补，必致偏胜之害。"喻昌则补充说："凡用药太过不及，皆非适中，而不及尚可加，太过则病去药存，为害更烈，医之过也。"

5. 气候淫胜致病 前四点都是人类自身生活失于调摄而致病，乃主动、人为的致病因素，而气候淫胜则属自然环境的过度变化，非人为而属被动的病因。"生病起于过用"的"用"，显然寓人为、主动之意。因此，严格地说，这一条不属于"过用致病"的范畴。但因"淫""胜"也含太过之意，也与人体不善调护相关，姑且附此而不展开论述。

为什么《黄帝内经》如此看重"过用"在病因中的作用呢？

第一，该书受先秦道、儒诸家学说，尤其是老子"清静无为"思想的影响很深，因此把同"清静无为"背道而驰的"过用"视为伤身致病的大敌。《道德经》有"甚爱必大费"，"知足不辱，知止不殆，可以长久"，"物极必反"等语。《孟子》有"养心莫善于寡欲"之说。《左传·召公元年》明确提出"淫以生疾"，"过则为灾"。《广成子》则说："必清必静，无劳汝形，无摇汝精，乃可以长生。"与此相应，《素问·上古天真论》亦强调"食饮有节，起居有常，不妄作劳""志闲而少欲，心安而不惧，形劳而不倦""外不劳形于事，内无思想之患"，《素问·生气通天论》则说"阳气者，烦劳则张，精绝"，《素问·痹论》又说"阴气者，静则神藏，躁则消亡"，而《素问·至真要大论》亦有"夫阴阳之气，清静则生化治，动则苛疾起"的论述。可见，"过用致病"病因观的提出是有其学术渊源的。

第二，性、用太过是导致人的整体失衡而生病的主导方面。《黄帝内经》认为健康的"平人"全身阴阳气血处于动态平衡的状态，一旦这种状态遭到破坏，人体出现阴阳偏盛偏衰、气血相倾、脏腑失和、形神不协等整体失衡，便会生病。而打破这种整体的动态平衡虽有太过和不及两方面，但是，诚如《素问·六元正纪大论》所云，"太过者暴，不及者徐，暴者为病甚，徐者为病持"，明确指出太过致病比不及致病来得急剧和严重，所以在论述病因时多使用"无节""不止""过度""淫溢"等表示太过的词汇。华佗《中藏经》在论述五脏病因时亦说："饥饱无度则伤脾，思虑过度则伤心，色欲过度则伤肾，起居过常则伤肝，喜怒悲愁过度则伤肺。"可见，情志、饮食、起居、劳倦等"过度"是损伤脏气导致整体失衡而患病的首要原因。因此，陈农在《河南中医》1987 年第 5 期撰文说："各种内生或外界的因素突然地、剧烈地、长期地过度作用，使机体本来固有的生理机能超越常度的活动或过度消耗，从而破坏了机体的生理状态，出现病理现象。"

第三，"过用致病"是对养生保健的实践经验的总结。《黄帝内经》认为，人类的健康长寿通过长期的养生活动可以达到，之所以早衰、夭亡，主要是人类自己无节制的生活方式造成的。"以酒为浆，以妄为常，醉以入房，以欲竭其精，以耗散其真，不知持满，不时御神，务快其心，逆于生乐，起居无节，故半百而衰也""喜怒不节，寒暑过度，生乃不固""夫天之生风者，非以私百姓也，其行公平正直，犯者得之，避者得无殆，非求人而人自犯之"等，都论证了这一论点。所谓"人自犯之"，就是人在情、食、劳等方面的"过用"。这些过用不仅直接损耗精气神，也是内生滞气、瘀血、痰湿、水饮、食积等病邪的重要原因。为此，王冰曾精辟地论述："不适其性，而强云为，过即病生，此其常理。五脏受气，盖有常分，因而过耗，是以病生。"马莳也注释说："其有病皆起于过用，如饮食饱甚等义，人所常犯者也。凡诊病者，不可不知此等之病由欤！"

第四，在物质财富极为丰富而竞争激烈的现代，为情欲、饮食、劳逸、娱乐等过用提供了更加便利的条件，因而"过用致病"的趋势更为突出并快速，诸如中风、胸痹、消渴、肥胖等重病顽疾的发病率不断攀升，值得我们高度重视和警惕。

（摘自王洪图主编的《黄帝内经研究大成·中册》第三编第五章）

【点评】成教授曾参与编写学术巨著《黄帝内经研究大成》第三编"理论研究"，本文是他在为其中的"病因病机"章所写的一段述评，此次编辑时已稍做增删。"生病起于过用"是《黄帝内经》病因学说的重点和特点之一，本文收集了大量《黄帝内经》原文来阐明这一病因理论，同时，引用了后世名家名言以佐证、丰富这一著名论断，最后，还进一步探讨了这一学术观点的学术渊源和理论依据。必须指出，在经济繁荣、科技发达、生活舒适便利的当代社会，人们更容易沉溺于情欲的放纵，肥甘厚味和醇酒的偏嗜，以及好逸恶劳的慵懒，因此，这一论点至今仍警示着人们，继续发挥着防病养生的现实指导作用。

三、病邪的概念、分类及其临床应用

病邪是致病邪气的简称，泛指同人体正气相抗争而引起各种病证的有害物质和势力。在理解这一病理概念时，既可把它同来自体外的各种病原微生物（病菌、病毒、立克次体等）及其他对人体有害的物质（如有毒的药物、食物，污染环境的粉尘、气体、微波、射线等）联系起来，又可涵盖患者体内生成的多种病理产物（如痰、水饮、瘀血、宿食、燥屎、结石、寄生虫等）。更重要的是，病邪概念常形成于对各种病因作用下机体所呈现的特定病理反应的抽象和概括。例如，风、热、湿、燥、寒等病邪既非外来的有害物质，又非内生的病理产物，而是古人把患者的某些临床表现同自然界的风、热、湿、燥、寒等气候现象加以联系、类比和推演，从而认定患者受到了与后者性质相似的致病势力的侵犯，于是风、热、湿、燥、寒等病邪的概念便形成了。可见，病邪不仅意味着通过感官可以直接觉察到的致病物质，也代表着通过对相关证候的辨析、推理而认定的某些危害人体健康的致病势力。

病邪具有四个基本特征：一是同正气的对立统一关系，即中医学的病邪总是作为正气的对立面出现而双方又共存于患者体内；二是正邪斗争存在于疾病自始至终的全过程；三是每种病邪都有自己的致病特点，病邪的诊断依据主要来自对患者具体证候的分析、辨别和推论，并适当联系其病史和病因；四是同祛邪治则的对应性，即每一种病邪都有与之相对应的祛邪治疗法则。

根据中医学的传统观点，并适当吸收近年来有关学术研究的成果，在此提出"十五邪"的病邪命名、分类及相关概念。

1. 风邪　属外感的阳邪，四季皆可致病，常与其他外邪相兼侵犯体表，从而被视为外感疾病的先导病邪，而被称为"百病之长"。风邪致病有以下特点：①善行而数变，具有起病急、变化快、病位变动不居、多见于外感病初期等特征。②轻扬开泄，易犯头面、咽喉、肩颈、上肢、胸背、肌表等人体的阳位，引起头痛、眩晕、鼻塞、流涕、喷嚏、喉痒、肩背上肢疼痛、恶风、发热、自汗、皮肤起风团而瘙痒、脉浮等证候。③易伤肝损筋，而致筋膜舒缩失调、肢体运动反常的证候，例如，肢体强直、拘急、抽搐，手足震颤或蠕动，龂齿，口舌歪斜，两目上视等。所谓"内风"是"肝风内动"的简称，不属于外感之邪，乃热邪亢极、肝阳上亢或阴血亏虚所致的特定病机及病理后果。治外感风邪宜解表祛风，或兼调和营卫，治内风不宜祛风，而应凉肝、镇肝、滋阴、养血以息风。

2. 热邪　属阳邪，夏季外感的热邪又称为"暑邪"，亢盛而较局限的热邪也可称"火邪"。热邪既可外感，又可内生，为临床最常见的病邪之一。热邪致病有以下特点：①其性炎热燔灼，可引起壮热、恶热喜凉、面红目赤、口渴喜饮、舌红苔黄、脉洪滑数等阳热亢盛的证候。②具有升散、上炎、外泄的病理趋势，易伤津耗气，可见头颞胀痛、咽喉肿痛、口舌溃烂、牙龈肿痛、急性呕吐、肌肤灼热、红疹密布、大汗淋漓、咽干口燥、大便干结、小便短黄灼热、气短乏力、形体消瘦等证候。③热性躁动、急迫，容易扰神、动血、生风，导致烦躁、失眠、谵语、神昏、狂乱，各种出血

及红斑，以及四肢抽搐、颈项强直、牙关紧闭及角弓反张等肝风内动的症状。④热邪壅聚于身体局部，则壅滞气血，腐败血肉，引起病变局部红、肿、灼、痛而化脓，产生疖、疔、痈、疽等疮疡之类的外科疾病。治热邪宜清热，包括清气、凉血、泻火解毒、滋阴降火、退虚热等治法。

3. 湿邪　属于阴邪，多见于阴雨天气、潮湿地域及夏秋之交，既可外感，也可因饮食不当、脾失健运而内生。湿邪致病的特点是：①湿性黏滞、迟缓，易阻气机，易困脾阳，常侵入脏腑（尤其是中焦）、经络、筋骨肌肉之间，导致气机运行不畅，而见恶心呕吐、脘痞胸闷、食少腹胀、小便不利、便溏不爽、肌肤肿胀等证候；同时，湿邪所致之病缠绵难愈或反复发作，病程、疗程均较长。②湿邪重着趋下，易袭人体阴位，因此其致病常有肢体沉重、头重如裹、肌肤麻木不仁，病位固定而较少转移，或由于湿浊下注而见下肢肿痛、脚气、淋证、白浊、濡泻、阴部湿疹、妇女带下过多等病。③湿邪秽浊，常引起体内出现大量肮脏、臭秽、混浊的分泌物、排泄物，诸如面垢多眵、舌苔厚腻垢浊、痰液稠浊、大便溏酱而黏腻、小便混浊、白带腥臭、湿疹浸淫而黄水淋漓等证候。湿邪常分别与热、寒、风、痰等邪结合为病。治湿邪宜除湿，湿邪在表宜辛温胜湿，湿邪在里宜芳香化湿、苦温燥湿及淡渗利湿。

4. 燥邪　为外感的阳邪，主要出现于秋季。初秋燥邪夹夏暑之余炎，称为"温燥"；深秋兼冬寒之初凉，称为"凉燥"。燥邪的致病特点如下：①燥性干涩，易伤津液，致使肌肤、五官、脏腑等失去濡润而呈现干燥、枯涩之象，如口、唇、舌、鼻、眼、咽喉干燥少津，皮肤干燥、皲裂，口渴，尿少，大便干结等。②燥邪清轻，易伤肺气，损肺津，出现咽喉干痒，干咳无痰，或痰少而黏、难于咯出，痰中带血或胸痛，初期可兼轻微的表证等。③燥邪在外感病邪中致病力最弱、发病率较低而病情轻浅，因此很少深入其他脏腑而产生危重病证。所谓"内燥"不属于外感病邪，乃津液亏损的临床表现及结果，可属于阴虚证的范畴。治燥邪宜清燥润肺，治内燥宜增液生津以润燥。

5. 寒邪　寒为阴邪，既可外感，又可因过食寒凉饮食、形体过劳或房劳过度等损伤阳气而内生。外感和内生的寒邪可同时出现或互为因果，因此二者之间并无严格的界限。寒邪致病的特点如下：①寒性清冷，易伤阳气，引起肢冷欠温、喜暖畏寒或恶寒，分泌物、排泄物清稀、量多等清冷症状。②寒性凝滞，易阻碍气血、津液的运行、输布，产生滞气、瘀血、痰湿、水饮等内生病邪，导致冷痛、水肿、胀满、癃闭、积聚（癥瘕）、咳喘、面唇青紫等病证。③寒性收引，常致气血内收、筋脉挛缩及孔窍闭塞，出现面色苍白、恶寒或寒战、肢体拘急、关节不利、无汗发热、鼻塞流清涕、脉紧或沉细等证候。治寒邪宜散寒，常配合温阳、发汗、行气、活血、舒筋活络等治法。

6. 疫邪　是对存在于自然界而具有强烈致病性、传染性的致病物质的总称，在中医文献里也称为"疫毒""疠气""戾气""杂气"等，其所致之病称为"疫疠""瘟疫"或"时疫"。疫邪属于特殊的外感病邪，具有以下的致病特点：①具有强烈的传染性和流行性，通过口鼻或接触传染，其发病时正如《素问·刺法论》所说"皆相染易，无问大小，病状相似"。②突然发病，病势凶猛，证候严重，死亡率远高于其他外感病。③种类繁多，总体上可分为燥热和湿热两大类，每一种疫邪可引起某一特定的疫病，其发病部位、病程经过和临床表现具有各自的特异性。④患疫病后体内可产生不同程度的免疫性，很长时期内不会罹受同样的疫邪而引发同种疫疠。治疫邪仍离不开清热（泻火）、除湿、解毒、理气、滋阴等治则，不过需药力猛、剂量大，同时，更强调隔离以预防传染。

7. 诸毒 是对进入人体能引起特定的中毒反应的多种有毒物质及其毒性成分的总称，属于外源性病邪。诸毒的范围甚广，包括有毒的药物，食物，农药，某些虫兽排泄的毒液，以及环境污染时的有毒气体、尘埃等，可经多种途径进入人体而致病。中医传统上把外感病邪之极重而深入者，也称为"毒"，如热毒、湿毒、风毒、疫毒之类，同本节"诸毒"在概念上有所不同，不宜混淆。诸毒致病有以下特点：①以急性全身性的中毒证候为主，呈进行性加重。②不同的毒邪致病有各自的特异性。例如，食物中毒主要表现为呕吐、腹痛、泄泻等胃肠反应；而一氧化碳（煤气）中毒，轻者头痛、头晕、心悸、乏力、呕恶，重者喘急、昏迷、抽搐、唇甲红如樱桃，乃至死亡。③中毒的轻重取决于所中毒邪的种类和数量。治诸毒当然应尽早排毒、解毒，而不同种类的毒当用不同的解毒药物和方法。例如，甘草可解附子、川乌毒，涌吐法用于食物中毒早期等。

8. 滞气 各种病因导致脏腑、经络的功能障碍，局部或全身气机运行迟缓乃至停滞，便形成了滞气，也可称气滞（气郁），但后者常被视为病机。滞气可因情志不遂、饮食失节、过逸少动等直接内生，也可因外感时邪侵入体内而间接形成。作为内生病邪之首，气滞常是其他内生病邪的直接病因，故有"百病生于气"之说。滞气有以下致病特点：①病位广泛，症状多变，人体任何脏腑或部位皆可产生滞气。例如，肝胆气郁可见胁下胀痛、窜痛，胸闷善太息，精神抑郁等；胃肠气滞可见脘痞腹胀或窜痛，嗳气呃逆，肠鸣矢气，排便不爽等。②以胀、满、痞、闷、痛等感觉不适为主症，时发时止，时轻时重，常因情绪波动而变化。③较少单独致病，多与瘀血、痰湿、水饮、宿食、燥屎、内寒等邪结合为病。治滞气宜行气，包括升清、降气、宣肺、疏肝解郁及疏通经气等。

9. 瘀血 即瘀滞之血，属内生病邪，既指局部或全身脉管内运行不畅或停滞不行的血液，又指溢出脉管之外而仍留着于体内的凝血。形成瘀血的机制复杂，包括气滞、寒凝、血热煎熬浓缩、外伤形体、气虚不能统血、津停导致血阻等。瘀血是某种病因作用下内生的病理产物，而瘀血一旦形成，又可作为一种新病邪而产生新的病证。作为最常见的病邪之一，瘀血的致病特点如下：①证候广泛多样，病位相对固定，任何脏腑、组织都可能出现瘀血，常引起局部红肿或青紫，伴压痛，胸闷心悸，小腹硬满，或麻木不仁，偏瘫，大便色黑，肿瘤，痈疽等，病变部位固定不移。②证候具有特异性，例如，刺痛、绞痛、刀割样痛，夜间加重，痛处不移而拒按，肿块触之坚硬，面色晦暗或黧黑，出血之色紫暗夹血块，舌紫暗或见瘀点瘀斑，或皮肤现血丝血缕、青筋暴露（静脉曲张），肌肤甲错，脉弦涩等。③慢性病后期、老年病及疑难病证常兼有瘀血，故有"久病成瘀""久病入络"及"气虚则血瘀"之说。例如，在胸痹、中风、消渴、癥积、鼓胀、顽痹、痴呆、疼痛等病证中，瘀血都是常见病邪。治瘀血宜活血祛瘀，常配合行气、通经、活络、益气、温阳散寒、攻下通腑等法。

10. 痰浊　又称痰邪，简称痰，乃脾胃虚弱、运化不及，或脏腑功能失调，以致津液停聚或浓缩而形成，属于常见的内生病邪。经咳、吐而出的痰涎，可闻及的喉中痰鸣，以及可触及的"痰核""瘰疬""瘿瘤"等肿块，属于"有形之痰"；而在体外感觉不到形质，但能从某些特定证候的分析中推测出的"痰"属于"无形之痰"，如"梅核气"等。痰浊致病有以下特点：①痰随气机升降，无处不到，因此，全身任何部位都可存在痰邪，但其证候以局部症状为主。如痰在肺则咳喘、咯痰，在心则心悸、胸闷，在脾胃则呕恶、脘痞，在经络则局部肿痛、麻木，在肌肤则成痰核，在颈腋则见瘿瘤、瘰疬，在乳房则为乳癖、乳核，在某些脏腑则生囊肿、息肉乃至癌。②痰多怪证。此"怪"意味着痰浊可致某些以常理难以解释的病证及某些精神症状，例如癫痫、嗜睡、神昏、关格、瘫痪、梅核气、郁病、癫狂、痴呆、小儿惊风、妇女不孕等。③具有某些特异性证候，如咳唾黏稠痰涎、气喘而难以平卧、恶心呕吐、眩晕头重、喉中痰鸣、肿块按之较柔软而表面光滑、舌体胖大而苔厚腻、脉滑等。④痰邪常和其他病邪结合为病，因而有"五痰"之分，即热痰、寒痰、湿痰、燥痰和风痰。治痰邪宜祛痰，一般轻者宜化痰，重者需豁痰或涤痰以开窍醒神，常配合理气、健脾、散结、消癥（瘤）、通络等法。

11. 水饮　是水邪（古称水气）和饮邪（《金匮要略》称痰饮）的合称，亦属内生病邪。同痰浊一样，水饮也是脏腑（以肾、脾、肺为主）气化不行，功能失调，从而导致津液的输布、排泄障碍，以致内停的津液变生的病邪。水饮为有形之邪，比有形之痰浊清稀，其中外溢于五体的组织间隙者称为水邪，停聚于胸腹部管腔及关节腔者则称为饮邪。水饮的致病特点如下：①水饮属阴邪，易伤阳碍气，因而呈现阳气衰惫、受阻的证候，如肢冷、身重、小便不利、肌肤浮肿、癃闭、神疲、乏力、食少、脘痞、腹胀、舌淡胖边有齿痕、苔白滑、脉沉迟等。②按水饮停留的部位不同，传统上有不同的证名。水饮停于胃肠道称为"痰饮"；水饮停于胸中称为"支饮"；水饮停于胸胁之间，即胸膜腔，称为"悬饮"；水饮停于筋骨、关节腔，称为"溢饮"。水饮泛溢于肌肤间隙，古称"水气"，即水肿病。③所致之病均属本虚标实、虚实兼夹的证型。"本虚"指肾、脾、肺阳气虚弱，气化失司；"标实"指水饮之邪停蓄体内，阻碍局部或全身的气机运行。治水饮总宜温阳利水化饮。水饮在体表者，可发汗散邪。其在脏腑而偏上者，以宣降化饮为主，偏下者以利水逐饮为主，常配合温阳健脾或温肾化气。

水、饮、痰、内湿四者均属于津液内停而变生的病理产物，是常见的内生阴邪，四者同中有异。水和饮都是清稀的水液，为有形之邪，由肾、脾两脏的阳虚所致。其中水邪泛溢于肌肤及组织间隙，表现为局部或全身的水肿；而饮邪流注于体内的管腔（胸腔、腹腔、胃肠道）及关节、筋骨之间，形成痰饮病。痰邪乃相对稠浊的液体，多数为有形，少数为无形，全身无处不到，主要与脾失运化、肺失宣降有关。内湿则属无形之邪，弥散于三焦，重点侵犯中焦和肌肉，与脾虚互为因果。

12. 宿食　指未能及时消化而停积于胃肠的食物，属内生病邪，又称"食积"。宿食多因暴饮暴食、过食肥甘厚味，或病后体虚勉强进食所致。宿食一旦形成，便已不是人体所需要的营养物质的来源，而应视为引起相关病证的病邪。宿食致病有以下特点：①先伤脾胃，导致胃肠气机阻滞，而见脘痞食减、腹部胀满或胀痛、恶心呕吐、频繁嗳气矢气、排便不爽、吐泻后症状减轻等证候。②宿食停积于胃肠道，容易引发某些特异性证候，如嗳腐吞酸、厌食（停什么食就厌什么食）拒食、矢气频传而臭如败卵、大便溏酱而臭秽、舌苔厚腻垢浊、脉滑等。③易于化热，久则脾虚。宿食化热甚速，可见口渴唇干、烦躁失眠、便秘尿黄、舌红苔黄等证候，重者可转化为痢疾、鼓胀、痈疽、痔疾、疳积等较严重的疾病；若食积日久不愈，则脾胃受损加重，可见食少纳呆、营养不良、形体消瘦或肥胖，及气血不足诸证。治宿食宜健胃消食、行气导滞，常配合清热、攻下、益气、除湿等治则。

13. 燥屎　指大肠中干燥坚硬而难以排出的粪便，属于内生病邪。燥屎多形成于外感热盛伤津，或嗜食辛辣炙煿而火热内生，终致肠道津液亏损；或产后、病后阴血不足，或年老气阴两虚等。燥屎致病有以下特点：①病位局限，以大肠腑气逆滞为基本病机，表现为大便干结，排便困难或便秘，腹部胀痛拒按，频繁矢气，或见呕吐等证候。②为有形之邪，所致证候常有形可征，如脐腹或左少腹部可触及一个至数个坚硬的块状物（粪团），排出的粪便干硬如羊屎，可兼内痔、肛裂、便血等证候。③常与内热或阴虚的病机相伴出现。治燥屎宜润肠通便，重者当配合清热、攻下、降气、软坚、逐瘀等法。

14. 结石　是体内津液、精血在热邪煎熬、浓缩下逐渐变生的砂石状病理产物，属内生病邪。结石的形成，同饮食不节、情志过激及劳逸失度等导致湿热或内热久蕴，逐渐煎熬津血密切相关。结石致病有以下特点：①逐渐形成而突然发病，易反复发作，发作时患处胀痛、隐痛乃至绞痛，不发作时可无任何症状。②常与湿热结合，主要停留于肝胆或肾与膀胱，阻碍其气机。结石在肝胆，可引起右胁下或右上腹钝痛、胀痛而持续性加重，或突然发作的绞痛，重者可向肩背部放射，或伴恶心呕吐、口苦而干、黄疸等证候。结石在肾与膀胱，可引起小腹、少腹与腰背相引而痛，尿频、尿急、尿痛，或尿血、尿液混浊，排尿时尿流可分叉或突然中断等证候。③为有形之邪，可分别从二便自动排泄出来，现代更可通过影像检查显示其大小、形状及具体位置。治结石宜化石、排石，常配合清热除湿、疏肝理气、化气利水等法。

15. 诸虫　是对寄生于人体内而引起某些疾病的多种寄生虫或其他"虫邪"的总称。所谓虫邪，既指蛔虫、钩虫、蛲虫、绦虫等形体较大、肉眼可见的寄生虫，也包括形体很小、肉眼看不见的血吸虫、疥虫、滴虫、真菌之类的病原微生物。虫邪既可通过皮肤接触或经口鼻从外侵入人体，也可借助虫卵在人体内滋生、繁殖，故前人有"湿热生虫""脏虚生虫"之说。诸虫致病有以下特点：①诸虫乃动物或微生物，喜活动，繁殖快，具有致病的主动性和较强的传染性。例如，蛔虫喜温喜食，易上窜至胃或胆道，引起吐蛔或胆道蛔虫症；疥虫繁殖快而传染性强，常可通过皮肤接触或使用患者用过的衣物传染给别人。②每一种虫邪都有自己的易犯病位及发病规律。例如，钩虫常寄生肠道，导致腹胀、易饥、头晕心悸、黄胖及严重血虚；而真菌易侵犯皮肤、二阴，导致局部红肿、瘙痒、渗液稠浊臭秽等。③不同的虫邪具有自己某些特定的证候。例如，蛲虫夜间活动，常致肛门奇痒，难以入睡；而滴虫最易侵犯前阴，引起外阴及前阴窍瘙痒、疼痛、烧灼感，以及黄绿色稀泡沫状、脓血性而带酸臭气味的带下（阴道分泌物）。治诸虫宜杀虫、驱虫，常配合清热、燥湿、散寒、行气、通便、外治等法。

以上"十五邪"基本上概括了古今中医文献所记载的所有病邪，每种病邪具有自己独特的内涵、成因、致病特点及相应的祛邪法则，从而同别的病邪相区别。按来源和是否能直接凭感官感觉到，传统上把病邪分为外感病邪（前7种）和内生病邪（后8种），有形病邪（如瘀血、水饮、宿食、燥屎、结石及有形之痰和寄生虫等）和无形病邪。这些分类方法对中医的诊疗有一定的实用价值。其中，热邪、湿邪、寒邪、风邪、滞气、瘀血、痰浊、水饮等八种为临床最常见的病邪，既是构成病机的要素，也是临床祛邪的主要对象，需要中医师给予重点关注和研究。

（摘自成肇智、李成荣主编的《中医病机论——从基础到临床》第二章第二节，转录时已部分删节和修改）

【点评】由于传统上中医学的教育以家传私授、师傅带徒的方式进行，缺乏通用、规范的教材，导致中医学不少观点、术语存在较多的歧义。近几十年来，虽出版了多批中医学的高等院校教材，但各教材在相关术语的解释和使用上仍"各自为政"，未臻统一。中医学中最具特色和最常用的术语之一"病邪"，便是一个例子。本文在继承传统中医学关于病邪论述的基础上，充分吸收了当代关于病邪的新提法、新进展，并与临床实践紧密结合，提出"十五邪"的概念，澄清了有关病邪的诸多争论，既可减轻初学中医者的疑惑，也有利于中医理论及术语的规范和统一，并助推中医诊疗水平的提高。因此，"病邪"这一题目值得中医同道进一步研讨，也呼吁中医药管理机构把相关学术问题纳入议事日程。

四、病因和病邪的联系及区别

病因和病邪是两个常用的中医病理概念。长期以来，这两个概念的界限一直模糊不清，因而对中医理论的规范化和学术交流带来了不利的影响。有鉴于此，现阐述二者的内涵、联系和区别如下。

中医的病因主要来自对患者病史的询问及对收集到的有关证候的分析、辨别、判断和推理，是把患者发病前体内外发生的某种异常动态同其发病联系起来思考所得出的结论。例如，一患者脘腹胀痛、厌食拒食、嗳腐吞酸、苔厚腻、脉滑，询问病史知其病发于赴宴饮酒后，便把这两方面联系起来考虑，从而得出其病因为"饮食不节"。可见，中医的病因要求医生对患者当前的证候分析要结合其发病前的体内外环境（精神状态、饮食起居、劳作运动、居住条件、气候等）的变化做一番回顾性考察，然后运用中医理论把疾病的发生同患者体内外环境中的某些变化联系起来。

病因是病邪侵入体或产生于体内的必要条件，换言之，只有在一定的病因存在的条件下，病邪才能侵入人体或在体内生成。例如，天气骤冷、触冒风寒（病因）常常是风寒（病邪）侵袭人体的重要条件，情志过分恼怒或长期忧郁（病因）则是产生肝胆滞气（病邪）的条件。有些继发性病邪，如痰浊、水饮、瘀血、结石等，虽然是相应脏腑、经络功能失调的病理产物，然而脏腑、经络的功能失调仍然是在一定的病因（如外感时气、饮食不调、劳逸失度等）作用下形成的，因此，这些病邪的出现仍同一定的病因相关。所以，病因和病邪之间存在着一定的因果联系。另一方面，病邪又是病因得以致病的中介和手段。任何病因使人发病，都须通过两种途径来实现：一是损伤或削弱正气，二是导致病邪的侵入或内生。只有邪正的力量对比达到一定程度时，才会出现证候而发病。例如，跌打损伤是外伤性疾病的常见病因，然而它之所以能导致局部疼痛、肿胀、青紫、运动受限等证候，乃由于它在受伤的部位形成了滞气和瘀血，滞气和瘀血作为病邪同患者的正气相互搏结才引起了上述证候。由此可知，病因需要"借助"病邪作为致病的中介和手段。此外，有些病邪形成后，不仅加重原有的病证，而且引起新的病证，从而起着继发性病因的作用。例如，痰浊、水饮等病邪作为外感风寒的病理产物一旦形成后，又可以产生诸如咳、喘、胸痹、水肿等新的病证。所以，病邪对病因的致病还起着补充和接续的作用。

尽管病因和病邪有很密切的内在联系，但二者毕竟是两个不同的病理概念，在疾病的过程和诊断治疗的活动中扮演着不同的角色，因而不应该混为一谈。它们的主要区别可叙述如下。

病因的实质是依据病史并参照有关证候，对发病的原因所做的一种推论。而病邪则是从对证候的辨析中认识到的对患者有害的势力或物质。简言之，病因是导致发病的一种机制，而病邪则是致病的势力或物质。

病因旨在揭示发病个体与其内外环境中某种动态因素的内在联系，例如，把感冒的发生同当时出现的某种不良气候相联系，把失眠同某种剧烈的情绪变化联系起来。而病邪则是在病程中作为患者正气对立面的致病物质或势力，并始终同正气处于相互消长进退的动态之中。

病因主要用于解释疾病的发生，因而作用于发病阶段，却不是病机的主要成分；但病邪同正气之间的对立斗争则贯穿于疾病的全过程，并且病邪可以同病性、病位结合构成病机的主体或核心内容。

病因虽对于预防疾病很重要，但不是中医治疗的基本依据；而病邪作为病机的重要成分，当然成为中医治疗必须考虑的要素，即各种祛邪法则的治疗对象。例如热邪是清热泻火法的对象，痰浊是化痰涤痰法的对象，瘀血治以活血祛瘀，结石治以化石排石等。

从以上比较不难看出，病因和病邪不仅应该区分，而且能够区分开来。例如，夏季在骄阳下劳作，外感暑热是病因，暑（热）邪是病邪；饮食不洁、滋生蛔虫是病因，蛔虫是病邪；毒蛇咬伤是病因，蛇毒是病邪。中医传统所谓"六淫"都是外感病邪，不应视为病因，而起居失宜、六淫外袭才是病因。"七情"本是七种情志活动，既非病因，更非病邪。"七情太过"才是病因。诚然，像瘀血、痰浊、水饮、宿食等内生病邪（病理产物），一旦他们引发了新的病证，也可发挥"继发性病因"的作用，然而从病因和病邪的定义严格考察，它们应归入病邪而并非真正的病因。必须指出，能够称作病邪者应具备两个基本条件：一是它同正气具有相互对立、消长、转化的辩证关系，二是它不是健康人体内应有之物，因而是中医祛邪法则的祛除对象。

赋予病因和病邪这两个概念以特定而规范的内涵，并把二者明确加以区分，必将有助于纠正中医理论中的某些混乱现象，推动中医概念、术语的标准化，增强中医理论对临床实践的指导作用。例如，风是外感病邪，感受风邪是病因，所谓"内风"则不宜看作病邪，因为临床上它主要指由眩晕、震颤、抽搐、麻木、瘫痪等证候组成的一种证型，且由热极、肝阳、阴虚、血虚等病机引发，因而治疗"内风"证需息风而不宜祛风，息风的实质在于清热、平肝、滋阴、养血以舒筋止痉，显然不全属泻法。同理，所谓"内燥"也非病邪，而是津血严重亏损后，脏腑、组织失去濡润的一种阴虚证型，其治疗宜滋阴生津以润燥，与祛除燥邪显然有补泻之别。再如，现行的中医诊断学教材所谓"辨证求因"的"因"，有人释作病因，并把这个"因"随意扩大为包括病因、病位、病性、病邪、病程等在内的综合体，实即现代病机的概念。既然如此，把"辨证求因"名副其实地改作"辨证求机"，不是更加准确明白、直截了当吗？还有"病因辨证"一说，有的教科书把它作为辨证的一种基本纲领加以提倡，然而察其具体内容，重点却不在辨别病因，而在辨别诸如风、寒、暑、湿、燥、火、疫邪及痰浊、瘀血之类的病邪。因此，所谓"病因辨证"实为"病邪辨证"，应当实事求是地纠正过来。

（摘自《浙江中医学院学报》1994 年第 3 期成肇智的论文《病因同病邪不宜混淆》）

【点评】自二十世纪五十年代全国首批中医学院建立和首批中医高校教材出版以来，"病因"和"病邪"这两个基本的病理术语就一直含混而模糊不清，一些中医教材乃至词典或把二者都释为"致病因素"，或把痰饮、瘀血称为"病因"，或把七情太过称为"病邪"，造成了中医概念的紊乱和自相矛盾，以致教师课堂上讲不清楚，学生理解上糊里糊涂，其英语教材的不同英译更使外国留学生莫衷一是。老师此文对这两个术语给予了明白无误的界定，有助于中医术语、概念的"拨乱反正"，从而引领相关学术理论的深入研究。

第四节　中医体质学说与病机学

同中医学中较为成熟的藏象、经络等理论相比，中医体质学说迄今还只能算作一个"雏型"，其中不少概念和观点尚待明确、完善、验证和规范。现就中医体质理论中的几个基本问题及其同病机的关系，试作一初步的探讨。

一、体质学说的基本概念

体质，就是人体的素质。从医学观点看，人体的素质包括形态结构、功能代谢和心理人格三方面，而这三者正分属于中医的"形""气""神"的范畴。详言之，中医所论体质之"形"指形体特征，可从人的体型、身材、面色、肤理、五官形态等反映出来；"气"指脏腑、器官、组织的功能活动特性，可从日常的起居、饮食、二便，肢体的温度，个人对寒热、动静的喜恶，以及舌象、脉象中反映出来；"神"指心理气质方面的倾向，可从性格、意志、情感类型、智力水平等反映出来。可见，中医论述的体质，着眼点不在于对人体的结构成分的微观认识，而在于从整体上归纳出人体这些素质所表现出来的比较稳定的个体特性。一般来说，人与人在身体结构的成分上并没有显著的差别，而在构成体质的上述各要素的质量、比例及由此所决定的个体生命活动的基本倾向上却存在着某种差异，而这种差异就被称作某个人的体质特征。

人的体质特征的形成是多种因素共同作用的结果，这些因素可归纳为先天和后天两大类。先天遗传性因素是形成体质的固有基础，是生来便有且不易改变的因素，例如性别就是先天决定的，而性别本身又成为作用于人的一生的一个先天性体质因素。后天获得性因素是体质分化、完善和演变的必要条件。常见的后天因素有：①饮食营养。②年龄变化。③体格锻炼。④结婚和生育。⑤患病和治疗。⑥自然环境（气候、地域、地势、水土、大气等）。⑦社会环境（家庭、职业、经济状况、人际关系、社会制度等）。

人的体质特征具有个体差异性、相对稳定性和部分可变性三种属性。体质的个体差异性，不仅表现在不同地域、种族、血系及不同性别、年龄组的人群之间体质特性显著不同，而且在个体与个体之间，即使是孪生兄弟、姐妹之间，也存在着一定程度的差异，而这种差异正是体质学说得以建立的前提，也是体质理论应用于临床的要领。体质特征的个体差异性是绝对的，而其稳定性则是相对的。所谓体质特征的稳定性，是说人的体质特性一旦形成，就能在相当长的时期（也许是一生）内保持下去，基本不变。所谓部分可变性，是说长期处于某种生活条件下，人的体质特征可以缓慢地、潜移默化地发生部分改变，当然，也不排除在特定情况下，例如大病后或妇女产后，体质特征呈现明显的乃至根本的变化。

由于体质的个体特征对人的生理、心理、病理、诊断、治疗及养生等具有巨大的实质性的影响，历代医家对体质特性的分类极为重视，将其看作体质理论的核心部分。综观《黄帝内经》以降的有关论述，中医的体质分类大致有两种。一种是依据所涉及的体质因素的不同，分为单项指标分类法和多项综合分类法。前者如《黄帝内经》的体型肥瘦分类；后者如该书的阴阳分类（综合了外形、色泽、气血、动态、性格、神态、情感倾向等）。另一种是从时空运动角度着眼的分类方法，又包括纵向自然分类和横向比较分类两种。前者指按人的自然生命过程在不同阶段的体质特征分类，其实质与《黄帝内经》的婴幼壮老年龄分类法一致；后者则是在同一年龄和性别的人群中，按一种或数种体质指标进行对照的分类法，前述的体型肥瘦分类和阴阳分类均属此类。鉴于一个人的体质特征总是由多种因素综合决定的，而体质分类的对象又只能是处于某一性别和年龄组的个人，当前普遍采用的是多项综合分类和横向比较分类相结合的体质分类法，可称为横向综合性体质分类法。关于体质特征的具体分类，本着避免过于笼统或繁琐，力求简明而实用的原则，拟提出以下两类七型的方案。

1. 和调类　即阴阳和调型（匀平质）。

2. 偏颇类

（1）阳旺型：即亢奋质。

（2）阳弱型：即迟冷质，包括：①气虚亚型（倦㿠质）。②虚寒亚型（冷弱质）。

（3）阴亏型：即燥红质，包括：①血虚亚型（苍白质）。②虚热亚型（盗热质）

（4）阴阳两虚型：即衰乏质。

（5）痰湿型：即腻浊质。

（6）淤滞型：即晦涩质。

以上七型都是典型的体质类型。实际上，在各型之间存在着众多的过渡型和兼夹型，这样，通过各型在特征程度上和具体部位上的细小差别，加上各型的相互搭配组合，多种多样复杂而具体的体质类型都可能归纳出来。需要说明的是，判断一个人的体质类型，对于健康人来说，主要是对前述"形""气""神"三方面的平素表现加上过去病史等的综合评价，而对于患者来说，还需要参考其临床表现或证候来断定。

综上所述，体质是指人在形体、功能和神志三方面的稳定的整体特征，体质类型是对人群中个体的体质特征的分类形式，而中医体质学说则是运用中医理论，研究人类的体质特征的形成、分类和变化规律，以及体质同疾病的病机、诊断、治疗和养生的关系的中医学基础学科的一个分支。中医体质学说属于正常人体学的基础理论范畴，同时，它又是渗透于中医临床各科的一门交叉学科及边缘学科。中医体质学说具有三大特点，即重视体质的阴阳综合分类，强调体质的身心统一（或形气神合一）及体质研究同中医诊疗实践紧密结合。

二、体质与病机的辩证关系

尽管体质因素对健康人和患者的机体都发挥作用，但是研究体质，归根结底还是为防治疾病服务的。中医诊治疾病的核心和关键在于审察病机。所谓病机，是中医对疾病发生、发展和变化规律的认识，是从整体上和动态中对人体异常生命活动本质的概括，是通过辨析临床资料（即辨证）所获得的患者当前病理反应状态的结论。病机的内涵十分丰富，它含括了病邪、病位、病性、病程阶段及病变趋势等多个病理要素。病机最简化的表述形式由病邪、病性、病位及病势组成，例如风寒束肺、肝肾阴虚、热入营血等。中医的诊断首先是对病机的诊断，中医的治疗首先是针对病机的治疗，因此，审机定治被视为中医的主体诊疗模式，而病机在中医临床中的核心地位毋庸置疑。

体质特征（类型）作为影响人体病理的一个内在因素，也是形成各种病机的基础之一。患者体质对病机的影响，主要是通过参与正邪斗争过程、改变正邪的力量对比实现的。体质特征同正邪的关系应辩证地看待，具体情况具体分析。体质因素在病程中是起有益或有害作用，主要取决于患者的体质类型同所患疾病的性质、所感受的病邪种类是同类（一致）还是相反（对立）。一般来说，阴阳调和型及阳旺型体质，有利于人体扶正抗邪的正向作用，阳虚型易招致阴邪而加重寒证，阴亏型易招致阳邪而加重热证，阴阳两虚型可致邪恋而正虚，痰湿型体质易内生痰湿之邪，淤滞型体质易形成气滞血瘀。体质的偏颇程度越大对病机的影响也越大。

体质同病邪的关系，可归纳为以下三种情况：一是体质类型与病邪性质同类，则助长病邪加重病情。例如薛雪说："风木为火热引动者，原因木气素旺，肝阴先亏，内外相引，两阳相煽，因而动张。"二是体质类型与病邪性质相反，前者可部分抵消或阻抑邪势，减轻病情。如果体质因素胜过病邪，则后者性质可向前者转化，此即《医宗金鉴》所谓"体质从化"理论："人感受邪气虽一，因其形脏不同，或从寒化，或从热化，或从虚化，或从实化，故多端不齐也。"三是体质类型与病邪异类但性质不相反，则二者可并行不悖，常致病情复杂化和顽固化。诚如叶天士所说"再有热传营血，其人素有瘀伤宿血在胸膈中，舌色必紫而暗，扪之湿"，"或平素心虚有痰，外热一陷，里络即闭，非菖蒲、郁金等所能开，须用牛黄丸、至宝丹之类以开其闭"。

体质对病机的复杂作用，不仅表现在它影响病程的双向性作用，还表现在体质类型对人的生理和病理都起作用，并且这种作用相对稳定而不易改变。然而病机主要指人体患病时的病理状态及变化，在疾病过程中病机的变化是永不休止的。体质类型对病机的具体影响，一方面表现在它影响着患者对病邪的易感性和所患病证种类的倾向性；另一方面，由于它同正气、病邪的交互作用，又是决定病性、病位、病程阶段和病变趋势的一个重要因素。一个人在某种病因下发病，其病证表现的性质是寒是热，是燥是湿，是虚是实，其病位在肌表、肺卫，还是很快深入中焦胃肠或其他脏腑，以及病程的长短、经过、预后等，除了取决于感邪的种类、轻重和正邪的力量对比外，在很大程度上也取决于患者的体质类型。所以，同是人体感受风、寒、湿三气而为痹，却有"或痛，或不痛，或不仁，或寒，或热，或燥，或湿"之异；同是外感风寒，而有"发于阳""发于阴"之别；同是病邪传入中焦，则有"实则阳明，虚则太阴"之殊；病邪深入少阴、厥阴，仍有寒化、热化或寒热错杂及亡阴、亡阳等不同转归。

体质类型的作用虽涉及病机的各个方面，然而辨别体质类型仅是辨证求机的一部分，仅仅依据体质类型就做出病机结论显然也是不可行的。另一方面，一个人的体质类型虽可从其患病时的病机中部分体现出来，可是病机概括不了体质诸因素对病理的全部影响。例如，阴阳和调型的体质以及性格、肤理等体质特征很难通过一种病机形式反映出来，况且临床上病机同体质类型相矛盾的病例并非罕见。所以，体质和病机既密切相关又各自独立，既互相交叉又不能彼此取代，它们之间存在着复杂的辩证关系。

三、中医论治的基本形式

中医诊治疾病的基本法则是"辨证求机，以机论治"，或简称为"审机定治"，并以此同西医的"辨病论治"（"病因治疗"）相区别。所谓"审机定治"，虽也要考虑中医所说的病因，但其着眼点却在审察包括体质因素在内的患者的全身病理状态——病机，即必须以综合含括了体质因素和致病因素的病机作为治疗的根本依据，而西医的"辨病论治"则是以消除各种病因（生物的、化学的、物理的）为主，或依据现代检测、实验手段等确定的西医病名施行常规治疗。由此可见，"审机定治"之所以成为区别于西医的诊疗特点，一个重要原因就在于它含括了依据患者个体体质类型而分别施治的体质因素。

因人、因时、因地制宜是中医重要的治疗原则，然而临床实践中，因人制宜是其中最重要者，而因人制宜的一个基本点就是"辨质论治"，即依据患者的体质特性而制订相宜的治疗法则。如前所述，体质类型作为患者的一个重要因素直接参与了整个病理过程，从而在一定程度上影响着病机，就这个意义上说，"审机论治"包含了"辨质论治"的部分内容。然而，体质类型所涉及的有些因素又是病机所概括不了的，例如形体的胖瘦、筋骨的坚脆、性格的刚柔、心情的忧乐、生活的劳逸等，而这些因素对于全面而准确地把握患者个体的特殊病理特征，增强治疗的针对性，从而提高治疗水平，具有不可忽视的意义。清代徐大椿认识到"辨质论治"具有"审机定治"所不可取代的临床指导作用，因而详细论述了"病同而人异"的道理，并着重指出，若不辨质论治，"则病情（此指病机）虽中，而于人之体质迥乎相反，则利害亦相反矣"。

在中医临床工作中，实际存在着审机、辨质和辨病（指中医病名）三种论治形式。鉴于病机综合含括了患者体质类型和所患病种的基本病变特点，"审机定治"理所当然地成为中医的主导治则。《灵枢·根结》说："形气（指体质）不足，病气（指病机）有余，是邪胜也，急泻之；形气有余，病气不足，急补之。"这表明在一般情况下，当体质特性和病机不一致时，应以病机为主为急，以体质为次为缓，因而针对病机施治优先于依据体质类型施治。另一方面，体质因素对于病机来说具有一定的独立性，每一种疾病也有各自不同的发生、演变和转归过程，因此，临证所归纳出来的病机不可能把个体体质和所患病种的病理特性全都反映出来，若单凭"审机"来论治是欠完整、欠精准的，还需要"辨质论治"和"辨病论治"作为治疗的必要补充。明代吴有性在列举了疫病的多种临床表现后，明确断言："种种不同，因其气血虚实（即病机）之不同，脏腑禀赋（指体质类型）之各异，更兼感重感轻（此指病邪及疾病种类）之别，考其证候，各自不同。"这就说明人体患病后，之所以有种种不同的证候，就是由于每个患者在病机、体质类型和疾病种类三方面存在着差异。因此，只有把"审机定治""辨质论治"和"辨病论治"三者有机地结合起来，才可能使中医师的诊治最大限度地符合患者的实情，从而获得最佳的医疗效果。

（摘自《陕西中医学院学报》1990年第3期成肇智的论文《试论体质和病机》）

【点评】中医体质学说的萌芽最早见于《黄帝内经》，可惜此后就此发挥发明者不多，直到二十世纪八十年代这一理论才又开始"热起来"，以致这方面的文章、专著逐渐增多，有些论点已收录在部分中医教材中。这篇论文就中医体质理论的基本点介绍了作者个人的看法，其中关于体质的概念、分类及其与病机的关系等论述简明扼要而有新意，也能同中医临床实践相结合。然而从总体看，中医体质学说作为中医理论体系的一个分支尚不成熟，还未形成中医学术界公认而完整的理论体系，因此存在着较大的空间需要吾辈去充实和完善。

第五节　《黄帝内经》对疼痛机制的认识

《黄帝内经》论述痛病比较集中的有《素问》的《举痛论》《痹论》和《灵枢》的《周痹》《论痛》等篇，其中尤以《举痛论》的论述较为完备。现将《黄帝内经》论述疼痛机制的内容归纳为三点加以讨论。

一、经络气机不通

《素问·举痛论》说："寒气入经而稽迟，泣而不行，客于脉外则血少，客于脉中则气不通，故卒然而痛。"这里的"血少"并非血虚，而是受寒后经络收缩，造成脉道内运行的气血相对减少，又因寒则血凝涩，加重了脉中气血的阻滞，以致经络气机不通而突然感到疼痛。原文称"气不通"，而不提"气血不通"，是因为"气为血之主也"。经络气机不通致痛时，不一定兼有血瘀，而血瘀之痛必兼经气不通。也就是说，虽然血瘀同气滞互为因果，常常并见，但唯有经络脉气不通才是疼痛的主导因素和首要机制，单有血瘀而无经络气不通则不一定感觉疼痛。这种由脉气不通形成的痛证最为常见，如多种外感表证的疼痛，部分外伤或痈肿疼痛，阳虚所致的寒痛等。后世医家把这一机制简要表述为"通则不痛，痛则不通"，切中肯綮而便于理解。但是"不通则痛"并不能解释所有的疼痛，如转筋痛、虚证疼痛等。所以，视经络气机不通为痛证机制之首则可，若视其为一切痛证的机制则欠妥。

二、筋脉拘急牵引

《素问·举痛论》又说，"寒气客于脉外则脉寒，脉寒则缩蜷，缩蜷则脉绌急，绌急则外引小络，故卒然而痛"，"寒气客于肠胃之间，膜原之下，血不得散，小络急引故痛"。这是络脉挛缩牵引致痛的明确表述。同样，筋膜挛缩拘急亦能致痛。《灵枢·经筋》指出："足少阳之筋……其病小指次指支转筋，引膝外转筋，膝不可屈伸，腘筋急，前引髀，后引尻，即上乘䏚季胁痛""手太阴之筋……其病当所过者支转筋痛"等。可见，络脉和筋膜的运动功能反常，即过度地收缩或强直性地牵拉，是致痛的又一机制。某些外邪引起的头身强痛、转筋痛，寒、湿、热等邪内袭所致的脘腹急痛、绞痛（如霍乱腹痛之类），肝阳上亢或肝风内动出现的筋脉掣痛以及疝痛等，均具有此种机制。以虚为主的痛证，也可因筋脉得不到津血、阳气的濡养、温煦而拘急、收引致痛，诚如《灵枢·阴阳二十五人》所说："血气皆少则喜转筋，踵下痛。"《伤寒论》中芍药甘草汤所治的"脚挛急"而痛，甘草附子汤所治的"掣痛不得屈伸"等，皆属此类。气血虚弱则运行乏力，引起脉管及周围筋膜失养而拘急，也可致痛。《金匮要略》中黄芪桂枝五物汤所治的"血痹"臂痛，当归生姜羊肉汤所治的"产后腹中疞痛"等，皆属此类。

三、局部组织受压

《素问·举痛论》还说："寒气客于经脉之中，与炅气相薄则脉满，满则痛而不可按也，寒气稽留，炅气从之，则脉充大而血气乱，故痛甚不可按也。"所谓"脉满""脉充大而血气乱"，是指寒热邪气阻于脉管，经络内气血壅塞，脉管承受压力增大而致痛，或使原有的疼痛加剧。《灵枢·周痹》更明确指出："风寒湿气客于分肉之间，迫切而为沫，沫得寒则聚，聚则排分肉而分裂也，分裂则痛。"所谓"沫"即后世的痰浊、水饮之类，"排分肉""分裂"皆寓挤压、胀裂之意。这就是说，外邪的侵入，导致津液在肢体的某些部位凝聚，所形成的痰浊、水饮逐渐挤压周围的肌肤、筋脉而产生疼痛。另外，《素问·举痛论》所载"热气留于小肠，肠中痛，瘅热焦渴，则坚干不得出，故痛而闭不通矣"，为肠热伤津，大便干结，腑气闭塞，压迫腹腔脏腑、组织而致痛的又一例证。这种因局部组织受压而痛的机制，还被用来解释痈疽、痰核、癥积、外伤瘀肿等病伴有的局部胀痛、支撑痛，小便癃闭引起的小腹硬满而痛等。当然，局部组织受压和经络气机不通是密切相关的，但二者不能互相取代，因为单纯疏通经络之气并不能消除因痰浊、水饮、燥屎、瘀血等有形之邪停积所造成的挤压性疼痛。

以上三点基本上能够概括一切痛病的机制。然而在每一个具体的痛病患者身上，其致痛机制往往不是单一的，多是两种或三种机制同时或交替发生作用，例如，《素问·痹论》和《灵枢·周痹》所论述的多种痹证疼痛，就是上述三种机制共同作用的结果，只不过一般以某一机制为主罢了。

临床上也常看到，有时患者虽具有致痛的机制，却没有疼痛的感觉，这说明各种致痛机制必须达到一定的"强度"才会使人感觉到疼痛，而这个"强度"是因人而异的。因此，探讨痛证机制，不能离开患者正邪斗争的具体状态。隋代巢元方的《诸病源候论》论痛的基本观点就是"正气与邪气交争相击"，或"风冷相侵，血气击搏"。从实质上看，上述三种致痛机制都涉及正邪击搏的不同形式和激烈程度。一般情况下，邪气盛，正气亦不衰，正邪斗争激烈时，疼痛较明显或剧烈；反之，邪气微弱或正气衰惫而致正邪击搏乏力时，则反而不痛或痛亦轻微。故《素问·痹论》曰："其不痛不仁者，病久入深，荣卫之行涩，经络时疏，故不痛，皮肤不营，故为不仁。"不仁，就是失去痛、触、冷、热等感觉。在正邪双方的斗争中，疼痛的有无和轻重主要同正气一方有关，脏腑的强弱和神气的衰旺起着决定性的作用。《灵枢·周痹》指出："痛则神归之，神归之则热，热则痛解。"张介宾注曰："痛则心注于其处，故神归之，神归即气归也。"《素问·至真要大论》则强调，"诸痛痒疮，皆属于心"，说明疼痛的感知、消失、轻重、调节等皆由心神主宰。心神健旺者，对疼痛敏感，耐痛力亦强；气虚神怯者，则对疼痛不敏感，耐痛力亦差；气乱神昏者，多不知疼痛，而病情危重。另一方面，疼痛剧烈到极点，可猝伤心神而致昏厥。心神主痛的物质基础是经络气血，因为"心主身之血脉"，而经络具有运行气血、网络周身的功能。邪气同正气可能在人体任何部位相击搏，故任何部位都可能发生疼痛。病变部位的浅深与痛证的转归和预后也密切相关。《素问·痹论》说："其入脏者死，其留连筋骨者疼久，其留皮肤间者易已。"《素问·举痛论》又说："寒气客于五脏，厥逆上泄，阴气竭，阳气未入，故卒然痛死不知人，气复反则生矣。"可见疼痛来自肌肤为轻，来自筋骨则缠绵难愈，来自五脏则病情危笃。《灵枢·厥病》在论述了"肾心痛""胃心痛""脾心痛""肝心痛""肺心痛"的证治后，着重指出："真心痛，手足清至节，心痛甚，旦发夕死，夕发旦死"，表明在疼痛的病程中，心脏居于最重要的支配地位。因此，在诊治痛证时，不仅要看到局部病变，更要着眼于患者正邪斗争的整体状况，把调养脏腑、顾护心神放在突出的位置。

致痛的三种机制大多由于病邪侵犯而引起，因此，疼痛多见于实证，其次是虚实兼夹证，单纯虚证较少见，痛亦轻微。《黄帝内经》论痛病多主"寒气"，因为寒为阴邪，易伤阳气，能使气血凝滞、筋脉收引而致痛。从临床实践看，疼痛属寒者不少，寒愈重则痛愈剧，证实经言不谬。然而能导致气机不通、筋脉拘急、局部组织受压的病邪除寒邪外，诸如热邪、湿邪、风邪、痰浊、瘀血、宿食、结石等，皆可引发痛证。前面所述的以虚为主的痛病，由于筋脉失养而拘急致痛，也可兼有气血阻滞的病机，因此治疗此等痛病，应在补气养血、强筋壮骨的同时，适当配合疏利散邪之品。

总之，基于致痛的机制，治疗痛证的基本法则应包括行气活血以疏通经络、舒筋缓急和祛邪减压三个要点，同时，针对患者为何邪所侵及兼有哪方面之虚，施以精准的祛邪扶正方药，则缓解疼痛是可以期待的。

（摘自《浙江中医杂志》1981 年第 6 期成肇智的论文《试论〈内经〉对痛证机理的认识》）

【点评】疼痛是最常见的症状之一，后世称为"痛证"，然而在中医临床各科并无此病名，却有"头痛""胃痛""腰痛""腹痛""痛经"等病名。疼痛的机制，《黄帝内经》早有明确论述，但比较分散。本文把相关论述整理、归纳为三点，并由此提出治痛的三条法则，既避免了把疼痛的机制简化为"不通则痛"，又开拓了治疗疼痛的新思路、新方法。此种整理、阐释古典医籍的研究，有助于发扬中医学特色，发掘止痛的方药，从而提高痛证的疗效。2002 年冬，成老师曾以此文为基础撰写讲稿，赴韩国大田大学东方医药学院进行学术演讲和交流，产生了一定的国际影响。

第六节　《黄帝内经》的顺势治则及其临床应用

顺势治则是《黄帝内经》十分重视的一条治疗原则，它从一个侧面揭示了中医治疗疾病的规律，有效指导着中医师的临床实践。然而在近年中医界的学术研究中，此治则却没有得到足够的重视。笔者愿就此展开初步的探讨。

一、顺势治则的概念和内容

顺势治则不同于近代西方流行的所谓"顺势疗法"（Homeotherapy）。顺势治则和成语"因势利导"在含义上有相通之处，但又具有自己特定的内涵。《黄帝内经》中没有"顺势"一词，然而顺势治疗的学术观点是相当突出的，例如《灵枢·五乱》所谓"顺之而治"，《灵枢·师传》所谓"未有逆而能治之也，夫唯顺而已矣"等，都清楚地表明了这一治疗思想。所谓顺势治则，是指根据病邪运动的趋势和患者体内正气抗邪的自然倾向而确立的治疗法则。《黄帝内经》顺势治则的基本内容可归纳为以下五方面。

1. 顺应正邪进退之势而治　正邪的斗争形势是论治的重要基础。一般来说，病邪轻浅的宜向外扬散，病邪深重的宜从内削减，病邪渐衰的宜乘其衰势而尽祛之，所以《素问·阴阳应象大论》有"故因其轻而扬之，因其重而减之，因其衰而彰之"的著名论断。需要指出的是，多数注家把"其衰"释作正气衰，"彰之"释作补益法，于文理、医理欠妥。"彰"，显著之意。"彰之"，使已衰病邪的衰势更加显著，实寓除邪务尽之旨。正邪斗争的趋势同病程的发展阶段及病位的浅深层次密切相联系，因此，顺应正邪进退之势必须随着不同的病程阶段和病位的浅深进退而采取相应的治法。《灵枢·逆顺》说："上工刺其未生者也，其次刺其未盛者也，其次刺其已衰者也，下工刺其方袭者也，与其形之盛者也。"《素问·阴阳应象大论》又说："其高者，因而越之；其下者，引而竭之；中满者，泻之于内；其有邪者，渍形以为汗。"这些则是对这一治则落实到浅深病位的生动描述。

2. 顺应脏腑气机之势而治　人体每一个脏腑都有其气机活动的特点，充分考虑到这一特点，顺应该脏腑的气机运行趋势施治，就等于促进该脏腑精气的恢复，资助其抗御病邪的能力，从而收到事半功倍的疗效。就五脏的升降而言，心、肺两脏的脏气主降，肝、脾、肾三脏的脏气主升。《素问·脏气法时论》指出"肝欲散，急食辛以散之"，"脾欲缓，急食甘以缓之"，"肾欲坚，急食苦以坚之"等，则是分别顺应肝气恶郁喜散、脾气恶急喜缓和肾气恶泄喜藏的脏气特性所制订的顺势治法。而《素问·六元正纪大论》所谓"木郁达之""火郁发之""土郁夺之""金郁泄之""水郁折之"，可视为顺应五脏脏气的祛邪趋势而制订的五脏实证的祛邪法则。此外，《黄帝内经》还就顺应不同季节、时令的五脏脏气活动的趋势，分别提出了适用的方药性味及针刺手法。

3. 顺应经气运行之势而治　十四经脉的气血运行是有规律的，这主要表现为运行的方向性和时间性，对此，《黄帝内经》皆有明确的论述，治疗上若能遵循和利用这一规律，就能收到较好的效果。这在针刺、气功疗法中尤为明显。例如，《灵枢·九针十二原》说，"知机之道者不可挂以发，不知机道，叩之不发"，便是要求医者掌握经气运行的时间和趋势而施以相应的补泻手法。如果不能掌握经气运行之势而妄施针，就会出现《素问·离合真邪论》所说的"大气已过，泻之则真气脱，脱则不复，邪气复至，而病益蓄"的严重后果。后世的"子午流注"针法也导源于此。

4. 顺应天时地利之势而治　人生活于天地之间，天地阴阳的变化必然通过各种途径影响人的生命活动，特别是脏腑气血的运行。所以《灵枢·五乱》强调："五行有序，四时有分，相顺则治，相逆则乱。"《灵枢·顺气一日分为四时》也说："顺天之时，而病可与期，顺者为工，逆者为粗。"所谓顺应天时之势而治，主要体现在"因天时而调血气"的法则。例如，春夏气血浮浅趋向于表，秋冬气血收藏趋向于里，患病时邪气"常随四时之气血而入客也"，治疗就"必从其经气辟除其邪"（《素问·四时刺逆从论》）。所谓"从其经气"，就是顺应四季气血的浮沉出入趋势而决定针刺法则。关于顺应地理之势而治，《素问》有《异法方宜论》专篇论述，此不赘言。

5. 顺应患者情志喜欲之势而治　《黄帝内经》认为，患者的情志喜欲对其病理变化有举足轻重的影响，因此，《素问·移精变气论》要求医者在诊病时"数问其情，以从其意"，《灵枢·师传》更强调在治疗上应"顺其志""便病人"，即医者尽量在言行上满足患者的欲望、要求，使患者心情舒畅、愉快，从而加速病愈。反之，如果违背患者的情志欲望而施治，就会出现《素问·汤液醪醴论》所说的患者"神不使"，以至产生"精神不进，志意不治，故病不可愈"的不良后果。

二、顺势治则的原理和地位

人体患病是一个十分复杂的动态过程，主要矛盾是"真邪相搏"，即正邪斗争，顺势治则正是建立在正邪斗争的疾病观上的。在疾病的各个阶段，正邪斗争的趋势都存在着两种相反的可能性：正气战胜邪气则疾病向愈，或邪气胜过正气则病情恶化。医者的治疗在于采取必要的手段和措施，或扶助正气，或削弱邪气，或两者并用，从而推动正邪斗争的形势朝着邪去正复的方向转化。人类在长期的生存和与疾病做斗争的过程中，逐渐形成了一种自我调节、控制，以恢复正气、祛邪外出的内在机制，《黄帝内经》把人类的这种自我调控能力称作"志意"或"天和"，属于广义"神"的范畴。例如，《灵枢·本脏》所谓"志意和，则精神专直，魂魄不散，悔怒不起，五脏不受邪矣"，《素问·五常政大论》所谓"必先岁气，无伐天和"，都是对此的论述。人体这种通过自我调控以助正抗邪的能力，在疾病过程中表现为一种能被患者和医者觉察到的趋势或倾向，若能顺应、保护和充分利用这一趋势，就等于间接增强了人体扶正祛邪的力量，从而加速疾病向好转、痊愈的方向转化；反之，如果医生的治疗违逆了这一趋势，就必然会使病情恶化，效果适得其反。上面列举的顺势治则的五个方面，无论是顺应正邪的进退和脏腑、经络气机的运行之势，还是顺应患者的情志喜欲以及顺应不同的天时、地理造成的人体精气神的升降出入动态，都意味着主动积极地参与患者的自我调控机制，从而助长其体内扶正抗邪的自然趋势。由此看来，顺势治则的"势"可理解为在疾病过程中人体固有的自我调控机制所产生的扶正抗邪的自然趋势。而顺势治则就是顺应、保护和利用这种自然趋势所采取的治疗法则，从而收到事半功倍之效。这就是顺势治则的基本原理所在。

正气和邪气的斗争不是抽象的，总是发生在某一个具体患者身上，而且病变的浅深部位和正邪的进退出入形势常常随着时间的推移而不断变化，这就决定着人体自我调控机制产生的扶正抗邪的自然趋势具有方向性和时机性。把握好这两种属性，并且把二者有机地结合起来，是有效实施顺势治则的关键。例如，邪在肌肤、体表用发汗法，邪停食道、上脘用涌吐法，邪在大肠、膀胱或胞宫用导下法，正是顺应和利用患者体内向外、向上和向下的自然祛邪趋势所采取的最佳治法。之所以称为"最佳"，是因为这些治法充分利用了人体正气抗邪的自然趋势，采取的祛邪方向与人体正气抗邪的方向一致，祛邪的距离最捷近，祛邪的时机最有利，因而可获得事半功倍之效。针刺中的补泻手法，是《黄帝内经》中具体运用顺势治则的又一例证。《灵枢·九针十二原》所说的"来者为顺"，"追而济之，恶得无实"，就是说抓住经气到来的时机，顺着经气流动的方向进针并施以补法，有利于达致邪去正复的效果。《素问·离合真邪论》所谓"如待所贵，不知日暮，其气以至，适而自护"，则强调针刺时须谨慎、耐心地待时候气，以便针刺的操作同顺应和保护患者体内经气祛邪的客观趋势一致。《灵枢·逆顺肥瘦》把顺势治则称为"自然之物"，并用"临深决水，不用功力，而水可竭也；循掘决冲，而经可通也"的形象比喻，论证了顺势治则能够迅捷而省力取效的原理。

顺势治则同中医的其他治则一样，直接指导着临床上具体治疗法则的制订，而且在各科疾病的药物、针灸、推拿、气功、食疗、心理等疗法中都发挥着重要作用。必须指出，顺势治则同其他治则之间虽然存在着内在联系，却具有各自特定的内容，不能相互取代。例如，扶正祛邪和顺势治则都建立在正邪斗争的疾病观的基础上，但前者是针对病证的虚、实性质所采取的对正气和邪气的直接损益的治则，而后者的着眼点却在于顺应人体内正气抗邪的自然趋势，选择最有利的治疗时机、部位及途径，二者内涵的差异是显而易见的。又如，因时、因地制宜的治则同顺应天时、地理之势而治的确有某些相似之处，但前者指不同时令、地域等环境因素对治疗产生的直接影响，而后者意为顺应由于天时、地理等环境变化导致患者体内不同的正气抗邪趋势所采取的具体治疗法则，因此，二者各有所主，其出发点和落脚点明显不同。

三、顺势治则的应用和发展

鉴于顺势治则从特定的角度揭示了中医治病的规律，因而为后世部分医家重视和习用，并在他们的临床实践中给予充实、完善和发展，在这方面首推张仲景。《伤寒论》第 15 条"太阳病，下之后，其气上冲者，可与桂枝汤，方用前法；若不上冲者，不得与之"，指出误下后，表证仍在，"其气上冲"表明正气仍欲上散、外达以祛邪，因此仍用桂枝汤顺其势而扬散之。第 166 条："病如桂枝证，头不痛，项不强，寸脉微浮，胸中痞硬，气上冲咽不得息者，此为胸有寒也，当吐之，宜瓜蒂散。"这是痰饮阻滞于咽喉（食道）的急证，用催吐法顺其上越之势以逐邪。两条同是病在上焦，一为正气对无形之表邪有外散之趋势，一为正气对有形之邪有上驱之趋势，治疗皆顺其势而分别采取扬散和涌吐之法，可见仲景运用顺势治则已达到得心应手的地步。又如治瘀热在下焦，用抵当汤丸攻下瘀血，治肠燥便秘用蜜煎导法和猪胆汁等润肠通便，均是对《黄帝内经》"其下者，引而竭之"和治石瘕"可导而下"等顺势治则的创造性应用和发挥。金元时期的张从正根据顺势祛邪的经旨，提出"汗、下、吐三法该尽治病诠"的论断，形成了颇有影响的攻下派。清代周学海对顺势治则做了更明确而具体的阐述，他在《读医随笔》中说："凡风、寒、湿、热散漫于周身之腠理者，无聚歼之术也，则因其散而发之；痰、血、水、湿结积于胃和二肠、膀胱之内者，已属有形，势难消散，则因其聚而泄之、渗之；邪在上脘，愠愠欲吐，是欲升不遂也，则因而吐之；邪在大肠，里急后重，是欲下不畅也，则因而利之。此顺乎病之势而利导之治也。"著名温病学家吴瑭把顺应正邪进退之势和脏腑气机之势结合起来，应用于温热病中，归纳出"治上焦如羽，非轻不举；治中焦如衡，非平不安；治下焦如权，非重不沉"的至理名言，可谓顺势治则运用于温病的简明而形象的描述。清代另一名医徐大椿则从军事的角度对顺势治则加以阐发。他在《医学源流论》中的"病方进，则不治其太甚，固守元气所以老其师；病方衰，则必穷其所之，更益精锐，所以捣其穴"，便是对《素问·疟论》"方其盛时必毁，因其衰也，事必大昌"及《素问·阴阳应象大论》"因其衰而彰之"等顺势治疗观点的生动发挥。

　　至于顺势治则对各种病证治疗的具体指导，不少医家根据各自的临床体会也做过精辟的论述，进而从不同的侧面丰富了顺势治则。例如，徐大椿本"便病人"的经旨，指出"病人有嗜好，而与病相害者，则医者宜开导之"，"若与病症无碍，而病人之所喜，则从病人之便，即所以治其病也"，使"顺其志"的经旨有了明确而具体的内涵。清代高僧心禅在《一得集》中把顺应不同病位的病势而治的原则落实到对具体治法和剂型的选择上，他说："邪在表者，宜汗；在肌者，宜解；在营卫者，宜和。入于六腑，在膈上者宜吐；在肠胃者宜下；在脏则非汤剂所能尽主之矣。如肺病多有用散者，以肺居最高，用药宜轻；心、肝、脾有或宜丹或宜丸者，以其地位深幽，治之宜缓；肾则多虚少实，故或宜于丸或宜于膏。"清代冯兆张的《锦囊秘录》强调患者的饮食调养也应顺应其厌恶、喜欲之势，指出"脏各有神，凡酷嗜一物，皆其脏神所欲，斯脏之精气不足，则求助斯味以自救……故凡病人所嗜之物，只可节之，不可绝之。若久药厌烦，可缓之病，不妨暂停药饵，调进所嗜之味，胃气一旺，便可长养精神。"这是把顺应脏气之势而治和顺应情志之势而治结合运用的一个范例。

　　总之，顺势治则在临床上有着广泛的应用范围，不管病情多么复杂多变，善于运用顺势治则必能提高疗效。明代大医张介宾在《类经》中曾断言："顺之为用，最是医家肯綮，言不顺则道不行，志不顺则功不成，其有必不可顺者，亦未有不因顺以相成也。呜呼！能卷舒于顺、不顺之间者，非通变之士，有未足以与道也。"

　　（摘自《安徽中医学院学报》1990 年第 1 期成肇智的论文《〈内经〉顺势治则初探》）

　　【点评】顺势治则，有时也称"因势利导"的治疗思想，虽是《黄帝内经》治疗的一大特色，可惜散见于诸篇之中，而后世医家也很少对其进行专门而系统的研究。成老师在此文中的初步整理、讨论表明，顺势治则确有宝藏可发掘，只要深入系统、锲而不舍地钻研，并把理论探讨同临床实践紧密结合，就能发扬中医学的这一特色，对提升中医诊疗水平产生一定的指导和启发作用。

第七节　中医药学的特点和优势

一、中医药学的五大特点

所谓中医药学的特点，主要是同目前世界医药学的主流，西医药学相比较而言。中医药学是中国人民几千年来同疾病做斗争的丰富经验的科学总结，必然打上了中国古代文化和哲学的鲜明印记，并形成了与西方医药学迥然不同的东方风格。然而关于中医药学的特色，迄今尚缺乏明确、统一的认识。现斗胆将个人浅识分为五点简述于下，聊作引玉之砖。

1. 整体观　中医药学的整体观来自中国古代的哲学思想——整体论。整体论强调事物的完整性和统一性。中医药学认为，人体是一个不可分割的有机整体，而人体与其外在环境又构成一个更大范围的整体，人体内部各部分之间以及人体与其外部环境之间存在着多种形式的密切联系。人体虽可划分为若干个小的部分，但人体各部分的生命活动必须协调、统一。在人的生命活动中，五脏（心、肺、脾、肝、肾）居于主导、核心地位，通过各种功能的、物质的、形态的联系，五脏同身体的其他部分，如六腑（胃、胆、小肠、大肠、膀胱、三焦）、五官九窍（眼、耳、鼻、口、舌、前阴、后阴）、五体（皮、肉、脉、筋、骨）等，构成了一个整体。同时，作为人体生命活动三要素的精、气、神，对脏腑、经络发挥着滋养、激活及协调作用；反过来，精、气、神的化生、贮藏及输布运行又主宰、依赖于脏腑、经络，尤其是五脏的功能活动。病理上，人体局部的病变，应视为整体病变的一种局部反应，因而"整体失调"是中医诊断的基本出发点。治疗上，中医提倡"整体调节"的治疗原则，以重建患者全身的平衡协调为治疗目标，而局部治疗或对症治疗则被置于从属或辅助地位。例如，在中医看来，耳鸣、耳聋之类的耳疾并非孤立的局部病证，而是肾精不足或肝胆风（湿）热等内在病理变化的部分外在表现，因此，用补益肾精或清除肝胆风（湿）热等法治疗可收到满意的效果。

中医药学认为，人类生命活动的起源和存续均依赖于自然界，并时时受到自然和社会环境多因素、多渠道的影响。例如，生理上，季节的转换、气候的改变、昼夜的交替、日月的运行等，皆使人体的生命活动呈现相应的周期性变化；病理上，异常变化的气候、不利的地理环境、剧烈的社会动乱、下降的生活水准、恶化的人际关系、遭遇的个人不幸等，皆能引起脏腑、经络、精、气、神的失调，从而发病，或使原有的疾病加重。为此，在诊断、治疗和预防疾病时，中医的视野不局限于患病个人，而是充分考虑到自然环境和社会环境对患病机体的各种影响，并在其防治措施中给予相应的调整，所谓"因时制宜""因地制宜"等治则的提出便本于此。

2. 个体化　中医主张医生临证研究的对象不仅是疾病，更是患病的活生生的人。每种疾病虽有其自身特定的临床表现、病程经过及诊疗规律，然而医生面对的绝非抽象的疾病，而是某一患病的个人。即使患同一种疾病，由于体质、年龄、性别、生活环境、精神状态等种种差异，不同的个人在临床表现、病机类型、疾病的发展和转归等方面千差万别，可以说，没有任何两个患病的个体在病情、病程上完全相同。所以，中医在临床工作中特别重视每个患者的个体特征，坚持人、病兼治而以人为本的治疗思想。

以人为本的个体化原则，要求诊断、治疗和防病时，均应依据每个人生理、病理、心理的个体特征区别对待，此即中医强调的"因人制宜"。一般来说，个人的生理、病理特征在辨证过程中多已纳入中医"证型"或病机的诊断结论之中，因此，作为中医诊疗大法的"辨证论治"，实已蕴含"个体化诊疗"的要素。中医历来习用中药汤剂而较少使用成药治病，一个主要原因就是汤剂便于随"症"加减以贯彻"个体化治疗"法则，其疗效亦明显优于成药。

3. 东方思维　中国古代的医学家为了总结医疗经验，阐明医学观点，探索人体生命活动的规律，总是自觉或不自觉地把当时盛行的哲学思想，诸如精气学说、阴阳学说、五行学说、中庸之道等引入医学领域，并逐渐形成自己的思维定式，从而与西方思维迥异，姑称之为东方思维。东方思维的内涵十分丰富，而在中医药学中突出表现为以下五点。

（1）宏观把握：相对于西医药学着重于人体的微观研究，中医药学在认识和调理人体的生命活动时，主要从宏观的角度来把握。例如，人体的生命活动规律，无论正常还是异常，中医都将其置于自然界或宇宙这个大背景中来看待，因而倡导"天人合一""天人相应"等观点。又如在诊断活动中，中医极为重视对患者精、气、神整体状态的判断，故《黄帝内经》有"形与气相任则寿，不相任则夭""得神者昌，失神者亡"等著名论断。若涉及某一具体病证或某一患病个体，中医首先考虑的也是寒热虚实病性、表里脏腑病位等大的层面，而不是着眼于其组织结构乃至细胞、分子等微观的病理变化。

（2）强调综合：分析和综合是思维的两个既相反又相成的过程和方法。由于文化背景和历史条件的差异，中医药学强调综合的思维方法，西医药学则看重分析的思维方法。中医学认为，人体的各个组成部分是不可分割的，患病机体呈现的所有症状、体征等不是各自孤立的。因此，中医在辨证时着力于探求症状、体征及其他临床资料之间的内在联系，强调综合判断，并把"四诊合参""辨证与辨病相结合"等作为诊断的指导原则。治疗上，中医既主张针对所有病理因素的全方位治疗，如"病证同治""形神俱调""攻补兼施"等，又提倡中药（内服外用）、针灸、推拿、气功、心理、饮食、体育等诸疗法配合以组成优势互补的综合治疗。

（3）追求中和：中医学深受《周易》和儒家中庸思想的影响，把平衡和谐、无太过不及的行为准则应用于中医的理论和实践。中医学强调，人体生命活动的各方面、诸要素必须处于相对的动态平衡和谐状态，才能保持健康；反之，任何方面、要素失去了中和，或太过，或不及，都会导致偏颇的病理状态而发病，所谓"阳胜则热，阴胜则寒""阳虚则外寒，阴虚则内热"等，便是其例。因此，和调阴阳，补虚泻实，以重建整体的平衡、和谐状态，就成为中医治疗的基本原则和追求目标。这同西医药学采取的单纯针对特定病因的对抗治疗显然大异其趣。

（4）司外揣内：根据"有诸内必形诸外"的原理，中医认定人体内在的病理本质——病机，必然通过外在的症状、体征等病理现象反映出来，因而收集、辨别、分析、判断这些外在现象，是探求和识别病机，即内在本质的基本途径。中医诊断的任务，便是透过从四诊收集到的患者的现象，去揭示其病理的本质，为治疗提供依据和方向。然而现象是表面的、丰富多变而能直接认识的；本质则是深藏的、相对稳定而只能通过推理被间接认识的。中医四诊时之所以强调全面、客观，辨证时力求细致、缜密，正是通过"司外揣内"以尽可能做出准确的诊断结论。

（5）常变互证：古代医家惯用"揆度奇恒"，即以常达变、以变衡常、常变互证的逻辑推理方法，来探讨生命活动的规律。若以健康成年人每次呼吸脉搏跳动4~5次为基准，超过此脉率称为数脉，主热证，不及此脉率称为迟脉，主寒证，便是以常达变的例证。中医在望神、色、舌象及触按肌肤时，也广泛使用了这一推理方法。中医学关于脾主肌肉、肝主疏泄、肾精化髓养骨充脑等论点，既非源于尸体解剖，亦非来自动物实验，而是对脾、肝、肾等内脏的一些常见症状、体征进行的逻辑推理，即从反常的病理表现推测其正常的生理功能，再以相应的调理脏腑的治疗后这些症状、体征得以消除的事实作为反证，才逐渐认知、确立的，此即以变衡常之例。

4. 审机定治 中医学和西医学学术上的最大区别，就在于对疾病本质的认识及由此而处理疾病的思路的不同。西医学认为，疾病是由某些生物的、化学的、物理的致病因子对人体造成的物质结构、功能代谢方面的损害，或人体缺乏某些必需物质所致。因此，西医的诊断，基本上属于以特定病因为内容的病因诊断；西医的治疗，以消除其特定的病因（或辨病）治疗为主，对症治疗为辅。中医学则认为，疾病是在一定病因（与西医学的病因概念有别）条件下，人体的正气同外感或内生的病邪相互斗争，导致人体内部以及体内外环境之间的平衡、和谐状态遭到破坏的结果，而这种整体失调的病理状态，可由病邪、病性、病位、病势等要素综合而成的病机类型来概括和表达。因此，中医的诊断，首先是对病机的诊断，其次是病名（中医的病名）诊断；中医的治疗，则以纠正病机所概括的病理状态，重建人体的平衡、和谐关系为主要目标，适当结合辨病、对症治疗。由于患同一疾病的患者可呈现出不同的病机，患不同疾病的患者又可呈现相同的病机，而中医的治疗首先是针对病机的，所以中医临床便有"同病异治"和"异病同治"的说法。可见，病机在中医诊断和治疗中起着核心作用。中医的临床过程可分为五个环节或阶段：四诊→辨证→识机→立法→处方。前三者属诊断的范畴，其中，四诊是为辨证收集必要的临床信息（包括症状、体征、病史等在内的证候），辨证是运用中医学理论对收集到的证候进行辨别、分析、归纳的思维加工，而识别的病机和病名既是辨证的归宿，又是中医的诊断结论。鉴于中医治疗法则的制定首先取决于病机而不是病名，因而中医诊断的关键在于通过辨证以识别病机，简称审机。后两个环节属治疗的范畴，其中，立法的首要依据是病机，而处方不过是落实立法的具体手段和措施。所以，中医学的主体诊疗模式可用"审机定治"一词简述之。目前，中医学术界习用"治病求本""辨证论治"等术语表达同一内涵，但究其实质仍是审机定治，因为这里的"本"就是病机，而这里的"证"可释为以病机命名的证型。

5. 自然疗法　中医的治疗手段以中药疗法为主，还包括针灸、推拿、气功、心理、饮食及体育等多种疗法。中药虽以植物药为主体，但与所谓"草药"的概念不同，这不仅因为中药还包括动物药、矿物药，更重要的是，只有按中医药学理论使用的药物才能称为中药。中药经过一定的加工、炮制后才投入临床使用，基本保持了原生药的形态、结构和药效成分，属于天然药物的范畴，与主要是化学制剂的西药存在本质的区别，这也是中药比西药的毒副作用小的原因之一。尽管有些西药是从中药提炼而成的，若一旦制成后按西药的理论使用，就不再是中药了。例如，麻黄和麻黄素，黄连和黄连素，青蒿和青蒿素等，前者属天然药物，是中药，后者属化学药物，是西药，二者的使用理念及主治范围已大相径庭。至于中医学的其他疗法，如针灸、推拿、饮食疗法等，既不损害人体的自然形态及结构，又没有明显的毒副作用，疗效和缓而持久，皆可纳入自然疗法的范畴。所以，从总体看，自然疗法是中医治疗的一大特色。

以上从中医药学的认识角度、研究对象、思维风格、诊疗模式和治疗特色五个方面，简要论述了中医药学的基本特点。这些虽不能概括中医药学特点的全部，但至少已勾勒出其中比较重要而颇具代表性的框架。

二、保持特色，发扬优势，推动中医药学发展

探讨、认清中医药学的特色，正是为了保持特色，发扬优势，处理好继承和发展的辩证关系，从而推进中医药的现代发展。毋庸讳言，五十余年来中医药事业虽取得了突飞猛进的发展，作为医学科学的中医药学却未取得相应的突破性进展。究其原因，除了对中医药的"硬件"建设，如资金投入、设施装备等远低于西医药外，在"软件"方面，"保持中医药学特色，发扬中医药学优势"的口号尚未真正、完全落到实处。

中医药学历数千年而不衰，并且在现代西医药学主宰世界医学界的今天，仍然具有蓬勃的生命力和强大的竞争力，就因为它在理论体系、诊疗技术、保健效果方面拥有自己的特色和优势。当然，特色不等于优势，但就弥补西医药学的某些公认的缺陷而言，中医药学的上述特征正是其相对优势之所在。事实证明，对中医药学的特色认识不清、重视不够、保持不力，已给中医药学的发展带来了负面影响。下面仅举数例以说明之。

1. 迄今为止，尚未对什么是中医药学的特色和优势，如何保持特色和优势，开展过广泛、认真、深入及有始有终的讨论，以致教科书提到特色，还是几十年一贯的

"整体观念"和"辨证论治"两条，而关于后者的内涵、定义又一直争论不休。

2. 在中医药的科研、临床工作中，长期存在着忽视乃至丢掉前述的中医药学特色的倾向。例如，以病机或证型为对象的科研项目少，所投入的经费更少；中医药科研的重点不是放在对人的临床研究，而是过多专注于动物实验；科研立项时微观研究占绝对优势，宏观的、整体的、综合的临床研究课题甚少；中药研究过分集中于单味药或某单一成分上；往往用西医药的诊断、疗效标准来评判中医药，等等。这不仅给中医药工作者以错误的导向，迫使中医药工作者"扬短避长"，而且使得中医临床诊疗水平难以提高。

3. 中医药院校教学计划中中医药课程的比例明显下降，中医接班人的培养令人担忧。中医药高等院校的中医药专业课程及其学时数均减少，研究生教学尤为突出。近几年出版的专业教材中，具有中医药学特色的内容减少，西医学内容增加。学生到某些教学医院实习，学到的多是西医学或中西医结合诊疗技术。这样培养出来的中医药人才对中医药学常常一知半解，继承尚未落实，发展更从何谈起？

4. 中医药学概念、术语的规范化、统一化是中医药实现现代化、国际化的必要条件，而在这一工作中，也出现了向西医药学演变或看齐的苗头。例如，一些中医学特有的描述症状的生动形象的词语被放弃了，而代之以西医学词语；本来一种中医学疾病常涉及数种西医学疾病，反之亦然，而近年"规范"的中医病名，却是只要西医有的疾病，中医都要定一个对应的病名，若文献中找不到，就新编一个凑数。这样的规范化于事无补，反增新乱。

5. "中西医结合"已提出多年，然而至今对什么是"中西医结合"、如何结合仍缺乏定见，这恐怕同此两种医学理论体系截然不同有关。中医提倡整体、宏观、综合、功能状态、以人为本、审机定治，而西医强调局部、微观、分析、物质结构、以病为主、病因治疗，二者要在理论上结合、实现统一绝非易事，短期难以完成。然而，从有利于患者减轻病痛、早日康复及减轻医疗经费着眼，中西医在诊疗活动中适当配合、优势互补，却是可行而值得提倡的。笔者认为，"中西医结合"的提法过于笼统，从实际效果看，有导致中医西医化的可能，而中央提出的"中西医并重，共同发展，互相补充"的方针，则实事求是地规定了中西医学在我国卫生工作中的正确关系。

保持特色以发扬优势，是中医药学的生存之本和发展之基。中医药学的发展之所以不尽如人意，一个重要原因就是受"中医不科学"错误思潮的影响，对中医文化缺乏自信，因而有意无意地按照西医药学的理论、思维、方法来从事中医药工作，实际上很多中医机构、人员已不姓"中"，导致中医的特色、优势保持不力，发扬不够。为此，建议有关部门采取有效措施，遵循中医药学自身的发展规律，把保持特色、发扬优势的工作真正落到实处，以推进中医药学的现代化发展。

（转自《中国医药学报》2002年第12期成肇智的论文《认清中医药学特色，发扬中医药学优势》）

　　【点评】本文发表于国家级中医杂志《中国医药学报》该期的头条位置，足见编辑部认为该文内容涉及中医学发展的大局，可能对继承和发扬中医药学发挥导向作用。中医药学六十余年的复兴和发展有目共睹，但毋庸讳言，中医药学的发展似乎也遇到"瓶颈"问题。本文虽属一家之言，但对中医药学特点及优势的归纳，对中医药现状的观察，确有反映实情和独到之处，值得吾辈深思和进一步探索，以确保中医药学的继承、发展和繁荣真正落到实处。

第一节　《黄帝内经》"官"字小议

谈到《黄帝内经》的"官"字，学中医者很容易联想到《素问·灵兰秘典论》中的"十二官"。关于此篇的"官"字，不少注家及某些教科书多以官职为释，然而稍加推敲，历代并无仓廪、传道、受盛、作强、决渎之类的官名，中正、州都作为官名已是曹魏以后的事了，而且既尊奉心为一身之"君主"，同时又称心为由君主任命的"官"而并列于"十二官"之内，从逻辑上也是说不通的。因此可以断定，这里的"官"解作官名是不妥的，造成这一误解主要是由于混淆了古代汉字一字多义的不同内涵。

在先秦著作中，"官"字有官职、官府、官能、器官、施用、取法等多种含义。《孟子·告子上》："心之官则思。"此"官"只能作官能、功能解。而《荀子·天论》却以耳、目、口、鼻、形合称为"五官"，很明显此"官"指人体具有某种特定功能的器官。再看《灵枢·五阅五使》："黄帝曰：愿闻五官。岐伯曰：鼻者，肺之官也；目者，肝之官也；口唇者，脾之官也；舌者，心之官也；耳者，肾之官也。"这里"五官"的含义除了以"形"换作"舌"稍异外，同《荀子》五种器官义完全一致。《素问·灵兰秘典论》的"十二官"，实际上是指人体内具有一定生理功能和重要地位的十二个脏器，尽管"十二官"同"五官"在部位上有内外之别，在功能上有主从之分，但都不外是人体内有着某种独特生理功能的器官，因而皆可以"官"名之。当然，《黄帝内经》有些"官"字还是应释作官职、官阶者，例如《灵枢·通天》"少阳之人，諟谛好自贵，有小小官，则高自宜"。

"官"字一般作名词用，然而活用为动词者亦不少见。例如，《灵枢·官针》："凡刺之要，官针最妙。九针之宜，各有所为，长短大小，各有所施也。"官针，就是选用适宜的针具。《灵枢·官能》："雷公曰：愿闻官能奈何？黄帝曰：明目者，可使视色。聪耳者，可使听音……"结合此段上下文意，"官能"即任用其功能、专长。另外，《灵枢·五色》："雷公曰：官五色奈何？黄帝曰：青黑为痛，黄赤为热，白为寒，是谓五官。"据《礼记·礼运》孔颖达疏："官，犹法也。"此处的"官五色"，就是"以五色作为望诊的法则"，或"运用五色进行望诊"的意思，故"官"用作动词；而"是谓五官"的"官"则是名词，意为五种察面色的诊法。

综观《黄帝内经》中诸"官"字的用法，多数"官"字都可释为"官能"或看作"官能"词义的引申，把握住这一特点，对正确理解和运用有关原文是有所帮助的。

（转自《湖北中医杂志》1982 年第 1 期成肇智的论文《〈内经〉"官"字小议》）

【点评】本文虽短小，却是成老师返校任教后撰写并发表的第一篇论文。在前几版内经教材及某些相关学术专著中，的确把"十二官"的"官"释为官职名称，但是该篇原文的多数"官"字显然并不是古代的官名。正是从这一疑点着手，老师查阅了大量相关文献，终于弄清本篇之"官"就是具有某种功能的人体器官而已，"官"字之前的修饰词是比喻或直接描述该器官的作用和地位。这一注释已渐获学术界的公认，近几版教材及近年的语译本多数已不再释此篇的"官"为官职名称了。成老师读经不随波逐流、人云亦云，而从质疑个别关键字着手，寻根究底的严肃治学态度，现在仍值得提倡。

第二节　《黄帝内经》"脉"字简析

"脉"是《黄帝内经》中最常见的字之一。鉴于古汉语一字多义、一词多用，探讨经文中"脉"字的各种含义及其用法，对于正确理解经旨以及引用经文大有裨益。"脉"之含义在《黄帝内经》中可归纳为以下五点。

1. 脉管　脉，古代写作"衇""脈"或"䘑"，《说文解字》释为"血理分邪行体者，从辰从血。"而"辰"乃"水之邪流别也，从反永。"可见，脉的本义是血液在体内流动不息的系统，是人体内运行血气的管道组织。《素问·脉要精微论》所谓"脉者，血之府也"，《灵枢·经水》"经脉者，受血而营之"，《素问·痿论》"心主身之血脉"等，都体现了"脉"字的这一基本含义。《灵枢·邪客》曰"地有泉脉"的"脉"字，则是以地下水流系统同人体血脉系统类比互喻。

2. 脉象　切按一定部位所感知的脉管搏动的形象叫脉象，也常简称为"脉"，如《素问·玉机真脏论》"春脉如弦"，"脉从四时，谓之可治；脉弱以滑，是有胃气"等。显然，脉字的"脉象"含义乃从脉管本义引申而来。

3. 诊脉　由于切脉是诊察疾病的主要手段之一，《黄帝内经》中脉、诊二字常互训，即脉可引申为诊，而诊有时亦专指诊脉。《素问·脉要精微论》篇名中的脉字作诊病解，而该篇首句"诊法何如"的"诊法"，实为"脉法"。在《素问·金匮真言论》中"夏暑汗不出者，秋成风疟，此平人脉法也"和"故善为脉者，谨察五脏六腑，一逆一从，阴阳、表里、雌雄之纪"两段中，"脉"字皆有诊察、诊病之意。"脉"作诊察解时，既可作名词，也可活用作动词。《素问·平人气象论》说："胃之大络，名曰虚里，贯膈络肺，出于左乳下，其动应衣，脉宗气也。""脉宗气"，是说通过触按虚里的搏动，能够诊断宗气的盛衰常变，"脉"已活用为动词。

4. 血气　经脉、络脉是血气运行的通道，脉管和血气存在着密切不可分离的关系，因此《黄帝内经》有时亦用"脉""血脉""经脉"等代称脉中的血气。此属古汉语中的借代修辞法，即以一事物所关联的某些事物代替事物本身。例如，《素问·

举痛论》说"经脉流行不止，环周不休"，经脉作为管道结构是不可能流行的，这里的"经脉"代指脉中的血气。《灵枢·根结》篇所谓"上工平气，中工乱脉，下工绝气危生"，是说高明的医生使患者的气血平衡协调，技术稍差的医生可使气血运行紊乱，技术低劣的医生则耗竭气血而危及患者生命。在"血""脉"连用时，常兼有二字之义，但是有时则只取"血"之义，如《灵枢·小针解》"宛陈则除之者，去血脉也"；有时又只取"脉"之义，如《灵枢·周痹》"周痹者，在于血脉之中，随脉以上，随脉以下，不能左右，各当其所"。以上所引两例属于复词偏义的修辞法。

5. 脉气 《灵枢·木神》在论述五脏所藏之"精"时，把脉和血、营、气、精并列，而《灵枢·决气》又把脉与精、气、津、液、血同归于"六气"之列，常使读者疑惑不解。《素问·平人气象论》"脏真通于心，心藏血脉之气"句中，"心藏血脉之气"与《灵枢·本神》中"心藏脉"同义。"血脉之气"简称"脉气"，而"脉气"偶尔也可省称为"脉"。所谓"脉气"是指水谷精气中藏于心并由心输布于全身经络以营养脉管的那部分，同布散于全身以营养各脏腑组织的水谷精气来源相同，而作用、部位有别。《灵枢·终始》云："脉虚者，浅刺之，使精气无得出，以养其脉。"这里的"精气"就是"养其脉"的"脉气"。《素问·六节藏象论》谓心"其充在血脉"，指出了心脏输出"脉气"以充养脉管的功能。而《素问·经脉别论》"食气入胃，浊气归心，淫精于脉，脉气流经，经气归于肺"一段，可理解为水谷精微的浓厚部分由脾胃上输，归藏于心脏，再由心脏布散至脉管者即是"脉气"，在"脉气"的输布、充养作用下，脉管方能维持"行血气而营阴阳"的生理功能。换言之，"脉气"能维持血气在经脉中正常流动运行（"脉气流经"）。而下句"归于肺"的"经气"则不是"脉气"，而是在经脉中运行的气血，都要流向并经过肺脏。可见，"脉气"是心脏作用于全身脉管即"心主脉"的物质基础，它具有配合心脏推动脉中血气运行并控制其运行节律的作用。《灵枢·阴阳二十五人》所谓"脉结血不和"，从反面佐证了这一点。《灵枢·决气》篇还有"壅遏营气，令无所避，是谓脉"之语，正是从约束、统摄营血运行，从而使其不致外溢的角度介绍了"脉气"的功能，也间接提示"脉气"参与了后世所谓"脾统血"的功能。"脉气"同脉管内运行的血气在病机、病证方面也有区别。该篇又说"血脱者，色白，夭然不泽；脉脱者，其脉空虚"，指出血液亏虚导致面色淡白无华，而"脉气"脱失的主要表现则是脉象虚弱无力，甚至触按不到。《灵枢·本神》篇所载"心藏脉，脉舍神"，正表明脉气为心所主宰而与神明密切相关，因而《灵枢·血络》有"脉气盛而血虚者，刺之则脱气，脱气则仆"的告诫。正由于脉气来源于水谷精气，主宰于心，且具有滋养脉管以维持血气正常运行的功能，上述诸篇才把"脉气"（简称为"脉"）与其他几种基本生命物质平列，而置于五脏所藏之"精"和"六气"之一的重要地位。

（转自《浙江中医杂志》1983 年第 1 期成肇智的论文《〈内经〉"脉"字简析》）

【点评】本文梳理了"脉"字在《黄帝内经》中的五种含义和用法，即"脉管""脉象""诊脉""血气"及"脉气"，启示我们阅读经典原文时掌握一字多义、一词多用的重要性，而阅读经文时如何选定某字之义则必须联系其上下文。本文把经文的部分"脉"字释为"脉气"，既补充了"脉"字一字多义之一义，还可消除"心藏脉"以及"脉"与"精、气、津、液、血"并列为"六气"对初学者造成的困惑，既有利于中医经典的诠释和教学，又具有一定的学术研究价值。

第三节　"罢极之本"正义

"肝者，罢极之本"，是《素问·六节藏象论》中归纳肝脏基本功能的一句原文，由于此句所在的段是《黄帝内经》论述藏象的重点段落，故为历代医家所重视。然而迄今所见关于"罢极"的解释却不能使人折服。例如，有的视"罢极"为同义复词，释作疲劳、疲困；亦有注"罢"（音 bà）为罢免、免去，而将"罢极"释为免除疲劳；也有认为原文有误，或改"罢极"为"能（音 nài）极"，而作"耐受疲劳"解。这些校注虽各有其理，但却存在一个共同的缺陷，即把"罢极之本"同人体的疲劳联系在一起，从而把肝脏的基本功能说成是避免或耐受疲劳，这不仅降低了肝在人体生命活动中的地位，使它同本篇对其他四脏基本功能的概括（即心为"生之本"，肺为"气之本"，肾为"封藏之本"和脾为"仓廪之本"）颇不协调，也不能合理地解释肝脏的常见病理表现，这样，就大大削弱了本句的临床指导意义。

注释《黄帝内经》首先应从经文固有的字义出发。"罢"，古通"疲"，有疲乏、劳累之义，也有疲软、松弛之义。因此，古有"罢羸""罢软"的用法，如王充《论衡·效力》中"荐致之者，罢羸无力，遂却退窜于岩穴矣"。极，在此通"亟"字，有急迫、紧急之意，如《荀子·赋》杨倞注"极，读为亟，急也"。可见，"罢"和"极"二字在古代可分别描述弛缓无力和急迫紧张这两种相反的动态，因此，"罢极"可看作反义复词。再联系肝脏的主要功能——藏血主筋，"罢极"在此当分别描述人体筋膜的弛缓舒展（罢）和紧急收缩（极）两种相反的运动状态，正由于筋膜能够正常的弛缓和收缩，人的形体才得以产生各种随意运动。所以，"罢极之本"即筋膜舒缓和紧急的控制者，全句可引申为肝脏是全身肢体运动的主宰者。这样理解，于肝的生理、病理都是吻合的。生理上，"肝藏血"而"主身之筋膜"，"诸筋者，皆属于节"，因此筋膜具有"束骨而利机关"的运动功能。可见，"肝者，罢极之本"是对肝脏主筋以主宰肢体运动这一功能准确而简练的描述，同时，也使对肝脏功能的概括与本段肾为"封藏之本"、脾为"仓廪之本"等得以对应相称。病理上，肝脏病变的一个重点就是筋膜活动失常，过度"罢"则痿软不用，过度"极"则拘急痉挛。《素问·至真要大论》"诸风掉眩，皆属于肝"，《素问·痿论》"肝气热则胆泄口苦、筋膜干，筋膜干则筋急而挛""宗筋弛纵，发为筋痿"等，便是"肝者，罢极之本"应用于病机理论的具体例证，这些论述至今仍有效地指导着中医诊疗的临床实践。

综上所述，把"罢极"释为弛缓和紧急，把"肝者，罢极之本"理解为肝脏具有支配筋膜舒缩而主宰肢体运动的功能，既文通理顺，又同《黄帝内经》关于肝的生理、病理的论述和临床实际相吻合，因此，这一诠释明显优于以前诸注。

（转自《河南中医》1988 年第 5 期成肇智的论文《"罢极之本"正义》）

【点评】关于肝为"罢极之本"的经文诠释历来争议不断，本文分别探讨了"罢""极"二字的古义，结合上下文并联系"肝主筋"的基本功能，还类比了其他四脏的功能，从而提出"罢极之本"的新释。尽管对此句的学术争论尚未结束，本文的注解却有理有据，值得点赞。先生主张文理医理相互贯通的训诂方法和密切联系临床的治学态度，有助于开启中医经典研究严谨而务实的新风。

第四节　"病之逆从"词义辨析

《素问·阴阳应象大论》"此阴阳反作，病之逆从也"句中"逆从"一词，历代注家或避而不释，或各执一词，使学习者无所适从。例如，同样把"逆从"视为偏义复词，1984 年版《内经讲义》认为应取"逆"字之义，而著名内经学者郭霭春却主张取"从"字之义。

考"逆"和"从"乃反义词，"逆"谓反而"从"言顺，二字在《黄帝内经》中常作复词连用。其中，有作偏义复词者，如《素问·上古天真论》"逆从阴阳，分别四时"，句中"逆从"即顺从，只取"从"字之义；而《素问·热论》"视其虚实，调其逆从"，其"逆从"则取"逆"字之义。较多见者是二字之义并存，表示两种相反的事物或倾向，例如，《素问·征四失论》"诊不知阴阳逆从之理，此治之一失矣"，"逆从"兼指正常和异常；而《素问·诊要经终论》"刺避五脏者，知逆从也"，"逆从"则释为利和害。"逆从"作为并列复词，有时还可引申出某种特定的词义来，例如，《素问·诊要经终论》中有"分部逆从，各有条理"之句，乃言经络皮部在体表呈现出对称的分布形式，这个"逆从"便有左右、前后、内侧和外侧等位置对称之意。又如，《灵枢·营气》言"此营气之所行也，逆顺之常也"，此处的"逆顺"（《灵枢》中"从"字多用"顺"字取代），指营气的两种反向的运行，如果由内脏走向四末为"顺"的话，那么从四末走向内脏便为"逆"。可见，经文中"逆从"一词的含义甚广，其用法灵活多样。

《素问·阴阳应象大论》"病之逆从"句，是对前文论述清浊之气升降失常致病所作的结语。如果把此句的"逆从"视为偏义复词，则无论读作"病之从"或"病之逆"都令人费解。因为"病之从"是预后良好之义，"病之逆"是预后凶险之义，显然在此均难以说通。然而，若把此处"逆从"视作并列复词，并依前述"分部逆从"或"逆顺之常"之例，把"病之逆从"理解为两种性质相反的病证表现，则义顺句通。因为本句前所述"清气在下"的飧泄和"浊气在上"的䐜胀，正是病机相反而病势对立的两个病证，是"阴阳反作"引起的两个相反的临床表现，所以，把"病之逆从"释为病势相反的两个病证应是顺理成章的。况且，本篇后文中还有相似的句式结构可资佐证，在列举了"阳胜"和"阴胜"的一系列证候之后，用"此阴阳更胜之变，病之形态也"结句。这里，"此阴阳更胜之变"和"此阴阳反作"，都在点出病机，而"病之形态"和"病之逆从"则同是列举阴阳失调（更胜或反作）病机所产生的结果和表现，二者的差别仅在于"病之形态"专指疾病的外在表现，而"病之逆从"则强调性质相反的两个病证。

（转自《陕西中医》1993 年第 8 期成肇智的论文《"病之逆从"词义辨析》）

【点评】"逆从（顺）"一词，在《黄帝内经》的不同篇章和段落中含义不尽相同。正是基于这一认识，本文在收集了大量的相关经文加以比较、辨别后，才认定"病之逆从"句中的"逆从"不是偏义复词，而是并列的反义复词，即疾病的两种相反的表现，令人信服。本文表现出的遵循古义、以经释经、文理医理并重的训诂法，是值得提倡的注释古典医籍的基本法则。

第五节　"凡十一脏取决于胆"的质疑和勘误

《素问·六节藏象论》"凡十一脏取决于胆也"一句，自王冰以降，诸注颇不一致，以致近年编写的《黄帝内经》教材仍亦无定论。可见，对这句原文进行探讨，不仅是校释《黄帝内经》的需要，而且有利于中医藏象理论的规范化和相关的教学、临床工作。

一、"凡十一脏"皆"取决于胆"吗

关于"凡十一脏取决于胆"的注释，对后世影响较大者有以下四种观点：①胆对脏腑神志具决断功能（见王冰、马莳注语）。②胆主少阳春生之气，余脏从之（见李杲、张志聪注语）。③胆主半表半里，通达全身阴阳（见张介宾、李中梓注语）。④胆强气勇，以助正抗邪（见程杏轩引《医参》语）。

粗看此四说似皆有理，细审则各有破绽。第一种观点主要依据《素问·灵兰秘典论》"胆者，中正之官，决断出焉"之语。决断属思维、谋虑过程，是指对事物判断、决定的能力。在《黄帝内经》中，主宰思维、谋虑的是心、肝两脏，胆作为奇恒之腑，虽藏精而参与部分神志活动，但只能协助心神和肝魂，不可能起决定性作用。《素问·奇病论》"肝者，中之将也，取决于胆……此人者，数谋虑不决，故胆虚，气上溢"，证明胆决断的对象只是肝的谋虑，而非所有五脏的神志。《黄帝内经》藏象理论的核心是五脏对全身各系统活动的主导作用，如果胆对五脏的神志活动都能决断，胆腑岂非凌驾于五脏之上了吗？这势必同人体以五脏为"本"和心为五脏六腑之"大主"等经旨相悖。据《灵枢·论勇》等篇所载，人之勇怯与心、肝、胆、三焦都有关。即便把胆气的强弱视为决定勇怯的一个要素，勇气也仅是构成人体正气的一个侧面，而决定人体正气强弱的关键因素是五脏的精、气、神。所以，第一和第四种观点都过分夸大了胆参与神志活动的作用，难以令人信服。

第二种观点从"天人相应"着眼，认为胆为脏气之首，"胆气升则十一脏腑之气皆

升"。然而据经文记载，肝胆俱主少阳春生之气，此外还明确指出肝"为阴中之少阳，通于春气"，可见，在主少阳春生之气方面，也是肝主而胆从。况且，若胆的基本功能不是它本身在体内的生理活动，而是源于它与自然环境相应的关系，岂不违背常理吗？

第三种观点缺乏针对性，因为就一般意义来说，任何脏腑都可"通达阴阳"，而调节全身阴阳的内脏当首推心、肾、肺，而胆对此并无突出作用。另一方面，所谓少阳主"半表半里"，是就胆经分布身之侧及外感病程的一个特定阶段而言，并不是对胆腑自身功能的概括。因此，第三种观点也难以成立。

总之，以上诸释皆把"十一脏"视为五脏六腑，并把"决"释做决断或决定，这样，就不得不随意"扩大"胆的功能，"拔高"胆的地位，从而导致此句原文同《黄帝内经》的基本学术观点相抵牾。

二、胆属"六腑"的理由何在

《黄帝内经》认为，胆是一个特殊的腑，它既是"六腑"之一，又属于"奇恒之腑"。胆之所以被称为"奇恒之腑"，主要在于它藏阴精而参与神志，与其他传化五腑有别。而对于胆何以列入于"六腑"，却存在多种说法。例如，杨上善认为，胆"是肝之表，故得名腑也"。张介宾则说："唯胆以中虚，故属于腑。"这些解释都不能令人满意。经文对"六腑"是有明确规定的，如《素问·五脏别论》说"六腑者，传化物而不藏"，《灵枢·本脏》曰"六腑者，所以化水谷而行津液者也"，《灵枢·卫气》言"六腑者，所以受水谷而行化物者也"等。显然，六腑的核心内涵不在于它们与五脏互为表里，更不在于它们是空腔器官，而在于它们都具有传化水谷及其化物（食糜、津液、糟粕等）这一共同功能。一些医家之所以不以此来阐释胆归于"六腑"，是考虑到胆不直接受纳、传导水谷化物。杨上善说，"胆不同肠胃受传糟粕"，"唯受所化木精汁三合，不能化物也，今就多者为言耳"。这就是说，胆列于"六腑"是论述其他五腑时附带连及的，这不仅缺乏说服力，而且同他自己的另一注语"六腑在外为使，使之行于水谷也"自相矛盾。根据《黄帝内经》多次给"六腑"下的定义，胆应该具有"化水谷"而"行化物"的功能，而现存原文中又的确没有这一点的明确记述。不过，《黄帝内经》常采取以变测常的逻辑思维，即从病理表现反推其生理功能，不妨在此一用。关于胆腑病证的经文记载，除了胆腑所居部位的证候（如胁下胀痛）、其经脉所过之处的证候（如耳聋、颊肿）和情志异常的证候（如善恐或善怒）外，大多是同水谷传化有关的胃肠证候，如口苦、呕吐、呕苦汁、腹胀、隔塞不便或泄泻等。这些证候以往多从"木克土"释之，总觉抽象而欠具体。其实，《灵枢·四时气》"邪在胆，逆在胃，胆液泄则口苦，胃气逆则呕苦"等语，已反证在生理状态下，胆的精汁应能泄于肠胃以"化水谷"，并保持腑气通降以"行化物"；反之，这一功能失常，胆汁排泄失度或胆气滞逆导致腑气上逆，便出现口苦、呕吐、呕苦汁等证候。《素问·奇病论》称"咽"（此处指食道）为胆之"使"，《素问·刺禁论》谓"刺中胆，其动为呕"等，亦证实胆气与胃肠腑气直接相通。从临床实际看，凡胆病总或多或少兼见胃、肠、三焦、膀胱等腑气逆滞的证候，而治疗胆病的常用方剂，如大柴胡汤、小柴胡汤、蒿芩清胆汤、茵陈蒿汤、胆道排石汤等，都是在调理胆气（或兼肝气）的同时，兼有疏通、降泄其他五腑气机的作用。换言之，治疗胆病的方药不仅可以治愈胆腑的病证，也可使其他五腑腑气逆滞的许多证候，如呕恶、不食、腹胀、腹痛、二便异常等减轻或消失。这些表现是胆与传化五腑关系密切并参与传化水谷的有力证据。

以上论述表明，胆之归于"六腑"，主要因它具有泄精汁以直接参与"化水谷"，通降腑气以间接"行化物"的生理功能。

三、"十一脏"当是"土脏"之误

关于"凡十一脏取决于胆也"一句，郭霭春指出："盖藏象功能，胆擅其首，于理似难通也。"这是很有见地的。但是郭氏怀疑此句乃后人所增，理由似嫌不足。笔者认为，若将"十一"二字校勘为"土"字，则全句群疑冰释，且全段上下文气一以贯之。校勘的理由如次。

1. 在字形上，"土"字的上"十"和下"一"稍微拉开距离，便易误认作"十"和"一"两个字。这种把一个字一分为二误认或误写作两个字的现象，在古书的传抄过程中并非罕见。从校勘学的角度看，"土"字误写作"十一"是可能的，古书上也是有先例的。

2. 本句紧接在"此至阴之类，通于土气"之后。"此"指脾脏及其统领的传化五腑。"通于土气"，是说它们都具有"化糟粕，转味而入出者也"的功能。既然这一脏五腑皆通于"土气"，因此称它们为"土脏"也是顺理成章的。这里，把传化五腑也称为"脏"，一是本节论述脾脏为主而连及五腑，二是"脏""腑"两字在经文里可通用，即所谓"散文则通，对文则异"之例。这样，校勘后的"凡土脏取决于胆也"之句便同上句论"十脏"的文气承顺，并且由于"土脏"包括了六个脏腑，"凡"字也有了着落。

3. "决"字本义为开通闭塞、疏通水流，"决渎""闭虽久，犹可决也"中的"决"字，均属此义。"凡土脏取决于胆也"，表明疏通是胆的功能特点，一方面胆的精汁要决泄于胃肠，另一方面胆气的通决作用使其他五腑的正常通降功能状态得以维持。这样，胆作为"六腑"之一的主要功能便得到了体现。

4. 从结构看，本段首论心、肺、肾、肝四脏的功能，次述脾为"仓廪之本"而连带论及传化五腑，然而考虑到胆不直接"转味而入出"，故终则补"凡土脏取决于胆也"一句，既显示出胆与其他五腑的重要区别，又点明了胆与传化五腑之间的内在联系，可谓层次井然，浑然一体。由此可见，这最后一句实为勾画"藏象"完整轮廓不可缺少之一笔。

如果上述校释成立，除了能使本段、本句的文理、医理晓畅外，尚有以下意义：①有利于"腑"的概念的统一化和规范化。如前所述，以往对胆属六腑多从脏腑表里关系或内脏形态的"虚""实"作注，有些勉强，现在由于胆通过疏泄胆汁和通降腑气的方式参与了"化水谷"而"行化物"的过程，不仅使本句的诠释明确可信，而且也使"六腑"这一概念具备了统一而确切的内涵。②使胆腑的一些常见病证的病机有了直捷、明确的解释。在中医经典中，胆腑的常见病证有口苦、喜呕、呕胆汁、不欲食、脘腹胀痛、二便不利等，而对这些病证的病机分析常囿于"胆木乘胃""少阳枢机不利"等，说服力不强。若"凡土脏取决于胆"的经文成立，上述病证均可从"胆失疏泄"导致传化五腑的腑气逆滞而得到明白晓畅的解释。此外，胆决（疏通）"土脏"的观点，也为《黄帝内经》"木郁达之""土郁夺之"及后世"肝胆主疏泄""六腑以通降为顺"等论点提供了学术渊源和有力论证。③为完善和发展中医相关理论开辟了新途径。近十年来，中医临床和实验研究中涌现了大批好"苗头"，但它们常常不能用中医固有的学术观点加以解释，这就要求中医理论的研究，包括古典医籍的校释，要有相应的创新和发展。诸如"凡土脏取决于胆"之类新命题的出现，可能对此有所裨益。例如，用大柴胡汤加减的方剂治愈热淋、石淋的报道屡见于报刊，然而为什么清利肝胆为主的方药对膀胱湿热的病证有良效？有人用肝经绕络阴器或肝胆同肾、脾、膀胱、三焦之间的复杂生克关系作释，常使人不得要领。然而若从三焦、膀胱"取决于胆"的角度看，胆腑受邪失于疏泄致使此两腑腑气的通降受阻，其治疗的机制就容易理解了。

（转自《上海中医药杂志》1989 年第 9 期成肇智的论文《"十一脏取决于胆"的质疑和校勘》）

【点评】本文发表后引起了中医学术界的较大反响。二十世纪九十年代以后出版的教材大多采用了这一观点。例如由王洪图主编，上海科学技术出版社出版的《内经选读》注解此段说："众说不一，而以'十一'乃'土'字之误的观点较妥。"可见，本文的论点和论据已渐获公认，亦证明学术争论总是越辩越明的。

第六节　"卫出于上焦"辩

卫气出于上焦还是出于下焦，这是中医界争论已久的一个学术问题。就这个问题开展讨论和争鸣，有利于中医基本理论的规范化和统一化，而且对如何校勘、训释及整理古典医籍也有所启迪。因此，笔者愿陈管见，以就正于医林师友。

一、从《灵枢·营卫生会》谈起

卫气所"出"之争是由《灵枢·营卫生会》"营出于中焦，卫出于下焦"一语引起的。因此探讨这个问题，还得从《营卫生会》的有关文字和内容谈起。

《黄帝内经》成书不迟于西汉后期，这是当前学术界较为一致的看法。现在看到的《灵枢》乃宋代史崧献出并经他修订过的家藏旧本，已非前汉时《灵枢》的原貌，此后又屡经抄刻，其原文存在着不少错落衍误。然而，"卫出于下焦"一句是否有误呢？

坚持"卫出于下焦"文字无误的学者，多释"出"为"来源"，"卫出于下焦"

即"卫气源出于肾"，或引申为卫气"来源于命门元气"，其依据则是《灵枢》的《邪客》《卫气行》等篇关于卫气昼始于足太阳经而行于阳分，夜始于足少阴经而行于阴分的记载。但是，《黄帝内经》曾反复申明，卫气乃"水谷之悍气"，与营气俱源于脾胃化生的水谷精微，而卫气同肾或下焦是否存在资生关系，却无经文可证。若把"卫出于下焦"释作卫气的运行始于肾经和膀胱经，那么"营出于中焦"则应释为营气的运行始于脾经和胃经，这同《灵枢·营气》所述"气从太阴（肺经）出"就自相矛盾了。卫气的运行是"昼日行于阳（体表），夜行于阴（内脏）"，"阴阳相贯，如环无端"，上下表里无处不至。所谓卫气"常从足少阴注于肾"，仅表明肾经是卫气在全身运行过程中从阳入阴、内注脏腑的一个"点"，它同本篇"卫出于下焦"所述不是一回事，而且"出"和"注"的字义正相反。考"出"，乃从内至外、由里达表之谓。"营出于中焦，卫出于下焦"是承上句所问"营卫之所行，皆何道从来"的答辞，故"出"是针对"何道从来"的答语，旨在说明营卫由里达表是从哪里输出来的，换言之，是指明来自胃中的营卫之气向全身布散的具体部位，所以杨上善注曰："故营出中焦者，出胃中口也；卫出上焦者，出胃上口也。"本篇前文也说"谷入于胃，以传与肺，五脏六腑，皆以受气，其清者为营，浊者为卫"，亦表明来自胃中的水谷精气经由肺而布散于五脏六腑和全身时，是以营气和卫气两种形态进行的，因而营卫输出之处，只能在胃肺之间的中、上焦，而不可能在下焦或肾脏。至于这里的上、中、下三焦的实质，本文暂略而不论，但上焦和肺、中焦和脾胃密切相关则是可以肯定的。

综观《灵枢·营卫生会》全篇，首揭营卫的化生、运行、大会及其运行失常所致老人"昼不精，夜不瞑"等理论，其次由营卫所从来之处论及上、中、下三焦分别输出卫气、营气、津液的部位、功能及其生理、病理，最后以"上焦如雾，中焦如沤，下焦如渎"作结语，可谓层次井然，一气呵成。其中"三焦之所出"一段文字，中焦输出营气，下焦输出（泌别）津液，是毫无疑义的，而对上焦之所出，则因叙述欠明而致后世众说纷纭。张介宾等力倡上焦出宗气，笔者不以为然。其一，此处若论宗气，则同前后文论营卫不协。其二，后文"常与营俱行于阳二十五度，行于阴亦二十五度""五十度而复大会于手太阴"的不是宗气而是卫气，本篇及他篇原文均有定论。其三，紧接此段之后叙述的"漏泄"症乃卫气不循常道所致。由是可知，上焦所出的是卫气而非宗气，下焦所出的非卫气而是津液，因而"卫出于下焦"之有误是很明显的。

二、以《黄帝内经》他篇原文及有关医籍相互印证

《黄帝内经》非一时一人之作，既然选录各篇在同一部书内，它们的基本学术观点应是基本一致的。所以"以经释经""以经校经"不失为解决原文某些疑难问题的较好方法。如前所述，《黄帝内经》原文中缺少"卫出于下焦"的证据，而论及"卫出于上焦"的文字却多达十余处。例如，《灵枢·五味》："谷始入于胃，其精微者，先出于胃之两焦以溉五脏，别出两行营卫之道。"所谓胃之两焦，即起于胃口的中、

上二焦。"其精微者",主要指营卫二气。"先出于胃之两焦"和"别出两行营卫之道",则分别介绍了营卫所"出"的部位及分行脉中、脉外的运行特点,因而此段同"营出于中焦,卫出于上焦"的论断是相互印证的。《灵枢·痈疽》云:"上焦出气,以温分肉而养骨节,通腠理。"《灵枢·平人绝谷》云:"上焦泄气,出其精微,慓悍滑疾,下焦下溉诸肠。"《灵枢·五味论》云:"上焦者,受气而营诸阳者也。"《素问·调经论》云:"阳受气于上焦,以温皮肤、分肉之间。"以上诸段叙述上焦所"出"、所"泄"、所"受(通授)"之气,虽未点明,但据其"温皮肤、分肉之间""通腠理""营诸阳""慓悍滑疾"等语句推断,非卫气莫属。所以,卫气输出于上焦正是《黄帝内经》一贯的学术观点。

其次,同《黄帝内经》成书时代相距不远的东汉、晋、隋、唐诸医籍中,除《甲乙经》的记载与宋本《灵枢》相同外,其他如《难经》《中藏经》《太素》《备急千金要方》《外台秘要》等,都采取了同"卫气出于上焦"一致的观点。由此推之,撰写这些著作的医家所看到的《灵枢》原文当是"卫出于上焦"。我国长期处于封建社会,医学界崇古尊经之风颇盛,如果宋本《灵枢》"卫出于下焦"的记载同《黄帝内经》关于卫气所出的大量记载不相违失的话,后世医家如张志聪等不至于擅自改动此句的"下"为"上"字的。

古代篆文中,"上""下"二字分别写作"⸝"和"⸜",极易因形近而传抄致误。事实上,此二字误写在经文中并不乏先例。《素问·脉要精微论》中"推而上之,上而不下,腰足清也;推而下之,下而不上,头项痛也"一段,"上而不下"和"下而不上"两句的"上""下"二字明显误倒,即其一例。因此,"卫出于下焦"的"下"字因与"上"字形近致误的可能性很大。

还有"卫气来源于下焦,充养于中焦,开发于上焦"一说,初看似乎立论新颖、全面,然而它只不过兼收并蓄了后世关于卫气同全身各部分联系的多种论点,并不能对卫气究竟"出(输出)"自何处明确作答,还是解决不了《灵枢》这句原文的校释问题。

三、"卫出于上焦"得到了长期的临床验证

"卫出于上焦"的提法不仅同《黄帝内经》本身的医理、文理吻合,而且经受了历代临床实践的检验,已被广泛运用于诊疗活动中,并为愈来愈多的中医界同仁所接受和引用。

因卫气失常而产生的病证很多,归纳起来不外虚、实和虚实夹杂三类证型。例如,风寒客表,腠理闭塞,卫气内郁而不能通达于表,必致上焦阻滞,肺气壅遏,出现发热、恶寒、无汗、鼻塞、咳喘等证候,此时宜选用麻黄汤、荆防败毒散之类,宣散肺气,疏通上焦,则卫可达表、腠开邪泄而愈。风温、湿温、秋燥等外感初期,多用开上宣肺之品,其道理亦在使卫气从上焦透达于肌表,从而发挥其驱逐外邪之功。卫气宣发于上焦而来源于脾胃化生的水谷精微,因此一般卫气虚弱而表现为自汗不止、畏寒怕风、气短乏力、极易感冒的患者,则需健脾以益卫气之源,补肺以助卫气

达表，常用玉屏风散、补中益气汤之类，卫气充、表得固而诸证悉除。《伤寒论》桂枝汤证则是上述卫虚、表实两个证型之间的一种虚实并见的证型，故用桂、姜从上焦以宣通卫气，草、枣入脾胃以资卫气化源，白芍则敛营以防温散太过而复耗卫气，卫实表固则营卫自谐，邪去而正安。所以对卫气失常诸证，尤其是卫气郁闭的实证，治从上焦和肺着手，正体现了"卫出于上焦"理论的临床价值，反过来它又验证了这一学术观点的正确性。当然，肯定"卫出于上焦"并不排斥卫气和其他部位或脏腑的联系，例如，肾阳对卫气的促进和支持作用等，兹不赘述。

综上所述，宋本《灵枢·营卫生会》的"卫出于下焦"当是"卫出于上焦"之误，应予校勘。本文原文旨在说明卫气由胃输出后向外宣发是在上焦进行的，这一学术观点具有一定的理论和实践价值。

（转自《河南中医》1984 年第 1 期成肇智的论文《"卫出于上焦"辨析》）

【点评】宋本《灵枢·营卫生会》"卫出于下焦"的"下"字是否应校勘为"上"，至今学术界仍然各执一词而无定论。不过本文所持的论点、论据似乎更具说服力：其一，成老师综合运用了各种校勘法，重点放在了本校（"以经校经"）和理校（文理和医理贯通）；其二，适当应用了文字学"字形混淆"的论点；其三，把校释文字与中医临床密切结合起来。可见，成老师在本文详加论证的观点更能令人信服，在学术上占据了上风。

第七节　"病机十九条"读法管窥

《素问·至真要大论》关于病机的十九条论述，即所谓"病机十九条"，揭示了一些常见病证及其证候特点同脏腑病位、致病邪气之间的内在联系，从而为医者辨析证候、审察病机提供了法则和范例。换言之，它通过对一些病证所属病位、病邪的质朴归纳，示人以辨证求机之法。这就是"病机十九条"的基本精神所在，也是正确理解这段原文的钥匙。紧接"十九条"之后有段结语："谨守病机，各司其属，有者求之，无者求之，盛者责之，虚者责之。"其中"有者"指"十九条"已论述了的，"无者"则是"十九条"未提及的。这段文字告诉我们："十九条"仅涉及病机理论中病证同病位、病邪的归属联系这一个侧面，而且在这个侧面也只是举例示范而已，还应循此法则去进一步"求"和"责"，才可能全面而准确地把握病机。因此，那种随心所欲地扩大"十九条"的含义，把它解释成面面俱到、正反咸宜的"辨证纲领"，不是历史唯物主义的治学态度。基于这一认识，兹就"病机十九条"的读法略陈个人管窥之见，以俟明达正之。

一、关于本段文句的一般结构

通观"病机十九条"，其句式结构的一般体例是："诸"字后皆叙述病证及其证候特点；"皆属于"之后则归纳前述病证或证候的常见病位或致病邪气。上述结语中的"各司其属"一句点出了"分别掌握各个病证与病位或病邪的内在联系"这一关键。据此体例，论述五脏病机的五句中的"风""寒""湿""气""热"，就不应像有些注家那样解释为病因或病邪，而要一律视为病证。例如，"诸风掉眩"，其中"风"指风病而非风邪，即《素问·风论》所述之风邪侵袭人体所致的病证，而"掉眩"则是风病的部分证候或证候特点。如果把此句释作"多种因风邪而致的震摇眩晕"，这不仅同"十九条"的一般体例相失，而且把风病中除"掉眩"之外的其他证候（如汗出、恶风、头痛等）都抹掉了，无形中缩小了"皆属于肝"的证候范围。"诸"有众多之义，而风邪只是一种邪气，所谓"内风"乃后世出现的术语，所以"诸风掉眩"的"风"若释作风邪，则与"诸"字不协。然而风病、热病在《风论》《热论》中又各自分成了多个证型，如脑风、目风、漏风、首风、泄风、五脏风，以及热病的三阳、三阴证型等，所谓"诸风""诸热"实概括了风病、热病的多个证型而言。《黄帝内经》虽常以风、寒、湿、热等用作病邪名称，但用作病证名称者亦非少见。从此处的具体文字环境看，把它们释为病证名称于文理、医理更为贴切、顺畅。

"诸"字后，"皆"字前，有十四条是一句三字，有五条是两句七字。前者"诸"后第一字多是病证名称，第二字、第三字则是该疾病的代表性证候或辨证要点；后者"诸"后三字都指病证名称，或并列相关联的两三个证候，后四个字多叙述前证的临床特点或重要兼证。例如，"诸湿肿满"，"湿"指湿病，"肿满"则是湿病归属于脾的代表性证候；"诸厥固泄"，"厥"指厥病（《素问·厥论》所述），"固"或"泄"则是厥病而病位属于下的重要兼证；"诸逆冲上"，"逆"谓脏气逆乱的一类病证，"冲上"则指出了气逆而归属于火邪的一个临床特征。再如，"诸病水液"，指患水液排泄失常的一类病证，"澄澈清冷"则点出了水液排泄失常病证属于寒的辨证要点；"诸禁鼓栗"指口噤、龂齿、战栗等筋脉运动异常的证候并见，"如丧神守"则是对这些证候缘于火邪内攻而神不守舍的病理特征的描绘；"呕吐酸"之病证本有寒热虚实等多种病机，若兼"暴注下迫"的临床特点，则是诊断为实热的一个有力依据。其余各条均可仿此把前后文字贯穿起来理解。当然，个别条文与前述文例略有出入，如"诸暴强直"，"暴"指突然发作的急病，而并非病证名，但"暴"与"强直"结合起来看，仍符合"诸"字后叙述病证及其临床特点这一总的句式结构。

二、关于"五气"致病的虚实性质

在论述"五气"病机的十余条中，"皆属于"之后的"风""寒""湿""热""火"是指五种病邪，亦可理解为对于各条所述病证所做的病因兼病性的归纳。由于《素问·至真要大论》通篇论述五运六气，而本段之后又有"必先五胜，疏其血气，令其条达"之语，故此"五气"应是淫胜致病的外感时气，这十余条所论俱属邪气亢盛的实证。然而有些注家鉴于论"五气"的少数条文同临床实践不甚切合，便把这些条文擅自释为"某气"不足，或虚实两义并存。例如，"诸痉项强，皆属于湿"被说成是湿气不足而燥邪为病；"诸胀腹大，皆属于热"则注为既可为热邪致病，又包括热气不及即阳虚内寒或气虚等多种病机。若照此模棱两可的说法，每条原文所论的病因病性都可从其反面理解，那么这样的原文也就没有什么实用价值了。应该承认，"十九条"中的少数条文今天看来确实存在片面性和局限性，这是《黄帝内经》作者处于具体的历史条件（医疗经验、思想方法、科技水平等）所决定的。我们既不应苛求古人，也不能主观地拔高他们，正确的做法应是依据原文固有的含义去解释。至于后世医家对"十九条"的补充、完善或修正，是医学向前发展的必然现象，又当别论，但不宜同原文的注释混为一谈。

三、关于"五脏病机"原文的校勘

论述"五脏病机"的几条原文，一般遵循了五脏、五气与五行的归类原则，如风病属于肝木、寒病属于肾水、湿病属于脾土等，然而属于肺、心的两条则不全合此例。

肺属金而外应燥气，但此篇经文的作者并未受五行归类模式的束缚，而是从临床实际出发，考虑到寒、热、湿、燥、风五邪俱能伤肺，而肺脏受邪常表现为"气病"——气息（呼吸）不利的病证，如咳、喘、胸闷等，因而不提"诸燥䐜郁"而径以"诸气䐜郁"代之。《黄帝内经》多处记载了"秋伤于湿，冬生咳嗽""形寒寒饮则伤肺"等，也证实了此篇作者实事求是的学术态度。

关于"诸热瞀瘛，皆属于火。诸痛痒疮，皆属于心"两条，高世栻认为原文的"火""心"两字应互易，有一定道理。热病而出现瞀（神识昏糊）、瘛（肢体抽搐）等严重证候，即后世所谓"高热痉厥"，多从心或心包诊治。这既同临床相合，又同"诸寒收引，皆属于肾"一条相对应，况且热病与心脏在五行俱属于火，本条亦能与其他几脏病机多属五行同类相伤保持一致。但是，"诸痛痒疮，皆属于心"的"心"是否为"火"字之误，却值得商榷。"诸痛痒疮"是指多种疼痛而兼疮疡的病证，主要因病邪阻滞经络、气血不通所致，《素问·举痛论》《灵枢·痈疽》等篇皆有详细论述，由于心主血脉而统神明，这些病证归属于心是顺理成章的，故王冰注此条亦说，"心寂则痛微，心躁则痛甚，百端之起，皆自心生，痛痒疮疡生于心"。另一方面，引起疮疡疼痛者非只火邪一种，例如《素问·至真要大论》说"阳明司天，燥淫所胜……民病……疡疮痤痈"，"太阳司天，寒淫所胜……发为痈疡，民病厥心痛……病本于心"等。同时，本条位于论述"五脏病机"的五条和"上下病机"的两条之间，是本条非论病邪"火"而论病位"心"的又一佐证。至于论"五脏病机"的条文何以属于心者独占两条，这从心为"五脏六腑之大主"和心包代心受邪，且二者分司君、相二火的经旨中不难找到答案。这样，论述病位的原文便有八条。

四、关于某些疑难字词的训诂

训释"病机十九条"中的疑难字词，应以先秦或秦汉时代的字义和经文本身的学术观点为依据，力求达到文理和医理的统一。例如，"诸气䐜郁"的"䐜"字，张介宾注："䐜，喘急也。"至今不少医书仍引用这一注释。考"䐜"，古字书中并无喘急之义。《辞源》释"䐜"为"积满，通'愤'"，而"愤"亦含闷满之意，故王冰注

"䐜谓䐜满"，可取。"䐜""郁"为近义字，连用则表示"气病"而见胸膈胀满、郁闷的证候。当然，这里的"气病"应有咳嗽、喘急等呼吸不利的症状。再看"诸痛痒疮"中的"痒疮"，一般释作瘙痒、疮疡。按《黄帝内经》全书，"痒""疮"连用者罕见，而"疮""疡"连用者常见。《说文解字》云："痒，疡也。"段玉裁注："按今字，以'痒'为'癢'字，非也。癢之正字《说文》作'蛘'。"可见，古之"痒"字同"疡"，而今之瘙痒之"痒"字，古写作"癢"或"蛘"，后世"痒"字才逐渐代替"癢"字。所以，本条之"痒疮"就是"疡疮"，而"疡""疮"同义，俱指疮疖、痈疽一类局部化脓的皮肤病。以上两例皆因未明汉字古义而误释。

还有不察《黄帝内经》医理而错释之例。如"诸病胕肿"的"胕"字，据字书载其可与"腑""跗""肤""浮"等字通用。本条"胕肿"，历代注家多以"足肿"或"浮肿"为释，然而联系下句"疼酸惊骇，皆属于火"，显然于医理难通。《素问·风论》云："疠者，有荣气热胕。"杨上善注："胕，腐也。"《素问·阴阳类论》云："沈为脓胕。"王冰注："脓聚而胕烂也。"据此，依同音假借之例，"胕"可通"腐"，作腐烂、腐败解。《素问·长刺节论》云："治腐肿者，刺腐上，视痈小大浅深刺。"王冰注："腐肿，谓肿中肉腐败为脓血者。"联系《灵枢·痈疽》"热胜则腐肉，肉腐则为脓"的论断，则"诸病胕肿"应指痈肿腐败化脓的病证。又如"诸痿喘呕"的"痿"字，有些注家囿于《素问·痿论》"五脏因肺热叶焦发为痿躄"之语，释作肺痿或痿躄，这不仅使"痿"字与"诸"字不协，而且缩小了原文"痿"的含义。据《甲乙经》，《素问·痿论》的"五脏因肺热叶焦"七字为衍文，去掉衍文则成"鸣则肺热叶焦，发为痿躄"，显然是仅就肺热所致的痿躄——皮痿而言。本条的"诸痿"应是包括五体之痿在内的多种痿病证型而言。如果痿病兼见喘、呕等证候，表明病机重点在肺胃，故曰"属于上"。当然，如果不兼喘、呕，则痿病就不一定属于上了，例如《灵枢·口问》载"下气不足，则为痿厥心悗"，便是痿病属于下的一种。

总之，兼顾文理和医理，是训释《黄帝内经》字词所必须遵循的一条重要法则。

（转自《湖北中医杂志》1986 年第 6 期成肇智的论文《"病机十九条"读法管窥》）

【点评】"病机十九条"在中医理论中的地位和作用是众所周知的，然而对这段文字的读法、训诂及校勘一直存在着某些分歧和争论，从而妨碍了对经文的正确理解和应用。本文基于历史唯物主义的态度，就本段的句式结构、某些有争论的字词的校勘及训诂，发表了自己的见解，部分见解已被其后的教材及著作所采用。本文有三个论点值得注意：一是"不应苛求古人，也不能主观地拔高他们"，要"一分为二"地看待"十九条"，少数条文今天看来确实存在片面性和局限性；二是理解本段原文，不能脱离《素问·至真要大论》全篇及整个《黄帝内经》的文字环境及其社会背景；三是训释疑难字词，应以先秦或秦汉时期的字义和经文固有的学术观点为依据，力求达到文理和医理的统一。

第八节　为"以我知彼"等五句正义

《素问·阴阳应象大论》中"以我知彼，以表知里，以观过与不及之理，见微得过，用之不殆"等五句，从杨上善的《太素》起，到近年出版的教材和专著，大多释为诊法。例如，山东中医学院等主编的《黄帝内经素问校释》把此五句语译为："以自己的正常状态，通过比较来察知病者的异常状态，从外部变化可诊知内在的疾病，用这样的方法作为判断虚实的依据，见到微小的征象，就知道疾病的症结所在，依此施治，就不会发展到危险地步了。"如果孤立地看待这五句原文，语译似无不妥，然而联系上下文，便会发现其与经旨大异其趣。首先，此五句接在"故善用针者，从阴引阳，从阳引阴，以左治右，以右治左"句后，而位于"善诊者，察色按脉，先别阴阳"之前，从其文句结构看，它应同前五句共同组成一小段，专论针法，而自"善诊者"起当是论述诊法另起的一段，可以说泾渭分明。其次，从内容看，前段中"从阴引阳"等四句一般都认为是论述阴阳（表里、左右、上下、前后等）互调的整体针刺法则，即所谓"阳病治阴，阴病治阳"及"巨刺""缪刺"之类的刺法，如果紧随其后的"以我知彼"等五句认定为论诊法，于文理和逻辑均解释不通，而且也同句首的主语"善用针者"不谐。"用之不殆"的"用"字，显然是同"善用针者"的"用"字前后呼应，乃指针刺之用，而不是论诊法，这也是毋庸置疑的。因此，"以我知彼"等句当然是论述针刺法则而非诊法，否则它们就应列于"善诊者"之后了。

历代注家之所以认为此五句论诊法而非刺法，可能是因为这几句文字好像同针刺难于联系起来。其实不然，只要跳出诊法的思维定式，联系《黄帝内经》中有关针刺法则的论述，则其承接前四句续论调神针刺法则便可清晰地显现出来。

所谓"以我知彼"者，"我"指针灸师，"彼"指患者，此句说的是要从医生手下的针刺感觉去测知患者经气的盛衰和邪正的进退，而这正属于《黄帝内经》中守神察气针法的范围。例如，《灵枢·小针解》说："上守神者，守人之血气有余不足，可补泻也……上守机者，知守气也。机之动不离其孔中者，知气之虚实，用针之徐疾也。孔中之机清静以微者，针以得气，密意守气勿失也。"显然，针刺守神的要点在于通过医生针刺腧穴时针下感受的微细变化，来判断是否"得气"，以便运用不同的针刺手法来催动和调整"经气"，以此作为判断疗效的依据。《灵枢·终始》所谓"邪气来也紧而疾，谷气来也徐而和"，正是从针灸师的针下感觉来区分患者正气和邪气的斗争态势所做的描述。

"以表知里"，是言针刺过程中，应严密观察患者接受针刺时局部和全身的外在表现，诸如针穴周围局部的反应，以及面色、表情、呼吸、语言等，以了解患者内在脏腑、气血和精神的动态。《灵枢·本神》指出："是故用针者，察观病人之态，以知精神魂魄之存亡得失之意。"这里，"病人之态"是"表"，"精神魂魄之存亡得失"就是"里"。至于察"表"的具体方法，《素问·针解》说："刺虚则实之者，针下热也，气实乃热也；满而泄之者，针下寒也，气虚乃寒也。"这是从针穴局部的寒热反应判断正邪盛衰的动态和针刺补泻的效果。又如《灵枢·九针十二原》说："方刺之时，心在悬阳，及与两衡，神属勿去，知病存亡。"这里指出了仔细观察针刺时患者眉目间的神气变化，可测知患者的内在病机变化及针刺效果。

"以观过与不及之理"，是说通过"以我知彼"和"以表知里"两种方法察知患者接受针刺时的神气变化，最终还是为了正确判断针刺操作是否有太过或不及之处，从而及时调整补泻手法，以确保针刺疗效的实现，防止针刺事故的发生。补泻手法是运用针刺以扶正祛邪的主要手段，运用得当，效如桴鼓之应，失宜则会"释邪攻正，绝人长命"。因此，经文对于针刺补泻手法及其时机选择、深浅程度等反复论述。如《灵枢·痈疽》谓"从虚去实，泻则不足""从实去虚，补则有余"，意为泻法可去实邪，但如泻法太过，反会伤及正气而致不足，补法可治虚证，若补之太过，反致邪恋而不解。

"见微得过"，乃承上句"以观过与不及之理"，强调对于针刺补泻操作上的偏差、过失，应在其微细的始萌阶段尽早发现，立即加以纠正和调整，以免产生严重的后果。此句后，以"用之不殆"来结句，旨在强调早期发现针刺过失和早期纠偏救弊的重要性和迫切性。《素问·宝命全形论》所谓"静意视义，观适之变"，正说明针刺过程中要冷静地观察患者全身的各种表现，随时掌握其脏腑气血的动态变化，从而相应地调整自己的针刺手法。

以上阐释表明，"以我知彼"等五句，是在前四句简述了阴阳互调的整体针刺法则之后，对调气治神刺则的精辟概括。治神，是《黄帝内经》十分重视的针刺原则，《素问·宝命全形论》把它列于"针有悬布天下者五"之首，指出"凡刺之真，必先治神"，《灵枢·官针》也说"用针之要，无忘其神"。而治神的要领：一是定神，即要求针者神志安定，心无旁骛，把注意力集中于针刺上；二是察神，即要求针者在针刺过程中严密观察患者的神气表现及其变化；三是制神，就是针者通过多种手段来调动和控制患者的神气，以促使"气至"和"气行"，具体包括瞻目正神、移神行气、激神致气等多种方法。众所周知，针刺取效的关键在于"得气"，而神为气之主，因此，在针刺实践中治神和调气紧密结合，相得益彰。"以我知彼"等五句，正是从医者的针下感觉，患者在针刺时的外在表现，补泻刺法的恰当运用，尽早发现针刺的偏差，及时调整针刺手法等五个方面，简述了调气治神刺则的要领。本段经文把阴阳互调的整体刺则和调气治神的刺则并列于《素问·阴阳应象大论》篇中，不仅由于它们是本篇作者特别重视的两大针刺法则，而且因为这两条法则都蕴含着阴阳既对立又统一的原理。

笔者曾将上述诠释用于内经课教学，学生们普遍感到易于领会和接受，而用于针灸临床，效果也毋庸置疑。所以正确阐述此段经文的原意，突出其在针刺实践中的指导意义，既有助于昭示相关经文的深意和价值，也有助于针灸师纠正重"守形"而轻"治神"的倾向，提升针刺的疗效。

（转自《上海中医药杂志》1997 年第 6 期成肇智的论文《诊法、刺则两分明——"以我知彼"等句正义》）

【点评】成老师在内经课讲授《素问·阴阳应象大论》此五句时，发现教材的注释逻辑不顺而质疑，于是通过查阅相关资料，深入思索钻研，最终把它同针刺的调神法则及调整阴阳的总治则联系起来，不仅解决了这一教学疑点，而且也有利于临床上针刺调神法则的正确运用和发扬光大。他还把此文的主要内容译成英语，发表于美国的《国际临床针灸杂志》1996 年第 4 期，因而在国际针灸业界也产生了一定的影响。

第九节　"精以时服"之我见

《素问·汤液醪醴论》介绍了内伤所致水肿的病机、治则和治法，对后世关于水肿病的辨证审机定治具有深远的影响。其中论述治法的"精以时服"一句，不仅历代注家诠释不一，而且近年出版的有关教材、著作所取的观点亦相互抵牾，大相径庭。例如，1984 年出版的全国教材《内经讲义》直接引用张介宾注语："水气去则真精服。服，行也。"《素问今释》则释为"及时地制服亢盛之阴邪"。而《黄帝内经素问校注语释》却据孙鼎宜注"精，审也。审时可服汤否"，语译成"注意观察病人情况，适时地给些药吃"。这三种注解，或于文字训释牵强，或联系上下句则义难贯通，或导致前后重复，都不能令人信服。

首先就此句字词的具体含义稍做分析。"精"，本义指纯净的上白米，可引申为富有营养的食物，例如《刘宾客文集·鉴药》中"食精良弗知其旨""嗜粝如精"等句，便是此种用法。"以时"，即按时、及时之意。"服"，在此做食用解，本篇前文有"夫上古作汤液，故为而弗服也"之语，可证。因此，"精以时服"可译作"及时地服食精良食物"，属于食疗法之一。在《黄帝内经》的治疗中，饮食调养居于十分重要的地位。《素问·脏气法时论》说："毒药攻邪，五谷为养，五果为助，五畜为益，五菜为充，气味合而服之，以补益精气。"《素问·五常政大论》亦说："大毒治病，十去其六……小毒治病，十去其九。谷肉果菜，食养尽之，无使过之，伤其正也。"本篇所述旳水肿，乃阳虚阴盛、气滞津停所致，因此，更需要在祛邪之时，配合"补益精气"的食疗，通过"食入于阴，长气于阳"的机制，直接振奋患者已耗的阳气，化生已失的阴精，这样，既可配合"开鬼门，洁净府"以祛邪，又可防止汗、利太过而伤正，从而收到推陈致新、邪去正复之功，即后文所谓"五阳已布，疏涤五脏"的效果。《金匮要略》用黄芪、白术治疗水肿兼卫虚不固，《备急千金要方》用赤小豆鲤鱼汤等治疗慢性顽固性水肿及尿蛋白难消的病例，均有效。这些就是"精以时服"的补益法及食疗法在后世临床应用的例证。

综上所述，把"精以时服"理解为适时地服食富有营养的食物、药物，配合发汗利水的水肿祛邪法，于文理、医理和临床实践都优于其他诠释。

（摘自《陕西中医》1987 年第 9 期成肇智的论文《"精以时服"之我见》）

【点评】这篇短文探讨了《素问》"精以时服"的含义，通过对字词古义的研究，并联系上下文，得出了一个合理的解释。此种解释之所以值得重视，不仅在于它在文理、医理上更契合该句的文字环境，而且也在于它对治疗顽固性水肿或尿蛋白久治不消的病例具有启发作用和临床价值，而这正是今天校释古典医籍必须遵循的两条基本法则。

第十节　关于内经教材注释的几个问题

这次在编写内经教材的过程中，对不少学术问题争论很激烈，这是可喜的、正常的现象。下面就现教材中四处原文的注释谈点自己的看法，算是百家争鸣中的一家之言吧！

一、《素问·生气通天论》"阴平阳秘"一段的注释

现教材把"阴平阳秘"的"秘"和前文"阳密乃固"的"密"同释为致密、充足，把"平"释作平和、安定，把"阴平"和"阳秘"看成互文，意思是阴阳双方处于平衡、协调的状态，这从中医阴阳理论上是讲得通的。但是，就这段文字本身而言，我看不能这么读。如果这里的"平"是平衡，"秘"是致密，而"阴平阳秘"即是阴阳平衡的话，那就把"秘"字之义丢了，因为"秘"并没有平衡、协调的意思。而且"秘"作"致密"解，则"阳密"就成为"阳气致密"了。致者，细也。阳气怎么个"细密"法呢？于文理欠通。"致密"一般用于描述皮肤、腠理等才恰当。实际上，这段原文的"密""秘""平"都是静的意思，先秦书籍上有大量例句证实这一点。所谓"阳密乃固"，是说人身的阳气安静而不躁动，生命才能长久。"乃固"的"固"与《素问·阴阳应象大论》"生乃不固"的"固"同义，王冰皆注为"久长"，是正确的。而"阴平阳秘"当是"阴阳平秘"之误，方与下句"阴阳离决"为对文。"阴阳平秘"是谓阴阳之气都要相对安静，人体才能保持健康，即所谓"精神乃治"。《黄帝内经》对阴阳之气相对安静的重要性是反复强调的。例如，本篇就有"苍天之气清净则志意治，顺之则阳气固"，"清静则肉腠闭拒，虽有大风苛毒，弗之能害"等语，还说"阳气者，精则养神，柔则养筋"，这里的"精"和"柔"也释为静，不过一作用于内脏，一作用于形体。《素问·痹论》说"阴气者，静则神藏，躁则消亡"，则进一步说明阴气也必须安静。《素问·至真要大论》更明确指出"夫阴阳之气，清静则生化治，动则苛疾起"，可以看作是"阴阳平秘"的简明注语。当然，我们所说的"静"是相对的，并非绝对静止不动，为此本篇也同时指出了阴阳之气的运动特点，如"阴者，藏精而起亟也；阳者，卫外而为固也"及"欲如运枢"等。至于"故阳强不能密，阴气乃绝""阴阳离决，精气乃绝""阳气者，烦劳则张，精绝"等，则是阴阳一方或双方失静而妄动所造成的病理变化及不良后果，进而从反面证明了"阴阳平秘"的重要意义。

以上分析说明，对于"阴平阳秘"这段原文，应从《黄帝内经》写作时代的字义和学术观点去探索，而不能用现代汉语的字义和学术观点去硬套，才能作出比较符

合经文本义的解释，并真正领会阴阳以清静为常为顺、以躁动为变为逆这一基本学术思想。

二、《素问·脉要精微论》"夫五脏者，身之强也"一段的注释

"夫五脏者，身之强也"句中的"五脏"，历代注家多释作"五神脏"，即心、肝、脾、肺、肾。如果察看本段所述五脏的具体内容，就不难发现这种解释欠妥。"五脏"之一的"头者，精明之府"的"精明"，教材释为"精气神明"，意思是说头部的脑髓、五官等的活动无非是"精气神明"的集中表现。这是否是《黄帝内经》的原意呢？本篇这一部分原文连续四次提到"精明"一词，它们的含义应是一个。例如"切脉动静而视精明，察五色"，表明"精明"是进行望诊的一个部位；"夫精明五色者，气之华也"，是说"精明"的"五色"是体内精气的外在表现；而"夫精明者，所以视万物，别白黑，审短长"，则点出了"精明"——眼睛的功能。杨倞注《荀子》说："精，目之明。"可见，本段的"精明"是指眼睛，所谓"头者，精明之府"，就是说头是眼睛所居之处。因此把"精明"释为"精气神明"，是离开原文任意扩大其词义，这不是严肃的治学态度。下句"精神将夺矣"的"精神"和"精气"在《黄帝内经》中可以互通，如《素问·五脏别论》"所谓五脏者，藏精气而不泻也"，其中的"精气"据《新校正》引全元起本等作"精神"。《灵枢·大惑论》说："五脏六腑之精气皆上注于目而为之精"，亦说明视觉功能的维持依赖于精气的供养，因而"头倾视深"是精气夺失的征兆。可见"精明之府"并不牵涉"神"，后面四个"府"与"神"亦无直接联系。由于头、背、腰、膝、骨五者都是形体的基本组成部分，也是显示形体强弱盛衰的重要标志，因而同称为"身之强也"。为什么原文既称此五者为"五脏（藏）"，又在分别叙述时称其为"某之府"呢？这是因为古文的"藏"和"府"字皆有藏、聚之义，因而经文中的"藏"和"府"有时亦互通。例如《素问·离合真邪论》"调之中府，以定三部"，所谓"中府"即是内脏；《素问·三部九候论》有"神脏五，形脏四，合为九脏"之语，其中"形脏四"据王冰注乃指头角、耳目、口齿、胸中，以其"如器外张，虚而不屈，含藏于物"而得名。由此可知，头、目、胸中等在《黄帝内经》中既可称"腑"，又可称"脏"。再如《素问·六节藏象论》"凡十一脏取决于胆也"，《素问·灵兰秘典论》"愿闻十二脏之相使"，其"脏"字皆总括五脏六腑而言。正因为头、背、腰、膝、骨五者分别是人体某些脏器、组织所藏或所聚之处，本段原文才将其或称"脏"，或称"腑"，而吴昆则径直把原文改作"夫五腑者，身之强也"。必须指出，"脏"和"腑"互通是有条件的，这就用得着"散文则通，对文则异"这句老话。这就是说，"脏"和"腑"单独使用时可以互通，二字对举或连用时，则各有所指而不能混淆。例如，《素问·金匮真言论》"言人身之脏腑中阴阳，则脏者为阴，腑者为阳"，就是其例。

本篇"五脏者，中之守也"句中的"五脏"，也不一定指"五神脏"，可释作内脏。它和"五脏者，身之强也"有一内一外之别，其大意都在阐述望、闻、问等整体诊法。另外，本篇的篇名《脉要精微论》中的"脉"字乃诊察之意，非独指切脉；

而"微"字乃衰微而非微妙之义，因本篇论述了精气衰微的大量临床表现，指出"五色精微象见矣，其寿不久也"，句中的"精微象见"就是精气衰败的征象出现，并和下句"如是则精衰矣"同义。

三、《素问·五脏生成》"此四肢八溪之朝夕也"一段的注释

正确理解此段文字的着眼点在于对"属"和"朝夕"的训释。现教材认为"朝夕"乃"时刻不可分离"之意。"朝夕"的确含有早晚、经常义，但"朝夕"却无"不可分离"之意，这就叫"加字足义"，读古书切忌这样。如果读古书者都按自己的想法任意为书中字词增添含义，那么不仅其训释难于统一，而其本义反而被掩盖了。只有从古代文字的固有含义及其具体文字环境中寻求解释，才是正确的读书方法。"朝夕"释作潮汐，在古书中屡见不鲜，而且潮汐一词的早期字形就是"朝夕"，"潮汐"是后来才发展的字形，有些注家在这里就是以"潮汐"作注的。那么教材为什么不释作"潮汐"呢？大概主要考虑到潮汐具有流动性和时间的周期性，以其比喻气血尚可，用来描述脉、髓、筋就不好理解了。我看这种顾虑是大可不必的。本段的五个"属"字都作"会"字解，"会"是指某一时间某种组织之气在某一部位聚会。人体各种组织皆有气、皆是气，而气是流动不息的，不仅气、血如此，脉、髓、筋之气同样是不断流动的。因而《难经·四十五难》说："筋会阳陵泉，髓会绝骨，血会膈俞，骨会大杼，脉会太渊，气会三焦，外一筋直两乳内也。"可见筋、髓、血、骨、脉等组织之气都是在体内运行不息的，它们既可会聚于此，也可会聚于彼，"四肢八溪"这些大关节更是其会聚之所。既曰"会"，也就有不"会"的时候，或其"会"在一定的时期内有盛衰（量）的相对变化，这同海水潮汐涨落的特征相似，因此古人就用熟知的这一自然现象来比喻说明这一医学道理，这也是《黄帝内经》常用的一种笔法。况且人体是一小天地，它同自然界这个大天地存在着相应的关系，把人体内血、气、脉、髓、筋等组织内精微物质的运动形式同潮汐相类比，亦正体现了"天人相应"的整体动态观。这样，无需加字，本段的医学观点就清晰地揭示出来了。至于《黄帝内经》中"朝夕"作潮汐解的例子，并非仅此一句，如《素问·移精变气论》"贼风数至，虚邪朝夕"一句，就是说虚邪贼风对人体的侵袭是屡次发生并有时间性的，因为外邪与时令密切相关。

四、《素问·痿论》"肺热叶焦，则皮毛虚弱急薄著，则生痿躄也"一句的注释

这次教材把"肺热叶焦"释为"肺叶受热而津液干枯"，意思是对的，然而把"著"字断属下句，注"急薄"为"急，危困。薄，减少"，就值得商榷了。"虚弱"乃衰败之象，这是好理解的。"急""薄"连在一起读，就是急迫之意，但痿病不应当出现急迫之象。经文中"薄"与"著"字连用较多见，如《灵枢·根结》说："皮肤薄著，毛腠夭焦"，其义正与本句同。因此，"薄"字在此宜释作"附"。"薄著"即附着之意，是描述肌肤干枯、萎缩而附着在骨头上。《黄帝内经》中所谓"真邪相

搏""寒与热相搏"等句的"搏"字皆通"薄",都是指二者相附、相合而为病。"急"字夹在此句中显得不伦不类,可能是衍文,因为"虚弱急薄著"之语于文理、医理欠明,而且经文中再也找不到与此相同或相似的词句。另外,"痿躄"是足不能行走的病证,由肺热伤津所致,此即后世的"皮痿"证,这一点应予说明。

(转自《湖北中医杂志》1982 年第 6 期李今庸讲述、成肇智整理的论文《关于〈内经〉教材注释的几个问题》)

【点评】李今庸教授是国医大师,是当代最负盛名的研究中医经典的专家之一,他在训诂学、校勘学、音韵学及古文字学等领域造诣之深,早已得到学术界公认。成肇智先生有幸作为本科生聆听李老讲授内经课,其后在内经教研室任教的十余年,更得到李老多次耳提面命、言传身教式的教诲。此文是成老师任内经教研室秘书时,根据李老对青年教师和研究生的一次学术讲座的记录稿整理而成,经李老审阅后发表在《湖北中医杂志》上。这不是成氏自己的论文,之所以选辑于此,意在展示李老训诂、校勘中医经典的深厚功底,也揭示李老对成老师深远的学术影响,换言之,成氏的学术成就与他长期师承李今庸大师是分不开的。

第一节　日本汉方医学的源流、现状及展望

日本的传统医学叫汉方医学，有时也称东洋医学或和汉医药学。汉方医学是自中国南北朝起逐渐传入日本的中医学，经过日本医家在长期临床实践中加以补充和发挥而逐渐形成的。正如近代日本汉方医学权威大塚敬节先生所说："汉方医学是古代中国发达的医学传入日本后，已经日本化了的医学，它兼有中国文化和日本文化的多种特征。"成老师作为国家教委（现教育部）派出的高级访问学者和日本富山医科药科大学的客座研究员，曾于 1991 年赴日本考察和研究汉方医学半年。本文是根据作者撰写的《日本汉方医学考察报告》及已发表的学术论文选辑、整理而成。

一、汉方医学的源流

1. 形成期（约公元七世纪至十六世纪）　远古时代，日本也曾有过自己比较简单的医术。随着东亚各国之间交通、贸易的发展，中国古代的医学在公元五世纪左右便通过朝鲜开始传入日本。接着，源于印度的佛教医学也随着佛教一并传入日本。从公元七世纪初期开始，中国隋、唐、宋、元诸代的医学相继大量传入日本。但是，作为日本化了的中医学——汉方医学在这一时期尚未形成，因为那时的日本医学还处在对中医学的原样照搬阶段，尚不具备自身理论和技术的特色。例如，日本现存最早的医书《医心方》（丹波康赖撰于十世纪）只不过是对中国隋唐时代医学书籍的收集和整理而已。

1493 年，明代中期，日本人田代三喜从中国带回了金元时期的李（东垣）朱（丹溪）学派的著作和医术。随后，其弟子曲直濑道三（1507—1594 年）根据其诊疗经验，逐步创立了以李朱学派的学术观点为中心，以气血痰郁四大病证为基本内容的医学理论，撰写出《启迪集》等学术专著，并开办学校，培养了大批医学人才。从此，这一批被后人称作"道三学派"的医学流派在日本全国迅速扩展，成为当时日本医学界的主流。笔者认为，"道三学派"的兴起应该看作汉方医学初步形成的标志。

2. 繁荣期（公元十七世纪至十九世纪后半期）　十五世纪末，日本医师坂净运把《伤寒论》带到日本。随后，与曲直濑道三同时代的名医永田德本大力推崇《伤寒论》，批判李朱学派的观点，治疗上习用峻猛攻泻的方药。此后，名古屋玄医、后藤艮山、香川修德、山胁东洋等一批名医竞相倡导仲景学说，特别是吉益东洞（1702—1773 年）更奉《伤寒论》为圭臬，以实证精神为宗旨，提出"万病一毒论"，强调腹诊

法，撰写了《类聚方》《方极》《药征》等一批代表性著作。这标志以"方证相对"理论为基础的"古方派"得以确立，并逐渐取代"道三学派"（又称"后世方派"以同"古方派"相区别）的学术支配地位。此外，这一时期还存在所谓的"折衷派"。其中，有把"古方派"和"后世方派"的长处结合起来综合运用于临床的"古今折衷派"，其代表人物是和田东郭和浅田宗伯等；也有致力于中医经典的收集、整理、考证和注释的，以多纪（即丹波）一家为主的"考证学派"；还有把"古方派"医术同十七世纪起逐渐传入日本的欧洲医学（当时在日本称作"兰方"）结合起来的所谓"和兰折衷派"。这时的汉方医学界学派蜂起，百家争鸣，人才辈出，可以说是日本医学史上最兴旺繁荣的时期，那时90%以上的医生都是汉方医师。

3. 衰退期（公元十九世纪后半期至二十世纪中期） 明治维新后，随着欧美科学技术的引进，崇拜西洋的思潮在日本盛行起来。1873年，日本政府颁布法令，凡未能通过西洋医学考试的医师一律取消医师资格。从此，以德意志医学为主体的西洋医学便取代了日本传统医学的地位，汉方医学陷入了濒临灭绝的危机之中。

4. 振兴期（公元二十世纪中期至现在） 1950年，有志于汉方医学的医师、药剂师及针灸师等自发联络集会，成立了日本东洋医学会，当时的会员不到百人。由于汉方医学界长期不懈的努力，1976年9月官方首次把一批汉方（即和汉药）的浓缩颗粒制剂列入健康保险药价基准之中，这意味着一般医师从此可以在其日常医疗中使用已颁布的汉方制剂了。所以，汉方医学自二十世纪五十年代起逐渐走上了恢复和振兴的道路，应是不争的事实。

二、汉方医学的现状

日本的汉方医学经历过十七、十八世纪的空前发达、辉煌时期后，十九世纪后半期逐渐衰落，至二十世纪中叶又开始复兴。1976年，日本官方首次将一批汉方制剂列入健康保险药价基准，意味着汉方制剂部分地取得了合法地位。汉方医药具有现代西洋医药所缺乏的某些优点，并具独特疗效，因而迅速被医生和患者所接受和习用。据报道，截至1990年底，已获准使用的汉方制剂达146种，大约有70%的临床医生使用过汉方制剂，汉方制剂已占全部医药产品总产值的2%左右，达到1260亿日元。据日本东京都卫生局对全国385名医药学者的调查，认为汉方医学对慢性病有效的学者占79.5%，肯定其疗效逐年上升的学者占78.5%，汉方制剂的总有效率达87.7%。另一方面，汉方医学的学术活动也在全国得到迅速恢复和增强。1978—1988年出版的汉方医学著作有七百余部，汉方医学的学术刊物达十多种。到1991年6月止，已正式登记日本东洋医学会的会员达到9530名，其分支机构遍及日本各县市，学习班、研讨会长年不断，电视上也常见到普及汉方医药知识的讲座节目。同时，该学会作为一个分会也加入了日本医学会，从而使汉方医学的学术地位得到了日本医学界的正式承认。目前，不仅有民间创办的汉方医药学校、针灸学校40余所，研究机构20余所，而且少数公立大学，如富山医科药科大学、东京女子医科大学等，也开设了汉方诊疗课程。近年来，每年出版的汉方医学著作近百种，常年发行的杂志20余种，《汉方临床》《汉方研究》《日本东洋医学会杂志》等就是其中影响较大者。

在历史上，汉方医学曾出现过"古方派""后世方派"及"折衷派"之间激烈的学术争鸣，然而当代的汉方医学界中，上述传统的学术之争已不复存在，代之以齐心致力于汉方医学的振兴，其主要的学术团体或刊物皆由三派传人共同主持，便证实了这一点。如果说，目前汉方医学界尚存在着某些分歧的话，那么它主要不是表现在传统的学术观点上，而是集中在研究的方法和重点上，笔者据此归纳为"三派"。第一派坚持汉方医学的传统方法，以提高临床疗效为中心，熔原三派的学术观点于一炉，可称为"汉方主流派"，其代表机构如日本汉方医学研究所、北里研究所附属东洋医学综合研究所等，其代表人物都是汉方医学界的领袖人物，如矢数道明、藤平健、大塚恭男等。第二派提倡并实践用现代医学的药理、药化等观点和实验方法研究和汉药物和汉方制剂，阐明其作用机制，可称为"现代药理派"，其代表机构如近畿大学东洋医学研究所、富山医科药科大学和汉药研究所等，阿部博子、难波恒雄等是其中佼佼者。第三派认为当代的汉方医学缺乏系统而完备的理论，主张全面学习和吸取当代中医学的理论和临床成果，因而大量翻译和出版中医学著作，声势日隆，其代表有神户中医学研究会、东京吉祥寺中医诊所等。

必须指出，同现代西方医学比较，汉方医学目前在日本的地位和影响还是不尽如人意的，其发展仍受到很大的限制。例如，只有医学院校毕业的西医师才有资格开汉方制剂的处方，即不允许纯粹的汉方医师存在；公立（国立或县立、市立）的医科大学内没有汉方医学专业，除富山医科药科大学外，都没有设置汉方医学课程；没有专门的汉方医院（少数私人诊所除外），一般医院也不设汉方诊疗科，汉方制剂仅被当作西医治疗的一种补充或辅助手段应用，临床医师不能自由选择单味和汉药组成方剂，只能在获准使用的汉方制剂（成药）之中加以选择或搭配使用等。

综上所述，不难得出以下结论。

1. 日本的汉方医学起源于古代的中医学。

2. 汉方医学经历了形成→繁荣→衰退→振兴的曲折历史过程，这同中医学大体相似。

3. 汉方医学界古今医学流派的形成与同时代中医学流派之间存在着一定的联系。

4. 政府有关的方针政策在一定程度上决定着传统医学的盛衰存亡。

5. 汉方医学目前尚未摆脱从属于现代西医学的地位，因而还没有走上独立发展的道路。

三、汉方医学的前景和启示

随着传统医学及天然药物在人类保健事业中的优越性更加充分地显现出来，汉方医学在日本的影响将会越来越大，地位也会相应地提高。然而从长远的趋势看，以"古方派"为基础的"主流派"不会长期保持下去，必然会分化。这是因为，一方面"古方派"虽崇尚"古方"，但对传统的中医理论一贯持否定态度，从而导致汉方医学的理论过于简单和笼统，远不能阐释和解决临床中面临的各种问题，这样就不得不越来越多地求助于现代西医的理论，加之从属于西医的现状，他们将会自然而然地转向"现代药理派"，致力于从经方及和汉药（即中药）中寻求和研制新的汉方制剂。结果是汉方医学将走上废理留方、弃医存药的道路，最终成为新药研制的"材料库"或西医师治病的一个辅助手段，而作为一种传统医学则渐趋消亡。另一方面，汉方医学界也有越来越多的人认识到，汉方医学要能独立地生存和发展下去，就必须有自己独特的、完整的理论体系。近年来，由于中日传统医学交流的深入，不少学者提出既然汉方医学起源于古代的中医学，为什么现在不能借鉴和引进当代中医学的精华来充实和完善自己呢？于是他们大量翻译和介绍当代中医学的论著，已对汉方医学的领导层开始产生了一定的影响。最近日本出版的汉方医学著作中，来自当代中医学的内容和比重明显增多。

笔者预料，在世界更加开放、交流和合作的大气候下，中国的中医学、日本的汉方医学、韩国的东医学及东南亚各国的传统医学将会加强交流合作，相互学习，取长补短，逐步融合，一个理论完备、疗效卓著的统一的东亚传统医学，也许二十一世纪会屹立于世界医学之林。

了解和研究日本汉方医学的历史、现状及发展趋势，对我国中医药学具有如下的借鉴和启迪意义。

1. 国家对传统医学采取扶持和发展的方针，对传统医学的存亡、兴衰起着决定性的作用。

2. 发展和提高传统医学必须以继承和发掘为前提，如果没有自己独特的完整的医学理论体系，就不可能独立生存，更谈不上发展。

3. 发扬传统医学应该理论与临床并重，博采众长，不能独尊一家而故步自封。

4. 必须借助现代先进的科学技术手段和方法，给传统医学注入活力，从而在理论和临床两方面有所突破。

5. 各国传统医学之间要加强交流与合作，以达到优势互补、加速发展及共同繁荣的目标。

第二节　日本汉方医学的特点、优势及临床运用

一、汉方医学的特点

由于日本在自然、社会、文化、历史等方面都具有不同于中国的特征，汉方医学在长达1000多年的流传过程中，逐渐形成了不同于中医学的学术特点。下面的论述仅以"古方派"为代表的主流学派为对象。

1. 简易、粗略的基础理论　受"古方派"长期占支配地位的学术思想的影响，汉方医学一直存在着重视个人临床所见、轻视系统理论的倾向。近年来出版的汉方医学代表性著作中，有关生理、病理等基础理论部分都显得薄弱，主要内容不外阴阳、虚实、气血水等学说，比较简单而笼统。这些概念虽源于中医学，但其内涵同现代中

医学也存在一定的差距，常和西医的概念含混不清。例如，把"阳"理解为新陈代谢亢进、生命力充沛，把"阴"理解为新陈代谢衰退、生命力不足；而在炎症疾患中，"阳"又特指《伤寒论》的三阳病证，"阴"则指三阴病证。又如，关于"虚实"，不是从正邪的力量对比来判断，而是以患者的体质强弱和病理反应的激烈程度来划分。

汉方医学界越来越多的人认识到，缺乏系统而完备的基础理论是制约汉方医学深入发展的内部因素，而积极引进当代中医学的理论体系是对此所采取的必要应对措施。

2. 现代检测为主的诊察手段　现代的汉方医师都是西医出身，他们虽也应用传统的望、闻、问、切四诊，并且对腹诊尤为重视和精通，但从总体看，他们更依赖各种现代的医学检测手段，如 CT 扫描、核磁共振、各种生化检测的结果等。应诊时，他们首先用各种医学设备和技术对患者身体进行全面的检查，做出明确的西医学诊断后，再根据四诊所得的症状、体征等判断其所属的"方证"。这就是说，汉方医学的诊断结论首先是西医病名，其次是"方证"名，例如，"支气管哮喘－小青龙汤证"。

3. 方证对应的诊疗模式　"方证对应"，指把患者呈现的一组证候（症状、体征、病史等）同古人（如张仲景）创制的某一相对应的方剂相联系，也就是证和方直接挂钩，一旦方证的诊断确立了，治疗的处方便随之产生。对此，矢数道明先生曾一语道破，"诊断便是治疗"，"证即处方"。例如，确诊为急性胃肠炎的患者，如果其临床表现同五积散的适应证候大体一致，那么，在做出诊断结论"急性胃肠炎－五积散证"的同时，治疗的处方"五积散"制剂也就出来了。这一诊疗模式同中医学的最大区别在于：在中医临床"四诊→辨证→审机→立法→处方"五个环节中，汉方医学省去了审机和立法两个环节，而且辨证和处方也合二为一了，于此可见其重方轻理之一斑。

4. 成方新用的治疗手段　在汉方医学中，处方学（即方剂学）居于突出的位置，这是因为"汉方医学可以说是'随证治疗'或'证候学'，也可以称为'方证相对医学'，但最终要落实到'处方学'"。这就是说，方证对应的诊疗模式决定着处方学在汉方医学中居于主导和核心地位。因此，在汉方医学书籍中，处方学类居多数，如矢数道明的《临床应用汉方处方解说》、日本药剂学会的《汉方业务指针》等皆是。即使是综合性医籍，如大塚敬节等的《汉方诊疗医典》、日本汉方医学研究所的《新版汉方医学》等书中，论述方剂的内容也占了全书的大部分。笔者在富山医科药科大学的和汉药诊疗部，见到临床实习的学生人手一本处方手册，其重要性可想而知。

现代汉方医师的常用方剂约为 150 个，而且多是历代医家创制的名方，常一味药也不改动地使用。据笔者对上述四本影响甚广的汉方医籍的初步统计，在常用的汉方中，张仲景的"古方"占 51.3%，中国的"后世方"占 37.4%，而南宋的《太平惠民和剂局方》和明代龚廷贤的《万病回春》的方剂又占了其中的 51.9%，日本古代医家自创的方剂占总数的 11.3%，崇古的倾向很明显，这是其处方学的第一个特点。现代汉方医师使用方剂的第二个特点，是基本上废除了以水煎汤剂为主的传统剂型，而采用成方的生药提取物冲服剂（Extract 制剂）者已占临床用药量的 70% ~ 80%。

这种制剂不仅方便患者服用，促进了汉方制剂的普及，而且节省了药材，还有利于药剂的质量监测、管理，以及疗效的统计和评审，的确值得我们借鉴。汉方在临床应用上的第三个特点是剂量小，组成方剂的每味生药的平均日用量仅 3~5 克，一剂药的一日总量也只有 20~40 克，只相当于现代中医师常用药量的三分之一。据日本学者研究，这一现象与日本药源缺乏、习用生药而不加炮制、所饮水质及国民体质等有关。

二、汉方医学的优势

虽然汉方医学的历史没有中医学悠久，其现状也不如中医学兴旺、繁荣，但由于国情、历史、文化等差异，它也具有以下五方面的优势。

1. 诊断具有较高的客观性、规范性和创新性　由于可供选择的方剂数量相对少，一般又不予加减，加之疗效评定以现代检测的客观指标为主要依据，促使汉方医师在运用方剂的客观化、指标化上狠下功夫，并努力开辟成方的使用范围。从手头资料看，汉方医学对方剂的临床运用的确有值得我们探讨和吸取的长处。汉方的"处方解说"，不仅明确而具体指出了该方适用的西医病名，而且详细记述了临床上的"使用目标"，即基本的或特有的症状体征、病理倾向及使用禁忌等，一目了然，方便施用。例如《伤寒论》的葛根汤，目前我国中医界不太常用，而在日本却是使用频率最高的汉方之一，不仅用作感冒初期的主方，而且广泛应用于急性扁桃体炎、鼻炎、结膜炎、中耳炎、肩周炎、荨麻疹等近 20 种疾病。其临床"使用目标"为：发热时兼恶风或恶寒，头痛以后头部为主，从后头部至项、肩胛部肌肉紧张、强硬，其中部分肌肉有压痛或疼痛，无汗无热时项背肌肉有紧张感，脉浮有力，若脉无力不能用，腹诊时腹肌有力，没有振水音，脐部可有压痛等。

2. 医师具有较高的科学素质和研究能力　现在，日本有资格应用和研究汉方制剂的人员都是西医药院校毕业的本科生或研究生，具有良好的西方医药学基础和从事科学实验的研究能力，因而易于掌握尖端的科技手段，能够开展汉方与西医的结合研究。例如，他们利用正电子 CT 这一最新技术，从动态图象学上研究针刺效应的机制；他们探索小柴胡汤与抗菌西药同用的治疗规律，提高了尿路感染的治疗效果，减少了复发和西药对肝脏的损害。

3. 发达的经济和科技　日本政府和许多财团为汉方医学的科学研究、人才培养、产品开发等提供了大量的资金、设备和技术，从各种渠道给予了必要的支持。例如，日本汉方医药研究振兴财团首批赞助的课题共 11 项，每项赞助金额为 100 万~200 万日元，赞助的对象都是在汉方医药研究上有突出成果的大学有关机构或研究所。同时，汉方医药界充分利用日本先进的科学技术，在研究立项上起点高，技术新，能够快出和多出成果。例如，日本学者已开始用组织培养法从事繁殖良种生药的研究，并用电脑控制的高压液相色谱及多频道光电仪联动的三维空间图像，获得了准确度极高的分析结果。

4. 严格而高效的管理体制　汉方医药的管理体制有两点很突出，一是严格，二是高效。汉方医学机构在技术人员的资格审查、使用和医药产品的鉴定、开发上非常严格。对医师资格的认定和行医执照的发放都有严密而完备的标准和手续，差了任何环节都不能通过，因而在日本能够开汉方制剂处方的医师普遍有较高的诊疗水平。厚生省只批准那些能达到 GMP 规定、且信誉好的药厂从事汉方制剂的生产，并制订了一系列质量再评价的方法，其中要求汉方制剂与标准汤剂相比较，对主要"指标成分"进行定量测定，凡经测定达不到要求的制剂不予承认，并不准厂家生产和交易，从而保证了制剂的质量和药效。所以，汉方界不仅杜绝了"伪医""劣药"等不良现象，而且能较快打入国际市场。例如，TJ－114"川村柴苓汤"作为汉方制剂首次通过了美国食品药品管理局就其适应证进行临床试验的许可。

汉方医药界的科研、教学同药品的生产、开发结合紧密，优势互补，形成了良性循环。不少大型制药企业、财团自己办研究所，或投资办学，而大学的汉方医药机构或独立的研究所则同一些制药企业签订合同。大学为企业定期培训人才、提供科研成果或咨询，企业为大学提供资金和设备等。这样，科研、教学机构有充足的资金、设备开展工作，就能多出成果，这些成果迅速转化为商品后则能得到更多的资金，因而多方受益，积极性都很高。

5. 方便而迅捷的信息网络　日本民族以擅长学习其他民族的长处而著称于世，他们凭借雄厚的财力和先进的科技建立了多门类的现代化信息网络，能够快速、准确地获取国内外的最新科技动态和情报，汉方医药界在这方面受益匪浅。笔者在富山医科药科大学图书馆可查阅到世界各国近 1 个月内出版的主要医药期刊和学术专著，我国对外发行的中医药杂志应有尽有。曾见一位日本学者要求该图书馆信息服务中心为其查询中草药治疗高血压的新进展，不到一天，一本载有近三年世界各国关于这方面的论著、论文的目录及摘要便送到了手上，其效率之高令人叹服。

汉方医学上述学术特色的形成有多种原因，其中主要的应是以下几点：一是日本特定的自然条件，如岛国、海洋性气候、药材资源较贫乏等；二是日本特定的历史背景，特别是十九世纪转入资本主义社会，很早便对外开放，西方的科学、技术和医学对日本的影响很大；三是日本特定的混合文化不断向汉方医学渗透，现在的日本文化可以说是日本民族的、来自中国的与来自欧美的文化的混合产物，它们也在汉方医学中打下了烙印；四是近代汉方医学受到的压制和打击比中医学严重，其恢复和振兴的速度也比中国缓慢；五是从事汉方医学临床和研究的人员基本上都是西医药院校的本科生、硕士生、博士生，他们具有现代西医药学的理论和观念，从事科学研究的能力和素质普遍较高，而对汉方医学的传统理论和观念接受较少。

三、汉方的临床运用

"方证对应"的诊疗模式和实证经验主义的长期影响，使得现代汉方医学界出现了重临床经验轻传统理论、重处方解说轻方药性能、重古典成方轻临证化裁等倾向，以致汉方医学的学术研究集中在汉方（主要是经方）的临床运用上，而汉方医师的主要任务就是如何随证选方。现就汉方的适应范围、运用特色、常用剂型及其服用方法简介如下。

1. 汉方的适应范围　当代的汉方医师都具有现代西医的学历，他们习惯于运用西医学的观点和标准，去认识、总结前人和自己的汉方诊疗经验，评定其疗效和价值。因此，他们对汉方的临床应用制定了明确的范围，即哪些疾病使用汉方疗效好，哪些疾病汉方不适宜，甚至是有害的或危险的。据有关资料，公认适合用汉方治疗的疾病有七类：①以可逆的病理变化为主的疾病或非器质性的疾患。②同免疫机能失常有关的疾患，包括多种过敏性疾患。③伴体质虚弱或乏力的疾患，即属于汉方医学的虚证范畴的疾患。④具有心身疾病的倾向或兼有形体和精神两方面症状的疾患。⑤多个脏器同时受累，原因不明，用西药易引起副作用的老年性疾病。⑥虽有症状但现代检测手段未发现异常的患者，如神经官能症等。⑦西医治疗效果不佳或反复发作的病例。

不适宜汉方治疗的疾病范围：①西医能迅速取效的大多数疾病。②具有明确的手术适应证的疾病，如恶性肿瘤之类。③非常危急的病例。

寺泽捷年教授根据富山医科药科大学附属医院和汉药诊疗部的临床实践指出，寻求汉方治疗的患者大致涉及两种情况，即西医治疗效果不好的和患者的生物学条件不适于西医疗法的。前一类又可分为两组：一组为主诉不定、原因不明的高热、羸瘦，或病灶不清的疼痛等，这些病证单用汉方即可奏效；另一组包括肌肉萎缩性侧索硬化症、脊髓小脑变性、肝硬化、肺纤维化、慢性肾功能不全等，本组病证需要西医同汉方结合治疗才能取得最佳效果。这两组病证，有的属于病因难以确定，有的则被认为是不可逆的退行性病变或疾病的晚期表现。后一类包括现代新开发的西药虽有治疗作用，但因其副作用大，不能连续应用，而汉方制剂却有良好疗效者。例如，小柴胡汤类方剂的主药柴胡具有抗炎、保肝和抗溃疡形成的作用，因而就选用此类汉方来治疗胃溃疡等疾病。

简而言之，当代汉方医学界普遍认为，汉方主要适用于一些慢性病、原因不明或西药疗效不佳的疾病，即把汉方作为西医疗法的一种辅助或补充治疗手段。

2. 汉方的运用特色　由于长期形成的传统和现行法令的限制，目前日本官方允许使用的汉方不到150个，正因为所用的方剂种类不多且相对固定，再加上应用各种现代化检测手段诊断疾病、评估疗效，导致汉方的临床运用形成了以下三种特色：①客观性和可重复性：现代日本的处方解说对所收录的汉方适用的西医学病名都是严格应用现代化的检测方法进行诊断和评估的，因而每一方剂的临床运用都有比较客观的体征、检查指标等作为依据，而且有翔实的病案作证据，因而汉方应用具有较强的客观性和可重复性。②标准性和明确性：汉方的"处方解说"中设有"临床上的使用目标"一栏，具体记述了临床应用该方时必须遵循的标准，包括同该方相对应的或特有的症状、体征、病证名称、病理倾向及禁忌等，明确具体，一目了然，学习者用起来很方便，同时也有利于汉方运用的规范化和统一化。③精简性和创新性：所谓精简性，不仅表现在汉方的种类少、药味组成少、剂量轻，还反映在对汉方（尤其是古方）运用的娴熟和丰富的心得上。所谓创新性，表现在要用为数不多的汉方去治疗临床上种类繁多、病情复杂的各科疾病，迫使汉方医师不得不熟练而深刻地把握汉方的作用机制，在继承前人经验的基础上，不断扩展、开拓汉方临床运用的主治范围及新领域。所以，对于那些中日双方都常用的方剂，汉方医药家在具体应用上有不少独特的发挥或创新，有些现代中医少用的古方，汉方医师却经常使用，而且用得出人意料，出奇制胜。

为便于理解上述特色，试举两个汉方的临床应用为例以说明之。

五积散，出自《太平惠民和剂局方》。一般的汉方处方解说记载其适应病证为急性胃肠炎、胃及十二指肠溃疡、胃酸过多症、胃痉挛、疝气、腰痛、坐骨神经痛、诸神经痛、风湿病、脚气、白带过多、痛经、月经不调、下半身寒冷症、半身不遂、跌打损伤、心脏瓣膜病、老人感冒、喘息、难产、死胎不下、部分白喉、奔豚症等。日本医师岩崎勋则根据五积散药性温散，而有消除气、血、痰、寒、食五种积滞，振奋脾胃机能，促进腹腔和末梢血液循环，调整消化道及肌肤的水液代谢等作用，从北海道的寒湿环境对当地居民的特定影响的实际出发，将该方扩展应用于斑秃、头部秕糠疹、粉刺、日光性皮炎、慢性中耳炎、慢性鼻炎、便秘、慢性膀胱炎等，也取得了良好的疗效。

女神散，乃日本浅田家族方，由当归、川芎、白术、香附各 3 克，桂枝、人参、黄芩、槟榔各 2 克，黄连、木香、甘草各 1.6 克，丁香 0.6 克，大黄 0.5 ~ 1.0 克组成。本方主要用于神经症、血道症（包括妇女月经不调和胎前产后诸疾等）及眩晕头痛三大类疾病。其"使用目标"为：气血上冲所致的上火、眩晕、头痛、头重感、心悸不宁、便秘、失眠，脉象不定，腹诊心下痞硬及下腹部有压痛，病性定于虚实之间而稍微偏向实证。

3. 汉方的常用剂型及服用方法　自 1976 年汉方制剂开始载入健康保险药价基准以来，汉方的临床使用一直是以成方的提取物（extract）的颗粒冲剂（或粉末剂）作为主要剂型，汤、膏、丸、丹等传统剂型很少使用。之所以选择这种制剂形式，主要是从有利于药品质量的管理和检测，保障用药的安全，节省患者的时间以及便于服用等因素考虑的。而且，允许生产什么规格、品种的汉方制剂，以及由哪些制药公司来生产，都有一套严格的审批程序和监管制度。

为了减轻汉方制剂种类少与临床病情复杂多变的矛盾，近年来两个或两个以上汉方制剂合并服用的情况越来越多见。同时，随着部分单味和汉药被批准加工成便于服用的粉末剂或颗粒剂，医生的处方也出现了一种汉方制剂加入少数单味药的用药形式。例如，前面提到的五积散，如果治便秘可加入大黄，兼下半身寒冷可加入附子。不过，这种用法尚未普及，而且一般加药都限于 1 ~ 3 味。

笔者曾实地考察过一些汉方诊疗所，他们接待初诊患者非常谨慎，费时很多。在一般的望、闻、问、切（腹诊必不可少）后，便开出大量检测单，待检测结果全部出来后才做出西医病名的诊断；然后，根据诊断的西医病名和患者的临床表现（即证候），联系"处方解说"中方剂的适应范围和"使用目标"，选定处方，写出某某公司生产的某某方剂、规格和用量。汉方制剂一般都是按成人一次用量包装好的，如同我国现代的中药冲剂一样，按时用开水冲服或加水略煎服即可。一般一次要开两个星期的药物剂量。复诊时，处理就较为简单，医生先看病历或从电脑中调出患者的有关资料，询问病情变化及服药反应，或稍做检查，便开处方。

汉方制剂属于天然药物，副作用少，而且对西医治疗效果差的不少疾病有一定的疗效，因此在日本愈来愈多的慢性病、老年病及一些疑难病患者求治于汉方，电视上也经常有常见病的汉方诊疗讲座节目。然而，从有关资料和本人的初步观察来看，目前汉方诊疗的规模和范围远不及我国的中医药，而且就整体而言，其治疗效果也不及我国的中药来得迅速和显著，这恐怕同汉方习用固定处方，缺乏审机定治，因而针对性不强，以及用药剂量偏小等，有一定关系。

（本节和上节摘自成肇智的三篇论文：《中国中医药科技》1994 年第 4 期的《日本汉方医学的现状、特点和优势》，《湖北中医杂志》1992 年第 3 ~ 5 期的《汉方医学的源流、学术特色及临床运用》，《中医药信息报》1993 年 8 月 28 日的《汉方医学的前景及启示》。选录时对文章的段落已进行调整，文字也有部分删改）

【点评】成老师作为国家教委派出的高级访问学者，1991 年在日本富山学术访问半年后，按时回国。他克服了语言障碍，虚心学习、收集了大批相关的医学资料，并对日本汉方医学做了系统的对比研究和探讨，回国后发表了一系列有分量的学术论文，对中日医学交流做出了贡献，并因此于 1994 年入选参加全国青年联合会举办的"首届日本留学归国者科技成果展览会"（全国共选出 40 名，中医界仅 1 人），其成果和事迹在日本几个大城市巡回展出。其发表于《中国中医药科技》的论文还荣获湖北省第六届自然科学优秀学术论文二等奖。

第三节　日本汉方医学的药物学、方剂学特点

一、药物学的特点

汉方医师使用的药物叫"和汉药"，研究和汉药的学科称为和汉药物学。和汉药物学具有以下特点。

1. 把药物的基源、成分、现代药理和适用的疾病（指现代西医病名）作为研究的重点　1984 年出版的《图说东洋医学·汤液篇》的药物部分，对传统的药性（气味、归经、升降浮沉等）、功效及炮制等一律略去不提，而对药物的基源、生化成分、药理作用、主治的西医病名及处方例子则详加论述。

2. 用西医学的观点和术语表达和阐释和汉药的功用和所治疾病　例如，《临床应用汉方处方解说》记述麦门冬的功用为"消炎、滋养、镇咳、缓和"，主治为"结核、肺炎及支气管炎的咳嗽"等。

3. 采用博物学及植物学的方法对和汉药进行分类　例如，《原色和汉药图鉴》把药物分为植物、动物及矿物三大类，而植物类药物又分为全草、叶、花类，根皮、树皮类，全草、根皮、树皮的切片类，茎、材类，树脂、提取物类，虫类，藻菌类等共七小类。

4. 临床应用的和汉药的味数较少　据日本有关文献统计，汉方医师用的和汉药一

般在 200 味以内，这同汉方医师习用张仲景的"古方"有关。

5. 存在着相当数量的同名异物药　例如，中国通用的当归乃"川归"和"秦归"（Angelica Sinensis）的干燥根，而日本使用的却是"大深当归"和"北海当归"。另外，日本用的茵陈不是幼苗而是花穗，用的桂枝实为桂皮，而且苍术和白术、赤芍和白芍都不加区别地混用。

二、方剂学的特点

汉方医学的方剂学叫"处方解说"或"处方学"，它的内容和地位同中医方剂学相比，有着显著的区别。

1. 汉方医学以"方证对应"作为诊疗模式，因而"处方解说"在其医学体系中处于非常突出的位置。矢数道明先生曾说："'证候学'也罢，'方证相对医学'也罢，归根结底还要落实在'处方学'上。"所以，近十多年出版的汉方医学著作中，绝大多数都是"处方解说"之类，或是以阐释汉方处方为主的书籍。

2. 汉方医学多选用前人传下来的成方，其中张仲景的"古方"（即经方）就占了一半以上。当代汉方名医藤平健先生认为，"古方"乃医疗经验的结晶和组方的典范，不可擅自改动。笔者对汉方医学界影响较大的《汉方诊疗医典》《临床应用汉方处方解说》《汉方业务指针》和《新版汉方医学》四部书做过粗略的统计，此四部著作收载的方剂均在 100 ~ 150 个，其中张仲景的经方占 51.3%，中国的后世方占 37.4%，而日本医师自创的后世方仅占 11.3%。在中国的后世方中，宋代的《太平惠民和剂局方》和明代龚廷贤的《万病回春》的方剂又占了其中的 51.9%。

3. 处方解说的重点放在方剂的应用目标、适用病名、原典解说及病例等项，而且主要用西医的术语来表达，很少从中医传统理论的角度去说明方剂的组成、功效、主治及加减法等。

4. 鉴于汉方医学的诊断倚重于现代科学技术的检查手段，并且所用的方剂数量少而相对固定，其方剂应用的客观化和标准化程度就比较高。例如，细野史郎先生明确提出葛根汤的应用目标主要是"后头部、颈、肩、背的强硬"，并列举"副鼻窦炎、脑炎、高血压、醉酒、皮肤疾患及肩凝症"等为其适用的疾病。就整体而言，汉方医学对方剂（尤其是经方）的应用称得上"少而精"，的确有一些独到之处。

5. 汉方医学的处方一般按所治疾病分类，或以基本方证为中心归类。例如，凡主治支气管炎的方剂，诸如麻黄汤、小青龙汤、麻杏甘石汤等列为一类；或者以主治少阳病的小柴胡汤为中心，把大柴胡汤、柴胡桂枝汤、柴胡桂枝干姜汤等归属于此类。

6. 常用剂型是由生药的提取物制成的颗粒冲剂，而用量只有中医常用剂量的三分之一。现代汉方医师所开的处方中，70% ~ 80% 为浓缩提取物的颗粒冲剂，水煎剂（汤剂）及其他传统的膏、丹、丸、散等剂型很少使用。同时，一剂生药的日平均总量为 20 ~ 40 克，其中每一味药用量平均仅 2 ~ 3 克，只及当代中医师中药用量的三分之一。这与汉方医学家自古以来对《伤寒论》方剂药量的换算方法、习用生药而不加炮制、药源缺乏而药价昂贵，以及日本列岛的水质、日本国民的体质特征等众多因素有关。

三、中日传统医学药物学和方剂学的比较

现代的中医学和汉方医学虽然都根源于古代的中医学，但是二者是在中国和日本两个不同的国度里流传、发展和演变而逐渐形成的，因此它们之间存在着一定的差异，其差异要点见表1。

表1　中日传统医学药物学和方剂学比较表

项目	中国的中医学	日本的汉方医学
药物学	以传统的药性、功效、主治证型（病机）及主症为重点 用传统的中医学理论表述和阐释 使用炮制的中药在 400 味以上	以基源、成分、药理及西医病名为重点 用现代西医学理论表述和阐释 使用生药仅在 200 味以内
方剂学	仅是临床证、机、法、方诊疗环节的一环 应用方剂的个体针对性、灵活性强 水煎剂为主要剂型，剂量为汉方三倍	强调方证对应，处方解说处于突出地位 应用方剂的客观化、标准化较强 浓缩的颗粒冲剂为主，剂量偏小

从以上讨论不难看出，中日传统医学同源异流，各具特色，互有短长。如果今后双方加强沟通与合作，一定能相互促进，加速发展，共同繁荣，从而为东方医学重新崛起、为人类的健康福祉做出巨大的贡献。

（摘自《北京中医学院学报》1992 年第 6 期成肇智、李咸荣的论文《日本汉方医学药物学和方剂学的主要特点》）

【点评】依据本文的观点，中、日的传统医学各具特长，应开展经常性的学术交流，以利双方优势互补、共创繁荣，才能为人类健康做出较大的贡献。近二十年来，汉方医学创制的中药浓缩的颗粒冲剂，以其简、便、效的优点，受到越来越多的中医师和患者的青睐，逐渐在中国的大城市、东南亚及欧美国家流行开来，就是一个颇具说服力的例证。

第四节　《本草纲目》和日本汉方医药学

李时珍先生用毕生心血浇铸而成的《本草纲目》，是中药学的划时代巨著，极大地丰富了世界医药学、植物学、动物学、矿物学等自然学科的知识宝库，被伟大的生物学家达尔文称作"古代中国的百科全书"。中日两国一衣带水，日本的汉方医学又起源于古代的中医学，因而李氏的《本草纲目》同汉方医药也存在密切的联系。

一、《本草纲目》在日本的流传及原因

《本草纲目》完成于 1578 年。1593 年，即李时珍逝世的同年，《本草纲目》的初

刻本（即金陵本）由胡承龙出资在南京刻成（一说刊行于 1596 年）。1603 年，江西巡抚夏良心在南昌翻刻了《本草纲目》（即江西本）。1606 年，日人林道春将其在中国得到的《本草纲目》带到长崎，献给江户幕府的创建者德川家康。1608 年，汉方医药学家曲直濑玄朔在《药性能毒·跋》中写道："近《本草纲目》来朝，予阅之，撮至要之语，复加以增添药品。"这可视为《本草纲目》已传入日本的佐证。

1612 年，林道春摘录《本草纲目》的部分内容加以训点编成《多识篇》。1631 年，《新刊多识篇》（又称《古今和名本草》）五卷出版，并附有日文药名，是日本早期研究《本草纲目》的专著。1637 年，京都又刊行了《本草纲目》最早的日本刻本，并在中文旁用日文片假名填注、标音、训点，因而也可看作《本草纲目》最早的日文版本。其后，《本草纲目》的多种中文版本陆续传入日本，而日本国内也渐次出现了多种日文版的《本草纲目》（即和刻本）。与此同时，在日本学术界掀起了"本草热"，大批和汉药物学和本草学著作问世。其中，在《本草纲目》基础上进行选辑、增补、释名、注疏、发挥的作品占大多数，诸如远藤元理的《本草辨疑》（1681 年）、下津元知的《图解本草》（1685 年）、贝原益轩的《大和本草》（1709 年）、稻生若水的《庶物类纂》（1715 年）、松冈恕菴的《用药须知》（1726 年）、香月牛山的《药笼本草》（1734 年）、前田利保的《本草通串》（1859 年）等，在日本汉方学术界均占有重要地位。不少日本学者还致力于《本草纲目》的学术研究，或综合述评，或专题探讨。据资料统计，在十九世纪七十年代以前的 200 余年中，日本研究《本草纲目》的专著达 30 种之多。

《本草纲目》在日本如此迅速流传，是有其历史背景和原因的，主要有以下五点：①德川幕府大力振兴经济，奖励科学文化，大大刺激了对中国医药书籍的需求。②当时中日贸易及交通发达，印刷术进步，为中国药材的输入和书籍的翻译、刊行提供了便利的条件。③江户时代是日本汉方医学最发达的时期，医学的繁荣必然要求药学也有相应的发展，无论从品种、数量还是药学质量，《本草纲目》都明显高于以前的同类书籍。④日本药材资源贫乏，为减少大批进口药材的开支，幕府采取了鼓励在国内开发药源、兴办药园的政策，而《本草纲目》则为引种、栽培、修治药物，提供了丰富的资料。⑤日本民族善于吸收国外科学文化的精髓，达到当时最高水准的《本草纲目》一旦传入日本，自然会迅速流传开来。

二、《本草纲目》对汉方医药的影响

当代日本和汉药物学家难波恒雄说："《本草纲目》……给予了江户时期的学术界以极大的影响，还对江户中期盛行的'本草热'起了重要作用。"具体而言，《本草纲目》对日本学术界，特别是对汉方医药的影响，可以归纳为以下三个方面。

1. 推动了和汉药物学全面深入的发展，促成了长达 200 年的"本草热"。《本草纲目》收罗宏富，考订详明，每药之下设校正、释名、集解、正误、修治、气味、主治、发明、附录、附方诸项，从药物的基源、形态到功效及临床运用，均给予了精辟的论述，是集明代以前本草学之大成，并把本草学提高到一个空前的水平。在《本草纲目》传入日本之前的五个世纪，日本医药界均以宋代唐慎微的《证类本草》为范本。《本草纲目》的传入使日本的本草学获得了飞速的进步。这一时期，日本不仅本草著作数量众多，其学术水平也空前提高，涌现出日本学术史上最著名的一批药物学家和博物学家。正如日本近代著名医史学家富士川游所说："江户时代初期，我国本草学兴起，稻生若水、阿部友之进、松冈恕菴等均以本草而自成大家，他们观察草、木、虫、鱼、金、石以辨其形质，分别性味的寒热温凉、甘苦刚柔，详述其主治。"尽管这些专家研究的重点和成就各自不同，但均深受李时珍学术观点的影响，他们研究本草学的专著，大量取材于《本草纲目》，则是其共同特征。例如，稻生若水的物产学名著《庶著类纂》所载药物的名称、分类及其考证等，多源于《本草纲目》。稻生氏弟子松冈恕菴所撰《用药须知》（1726 年）着重论述了 320 种常用药物的品质、形态、鉴别等，其论述的依据也多来自《本草纲目》。在日本民间流传甚广的《大和本草》共收集药物 1362 种，其中直接出自《本草纲目》者就有 772 种，其作者贝原益轩另有关于《本草纲目》的专著 2 种。日本近代有名的本草学家冈西为人指出：日本的药书受中国的药书，"特别是《本草纲目》的影响非常显著，摘录其中同医疗密切相关的内容而成书的很多"。江户时期日本出现"本草热"的原因甚多，其中《本草纲目》的影响是不能忽视的。为此，难波恒雄教授把"工商业的发达和《本草纲目》的传来"，并列为两大原因。

2. 先进的药物分类和完备的本草体例被日本学术界普遍接受和遵循，并在一定程度上指引着日本本草学的发展方向。《本草纲目》按"从贱到贵"，即从简单到复杂、从无机到有机、从低等到高等的顺序把药物分为十六部，这同进化论的观点基本一致。每一部之内的药物，又依其性能、功用归类，便于查找。在编写体例上，"每药标正名为纲，附释名为目，正始也；次以集解、辨疑、正误，详其土产形状也；次以气味、主治、附方，著其体用也"。李时珍这一药物分类法和本草编写体例，传入日本，便被和汉药学界所采纳并竞相师法。例如，稻生若水的《炮炙全书》（1702 年）对 474 种药物按草、木、竹、鳞、介、羽、毛虫、金石、水、火、土等分类，每药又记载其气味、修治、畏恶、鉴别、采取法等。被称作"集日本本草学大成"的《本草纲目启蒙》载药 1882 种，每药下列有历代的异名、日本地方名、形色、产地、市售品的真伪以及决疑、正误、引证等项目。可以说，这两部书从形式到内容都近似于《本草纲目》。

冈西为人说："本草学起源于药物学，本草学家大体上就是医学家，故本草书同药书缺乏明确的界限。"江户中后期，日本的本草学基本上朝着两个方向发展：一是随着医学的兴盛而趋向药性、药效的研究；二是同药学分离，走向博物学的道路。这就是说，本草学一分为二，朝着药学和博物学两个不同的方向演化。这两种演化过程都同《本草纲目》有一定的联系。一方面，《本草纲目》所列的气味、主治、附方等项，直接涉及药物的治疗效果和临床运用，从而成为和汉药物学的重要资料来源。例如，1608 年，曲直濑玄朔在增订其父道三的药学名著《能毒》时，明言以《本草纲目》作为主要参考书；又如多纪元坚的《药治通义》（1839 年）和古藤尚贤的《古方药品考》（1842 年）等著名的药学专著，均大量取材于《本草纲目》。另一方面，从《大和本草》《庶物类纂》到《本草纲目启蒙》，其博物学色彩越来越浓，而这些著作受《本草纲目》的博物学分类法和学术观点的影响很大，其"名物学"和"物产学"的内容多以《本草纲目》的释名、集解、辨疑、正误等项所载为依据。对此，难波恒雄教授认为："日本的本草学，初始于中国本草的名物学，继则带有博物学的成分，向着植物学、动物学等近代生物学发展，并变成了自然科学思想的培养基地。另一方面，它却不能避免从研究治病药物中脱离出来的讥讽。"在从本草学向博物学分化的过程中，《本草纲目》以其丰富而翔实的博物学资料，发挥着桥梁和基地作用，这是不可否认的历史事实。

3. 实证亲验、纠误创新的治学精神陶冶着汉方医药界的学术风气，影响其学术流派的形成。李时珍敢于实践创新的精神，不仅对中国，而且对日本的医药学者都发挥着深远的陶冶作用。在江户时代初、中期，日本的本草学界出现了两大学派：一个是以采药、种药为主结合实地调查的阿部将翁学派；另一个是以文献考证研究为主、结合实地调查的稻生若水学派。两派的共同点是坚持实地调查，这与李时珍的亲身实践、实地调查的治学精神是一致的。如果考虑到江户初期《本草纲目》即已传入日本并广泛流传的历史事实，那么这两者之间的内在联系就不难理解了。此外，在十七、十八世纪，日本曾出现以栽培和研究和汉药为目的的兴办药园的热潮，这与《本草纲目》详述药物品种、产地及栽培知识等，以及李时珍种药、采药及亲试亲验的榜样作用不无联系。

我国医史学家马继兴指出："从十七世纪中叶到十九世纪前半叶，是汉方医学发展的最高峰，也是派别分歧的高点。"江户初期，以曲直濑道三为代表的"后世方派"在汉方医学中占据统治地位。到了十七世纪后半期，以名古屋玄医、后藤艮山为首的"古方派"开始抬头。到了十八世纪初中期，在香川修庵、山胁东洋、吉益东洞等著名医家的大力倡导下，"古方派"逐渐取代"后世方派"而成为汉方医学的主流。"古方派"的形成，同他们遵奉"实证经验主义"密切相关。所谓"实证经验主义"，就是反对空洞抽象的理论，主张一切医药理论和观点都必须经过亲身的实践验证才能接受，这同李时珍强调实践和调查的治学精神完全一致。

"古方派"的另一个学术特点是对中医药学中某些学术理论加以批判和否定。而《本草纲目》指出，以前本草书中"谬误亦多""疵瑕不少"，因而要"复者芟之，阙者缉之，讹者绳之"，这种纠误创新精神，可能对"古方派"的学术思想产生过某种影响。例如，香川修庵在《一本堂药选》（1734 年）中收集了自己亲验的药物 145 种，每药之下立"试效"条，叙述自己验证过的肯定药效，"撰集"条记述药物的品质、形状、采栽、用法，"辨正"条对历代本草的伪误加以辨析纠正。同时，香川氏还对金元时期的药性理论加以挞伐。吉益东洞的《药征》（1771 年）被看作"古方派"药物学的教科书，虽只收药 53 种，但对每药的药效详加论述。其中，"考征"条辑录了《伤寒论》有关方证，以证实其药效，"互考"条辨析方证的正误，"辨误"条纠正其他本草书的错讹，"品考"条则简述该药的产地、品质及赝品等。由此不难看出，"古方派"的药学著作不仅蕴含有同《本草纲目》一样的实证亲验、纠误创新的科学精神，其编写体例和方式亦反映出对《本草纲目》的仿效。应该指出，"古方派"对张仲景以外的传统中医药学理论的批判过于偏颇，这同李时珍继承和扬弃相结合的态度是有差异的；同时，"古方派"的"实证经验主义"的形成与当时传入日本的欧洲科技思潮也有关。

李时珍及《本草纲目》对日本学术界的影响十分深远，远不是本文所能赅尽的。冈西为人先生说得好："《本草纲目》对我国本草学的非常大的影响是难以否定的。"这便是本文的结论。

（摘自《湖北中医学院学报》1999 年第 2 期成肇智的论文《〈本草纲目〉和日本汉方医药学》）

【点评】 伟大的中药学家李时珍的划时代巨著《本草纲目》问世不久，即传入日本，对正开始进入繁荣期的日本汉方医药学不啻为恰逢其时的兴奋剂和助推器，不仅大大充实了和汉药物学的内容，有力地促进了汉方医学的发展，而且也陶冶着汉方医药界的学术风气，影响其学术流派的形成。这就是成老师此文广征博引所欲表达的主题，同时，也可把它视为中医药学对日本汉方医药学的学术渗透和深远影响的一个缩影。

第五节　高等中医药院校开设专业英语课势在必行

面对二十一世纪的中医药高等教育，必须适应中医药现代化和国际化发展的客观趋势，为此，中医药院校的英语教学改革不可避免。本文拟就其中一个关键问题，即中医药（专业）英语课的设置，谈谈我们的意见，期待引起同道的共鸣和关注。

一、现行中医院校外语教学的弊端

我国高等中医药院校的外语教学，至今实施着一种模式，即以公共英语为教学内容，以通过大学英语四级或六级考试为教学目标，基本上属于应试教育的范畴。这种教育最大的弊端在于外语教学同专业教学相分离，学生所学与所用脱节，最终导致大学的外语教学达不到预期目的，即不能发挥出为专业学习和工作服务的功能。

众所周知，高等学校是培养某一学科高级专业技术人才的摇篮，而高等学校的外语教学应从属于这一目的。换言之，外语教学的目的应是为学生将来更好地从事专业工作、提高专业水平提供语言工具，而不是要求学生在外语语言领域达到多高的造诣（当然，外语专业的学生除外）。但是，现行的教学计划、内容、考核目标等却不然，仿佛外语教学和专业教学互不相关，各行其道。就一个学生而言，从初中一年级开始学英语，到大学三年级已经学了九年英语，如果是硕士生，就可能学十一二年的英语，然而究其所学，都是公共英语，很少或基本未涉及专业英语。诚然，公共英语是专业英语的基础，可是公共英语并不能取代专业英语，因为后者在常用词汇、惯用表达、句式结构等方面有其特殊性，这在中医药的专业英语中尤为突出。中医药学乃起源、形成于古代中国的传统医学，具有自己独特的理论体系、诊疗技术及习惯用语。因此，在现行的公共英语甚至医学英语中，都难以找到其对应的表达方式。所以，中医药院校的学生，即使通过了大学英语的四、六级考试，仍然需要参加专业英语的学习。我们对本科生和硕士生共93人（硕士生25人，过六级者38人）进行调查，他们平均学习公共英语课已达9~10年，其中，自述能借助词典大体读懂中医药英语短文者36人，占总数的38.71%，能勉强写出中医药论文的英语摘要者30人，占32.26%，能英译中医药短文者27人，占29.03%，能开展简单的中医临床英语对话者21人，占23.33%。同时，在难度不大的中医药英语摸底测试中，交白卷者4人，不及格者62人，及格者27人（其中硕士生16人），及格率仅29.03%。此外，许多硕士生甚至博士生在英译其毕业论文时，往往求助于他人，亦证明了这一点。

大学英语教学长期以通过四、六级考试为教学目标，无形中引导学生追求高分，追求通过更高级别的考试，而忽视全面素质和专业能力培养，已成为高校由应试教育向素质教育转轨的一大障碍。在我院的本科生和硕士生中，那些英语成绩差者，把大量时间、精力花在英语上，严重冲击了专业课程的学习，其目的仅在于通过四、六级考试；而已经通过四级或六级考试的学生，一部分因缺乏进一步学习英语的动力而止步不前，另一部分则热衷于托福、GRE等各种出国留学考试，以致将其所学专业弃置不顾。由此可见，现行的英语教学模式既不利于高校素质教育的贯彻实施，又在一定程度上妨碍了专业教学水准的提高，进而造成了教育资源的浪费。对于那些专业思想不太坚定的中医药院校学生来说，此种负面影响更显而易见。

二、开设中医药英语课的迫切性和必要性

根据四年来我们初步实践的体会，中医药院校开设专业英语课的必要性，至少可从以下四个方面体现出来。

1. 培养外向型中医药人才战略目标的需要　二十一世纪中医药必将全方位、多层次地走向世界，中外医学交流亦将空前频繁。为此，一大批既精通于中医药各专业，又能熟练地用英语进行专业交流的人才，即外向型中医药人才，必将为国内外医药界所急需而大有用武之地。从现在开始，在全国中医药院校中逐步开设并普及专业英语教学正是为新世纪培养外向型中医药人才的一项战略决策，同"十五大"确定的国家长远建设目标也相吻合。

2. 中医药院校深化教学改革的需要　我国高等教育，普遍存在着重应试教育而轻素质教育的倾向，其中，英语教学以通过四、六级考试为目标便是典型一例。在中医药院校，外语教学与专业教学脱节、所学与所用相分离的状况尤其严重，这不仅成了外语教学向素质教育转轨的桎梏，而且导致教育资源的浪费。如果一个大学毕业生写一篇专业论文的英语摘要都感到困难的话，那么其大学英语教学便是失败的。开设专业英语课，能够促进外语教学与专业教学的有机结合，从而成为中医药专业英语教学改革的一个切入点。

3. 中医药人才市场激烈竞争的需要 我国已全面进入社会主义市场经济的新时期，高等院校"招生并轨制"的实施标志着高等教育已纳入市场经济体系。一所中医药院校要想在国内外人才市场的激烈竞争中站稳脚跟并有所扩展，就必须使自己培养的人才尽量满足市场的需求。近几年中医药院校毕业分配的现实表明，知识面广、动手能力强，特别是掌握了专业英语和电脑操作技术的毕业生，最受用人单位欢迎，我院已结束专业英语班学习的学生强烈要求学校发给他们单科结业证书，也佐证了这一看法。

4. 改进中医药人员知识结构的需要 我国现有的中医药工作者，除少数来自家传私授或师带徒外，主要是近 50 年来高、中级中医药院校或医药院校的中医药专业培养出来的。由于长时期以来中医药院校缺乏专业英语课程，他们中的绝大多数尚不具备进行对外专业交流的能力，这在一定程度上妨碍了他们获得、利用或借鉴国外同行的专业成果，从而限制了自身知识面的拓展和专业水平的提高，与西医药学的同行比较，中医药工作者在这一方面的素质缺陷十分明显。如果经过短时间的专业英语培训，具有四级及以上公共英语水平的中青年中医药工作者能够弥补这一缺陷，其深远意义不可低估。

三、普及中医药英语教学的条件渐趋成熟

回顾四年来的实践历程，我们深深感到，中医药院校欲开设并坚持实施专业英语教学，以下三项基本条件缺一不可。

1. 具有热心并胜任中医药英语教学的师资队伍 在教学活动中，教师的积极性和教学能力是成功的关键。中医药院校的专业英语教师，必须既会英语，又懂中医药。若在十多年前，这样的师资是难找到的，但现在，这已经不是太大的问题。一方面，越来越多的留校任教的中医药院校毕业生，或送出去进修英语，或长期担任留学生教学，已逐渐具备了专业英语教学的能力；另一方面，在中医药院校从事公共英语教学的教师，或外事机构中的资深翻译，通过自学中医药，或在工作中耳濡目染，也有一部分能胜任专业英语的教学。在中医药对外开放的形势下，我院几位懂英语的中医药教师，亲身体会到培养学生专业英语能力的重要性和迫切性，经过教务处的协调，组成了一个松散的专业英语教学班子，在完成本职工作的同时，"白手起家"，自编教材和教学大纲，并挤出休息时间，不计报酬地授课。可以说，没有这种对事业执着追求、乐于奉献的精神，我院的中医药英语课既开不起来，也坚持不下去。

2. 具有掌握英语基础而又正在学习中医药的教学对象 进入高等中医药院校的高中生，再经过一定学时的公共英语的教学，应该说已具备了较扎实的英语基础，此时用不太多的学时转入专业英语的学习，乃"顺水推舟"而"水到渠成"之事。随着改革开放的深入，中医药对外交流日趋频繁，中医药人才市场的竞争日趋激烈，促使越来越多的在校学生和在职的中医药从业人员意识到，掌握专业英语而能开展中医药对外交流，既可以使自己择业具有优势，又有利于专业能力的提高。因此，他们学习专业英语的积极性空前高涨。我院每次开办的中医药英语班，报名人数都远超计划人

数，迫使我们不得不通过入班考试以淘汰大部分报名者，而被淘汰者仍要求旁听，或购教材自学。同时，参加学习班的学生十分珍惜这一学习机会，学习的自觉性和主动性很强，即使在晚上、假日开课也从不缺课。此外，不少在职的中医药工作者亦来函联系听课，或索购教材及资料。

3. 具有突出中医药特色并符合教学需要的教材和教学大纲　如前所述，鉴于历史、文化背景的差异，中医药学的学术理论、专业术语在现有的英语中缺乏对应的表达方式。然而，随着半个世纪来中医药学的振兴及其在国际间交流的增强，这一状况已大为改观。近 20 年来，大多数中医药术语和理论的英语翻译渐趋规范和统一，从而为专业英语教材的编写及教学内容的确定提供了比较可靠的依据。我们在编写教材和教学大纲前，曾对学生的英语能力、现状及其对专业英语教学的具体要求做过系统调查，在教学过程中，又根据师生的反馈进行了大幅度的修订，在吸收其他兄弟院校的意见后，2000 年 4 月我们主编的《中医药英语》已由人民卫生出版社作为协编教材出版。学生的结业成绩表明，修改后的教材更适合教学，并显著提高了教学效果。此外，其他兄弟院校也有教材、教学大纲相继问世。

中医药的专业英语教学仅仅有了一个开端，还存在不少需要改进、完善之处。但是可以断言，在中医药院校开设专业英语课完全必要，切实可行，效果显著，潜力巨大。我们建议：由有关领导部门牵头，统一规划，精心组织，使这一意义深远的工作得以在全国中医药院校健康有序地实施、推广。

（转自《中医药管理杂志》2001 年第 3 期成肇智、胡永年、吕刚等的论文《高等中医药院校开设专业英语课势在必行》）

【点评】成老师自 1986 年秋从卫生部（现国家卫生健康委员会，下同）第二届中医涉外人员英语培训班结业后，为了中医药早日走向世界，热心于湖北中医学院的留学生教学及中医药对外交流工作，还与志同道合的同事一起，克服种种困难，在全国率先开设并长期实施中医药专业英语课，培养出了一大批外向型中医药人才。2002年，本文荣获湖北省第五次优秀高教科研论文三等奖。

第六节　如何提高中医药英语教学质量

中医药英语教学，除了要遵循一般课程的共同规律外，若能在实施的具体过程中，紧紧把握以下原则，将可以更好地达致预期的教学目标。

一、突出中医药的专业特色

中医药英语作为一门专业英语课，是为中医药院校或西医药院校的中医药专业的博士生、硕士生、高年级本科生以及在职的中医药工作者所开设的选修课及继续教育课。课程的性质决定了它不是一般意义的英语课或专业课，而是从中医药出发，又落脚到中医药的专业英语课。这一点要在教学大纲中反映出来，并作为教师授课的指导思想，体现于教学活动的各个方面。在编写教材时，经过对学生的反复调查和教师的多次讨论，我们确定把中医基础理论、中医临床会话和中医药应用文写作三部分，作为教材和教学的基本内容。在具体实施教学时，第一部分以介绍中医药学常见的专业名词、词组及短语（句）的英语表达方式作为重点，第二部分以讲授中医门诊医患之间的英语对话及中医诊疗用语的英语表达为主，第三部分则将中医药学术论文、中医病历、中药说明书等的书写格式及其常用词语的英语表达作为教学的中心内容。经多次修改后，该自编讲稿已作为协编教材正式出版。此外，课堂对话和结业考试也都增强了中医药学的内容。教学的结果表明，这种突出中医药特色的教学，贯彻了学以致用的原则，激发了中医药专业的学生学习本课程的兴趣和积极性，而且英语教学和专业教学交叉渗透，相得益彰，呈现出两者教学效果同步提高的可喜局面。

二、选择合格的教学对象

中医药英语是公共英语的后续课程，目的在于培养学生用英语从事中医药对外交流的能力，因而其教学对象应具备两个条件：一是有一定的公共英语基础，二是掌握了中医药学的基本知识。这是因为，一方面，公共英语是专业英语的基础，而专业英语课学时有限，只应着眼于提高学生的专业英语能力；另一方面，若不懂中医药专业知识的人来学专业英语，则很难正确理解、灵活运用中医专业词语的英语表达方式，教学效果必然欠佳。我们认为，除了这门课能真正满足中医药专业学生的实际需要外，严格选择教学对象也不容忽视。

三、看重中医药英语运用能力的培养

对学生的抽样调查表明，现在大学生的英语基础知识普遍强于其英语的实际运用能力，其英语考试的成绩笔试明显胖于口试，存在"高分低能"现象。而在运用英语的实际能力方面，他们反映的难度顺序是：听＞说＞写＞译＞读。中医药英语属于语言能力培养课，而培养语言能力最忌讳"灌输式"教学法。为此，我们在教学方法上坚持把培养中医药英语的实际能力放在首位。

首先要求教师一律用英语讲课，必要时配合少量的汉语，以强化听力训练，营造语言交流的气氛。其次，要求授课既不脱离教材，又避免照本宣科，课堂上只讲教材的重点、难点，尽可能多地采取提问、对话、听写及其他生动活泼的练习形式，促进学生眼、耳、口、手、脑并用，变教学的单向输入为双向交流，变被动听课为主动参与，如此反复训练、多次强化，学生驾驭英语的能力就会逐步提高。同时，此种教学既能引导学生课堂上全神贯注于语言交流，还迫使他们课外挤时间去复习、预习，否则，便跟不上教学的节奏。另外，无论平时测验还是结业考试，都既有以翻译、写作为主的笔试，又有以英语对话为主的口试。考核的结果显示，学员经过 2～3 个月的学习后，中医药英语的各项能力都有大幅度的提高。

（转自《中国中医药报》1999 年 8 月 16 日成肇智、陈科力、黄志红等的文章《如何提高中医药英语教学质量》）

【点评】本文是成老师和他的同事们长期从事中医药英语教学的经验总结。这些经验对今天从事这一工作的同行仍具有借鉴、启迪作用。同时，由他主编的全国第一部中医药专业英语教材《中医药英语》于 2000 年出版，已有国内十多所医学院校应用于教学实践。本文及出版的教材作为成老师主持的省级科研课题的研究成果，2000年荣获湖北省第三届教育科研优秀成果二等奖。

第七节　试论"证"及相关词语的英译

"证"，在中医学中的本义，是指医生通过四诊获得并用作诊断证据的一切临床信息，包括今人所说的症状、体征、病史及各种现代检测结果在内的一切可用作诊断凭据的资料。可见，把"证"或"证候"译成 symptom and sign（症状和体征）或 clinical manifestation（临床表现），虽大体不错，但稍欠完整、准确。因为中医的"证"（证候）不仅包括以症状、体征为主的临床表现，还包括了病史、年龄、性别、职业、时令、气候、地理环境等一切作为中医诊断凭证的信息。所以，若把"证"或"证候"译成 clinical evidence（临床证据），似乎更能表达出此词的中医学本义及其完整的内涵。

临床上，证候并非一个一个单独出现，亦不是杂乱无章地涌现，而是同一种病机引起的多个证候常相伴出现，于是就产生了证候类型（简称证型）的概念。一个证型，就是某一病机引起的一组证候。近年来，多把证型译作 syndrome 或 symptom complex，前者乃西医学的综合征，而后者是症候群，两者的英文内涵与证型并不完全一致。按前述证候的英译，证型应译作 pattern of clinical evidences，脾气虚证（型）可译为 spleen–Qi deficiency pattern of clinical evidence。鉴于证（证型）使用频率太高，某一证型第二次及其以后再出现时，后面的 clinical evidences 常可省去，例如脾气虚证译成 spleen–Qi deficiency pattern 即可。主症、次症和兼症的"症"都指证候，但三者在证型中的地位各不相同，可分别译作 chief clinical evidence，subordinate clinical evidence 和 concurrent clinical evidence。

中医文献常用主症给疾病命名，而每一种疾病又可分若干证型，因此出现了"病证"这一与"疾病"概念基本一致的术语，并且病和证在古籍中常混用而不加区别，如中医学的痹病也可叫作痹证，而《伤寒论》也把"太阳证"称作"太阳病"。然而英译时却不能如此模棱两可，即"痹"只能译成病名而不能译成证型，"太阳"应译成证型而不宜译成病名。同时，习惯上"病证"一词也可简称为"证"。这样，一个"证"字在中医文献及口语中便可能有证候、证型和病证三种内涵，从而应分别译为 clinical evidences，pattern of clinical evidences 和 disease 或 disorder。至于某一句子中的"证"字究竟应如何英译，则需要根据上下文正确判断该字的中文内涵属于哪一种，然后再选用相应的英语表达形式。

"辨证论治"是当前中医学界使用频率最高的术语之一，可是它的英语表达却是一个老大难问题，长期得不到满意的解决。问题的症结主要不在英译方面，而是来自对此术语的中文解释存在较大的分歧。归纳有关教科书和词典所载，"辨证"不外乎四种解释：一是释为辨别、分析证候（症状和体征）；二是释为通过辨析证候以找出"病理症结"；三是释为探求和识别证型；四是释为辨清病邪、病位、病性和邪正关系等组成的某一特定阶段的病理变化实质，实即审察病机之意。与此相应，对"辨证论治"的英译形式也就五花八门。上述四种解释的分歧焦点是对"证"的不同理解，而且都欠妥当。第一种释"证"为证候，虽符合"证"的本义，但"辨证"和"论治"之间如何联系却成了悬念。为弥补此不足，后三种解释便有意识地"扩充"或改变了"证"的内涵。第二种所谓"病理症结"，其内涵不清，且有加字足义之嫌。第三种释"证"为证型虽通，但证型作为及物动词"辨"的对象则欠妥，因为"辨"的对象只能是从四诊收集到的证候，而证型则要通过"辨证"得出病机结论后才能确定并命名，因此，把"辨证论治"的"证"释作证型不可取。第四种实际上把"辨证"释为辨别病机了，这不仅混淆了"辨"的对象和结果，而且也混淆了疾病的现象（证候）和疾病的本质（病机），势必造成这些重要概念及其相关词语在使用上更加严重的混乱局面。

显而易见，"辨证论治"一词先天不足，即它的汉语文字构成决定了它表述不出需要它表述的学术内容。然而，若将其改为"辨证识机定治"或"审机定治"，则义明理顺，其英译也随之变得简易而流畅。较权威的《汉英医学大词典》（人民卫生出版社 1987 年第 1 版）把"辨证论治"英译为：diagnosis and treatment based on overall analysis of symptoms and signs, the cause, nature and location of the illness and the patient's physical condition according to the basic theories of traditional Chinese medicine。此译文既未把中医学的基本诊疗规律和学术特点表述清楚，而且句子冗长、逻辑混乱。笔者建议此术语英译成 treatment according to the pathogenesis ascertained by overall analysis of clinical evidences。意为通过辨证识别病机，依据病机确定治疗，能简明扼要地表述出中医学的基本诊疗规律和学术特点。当然，像"辨证论治"这样内涵比较复杂的常规性术语出现在文章中时，有时为求句式简洁，也可采用音译（汉语拼音）的形式加以处理。

（摘自《中国中西医结合杂志》1999 年第 9 期成肇智的论文《试论"证"及相关词语的英译》，已作部分删节和改动）

【点评】中医药学根植于中华大地，催生于东方文明，欲用英语来表达，绝非易事，加之中医药长期家传私授，其理论、术语不够规范、统一，更增加了英译的难度。本文从最常用又最具争议的"证"字及其相关词语着手，论述了作者提倡的中医英译的原则及几个常见术语的英语表达形式，强调英译必须准确地表达出中医学的本义及其完整的内涵，同时，与某一固定内涵相关联的几个不同词语应有各自不同的英语表达形式。这些都是针对当前中医英译界的混乱现状提出的宝贵建议，应引起同道和相关部门的足够重视。

第八节　加快中医药走向全球的步伐

——中医四大经典英语教材的编译思路和体会

一、编译中医四大经典英文教材的初衷

中医药学是中国对世界的重大贡献之一，中医药走向世界是人类健康的客观需要和必然趋势。中医四大经典是中医药的学术渊源，学习中医经典是中医师提高临床诊疗水平的必由之路，因此，学好中医经典是对一名合格中医师的基本要求。多种因素导致中医经典的英语教材长期"难产"，从而严重阻滞了中医药精华向世界的传播，其主要原因如下。

1. 中医经典用古汉语表述，文字古奥难懂。

2. 古汉语常一字多义，还有通假、借代、校勘等问题，导致词语的中文含义歧见杂陈，难于取舍。

3. 很多中医常用词语缺乏对应的英语表达形式，因而其英译需自己创建，难度很大。

4. 中医经典原文中同一词句往往有多种不同的解释，如果按某一种解释进行英译，必然引发持不同意见者的质疑、批评，以致争论不休。

有鉴于此，一些曾有志于中医经典英语教材的编译者，或犹豫徘徊，或知难而退，而出版社对出版此类教材也顾虑重重，难作决断。

二、如何选辑英文教材的中文底稿

四部中医经典英文教材的中文底稿，均来自二十一世纪出版的国内较受欢迎的主流教材。考虑此四者都是外国学生使用的英文教材，每门课的教学时数仅为 60～80 学时，因此，四部教材的内容及篇幅，同其中文底本比较，必须进行较大幅度的精简。前三部属原文选读的教材，在每段原文后，分设"提要""评释"和"应用"三个栏目，以利于外国学生对中医经典的准确理解和正确应用；而温病学的英文教材则按总论、各论的理论体系分章论述。鉴于每门课程的性质和教学要求都不同，有的教材还设有示意图表、复习思考题，以及依据条文序数和方剂名称编写的索引等。教材贯彻学术理论与临床实践及方药运用密切结合的方针，重点体现在"应用"栏目中。

三、如何英译中医经典教材

中医经典教材的英译力求达到两条基本标准，即忠于中医固有含义和译文流畅易懂。为确保经典课程英语教材内中医固有的丰富内涵不走样，采取的英译形式以意译为主，例如，"素问"译成 Inquiring into the Origin of Life and Disease，"证型"则简译

成 pattern。若直译能表达出中医的本义则用直译，例如，"藏象"译成 visceral picture。若直译不利于中医原义的表达，则改为意译，例如，"津液"译成 body fluid，"津"译为 thin fluid，"液"则译为 thick fluid。

为避免滥用音译，音译只用于中医内涵复杂或英语缺乏对应的表达形式的特定词语，如阴阳、气、辨证施治，以及人名、书名、时代名、经脉名、穴位名、中药名、方剂名等。必要时，意译也可与音译结合，如"五脏"译成 five Zang‑organs，卫气译成 defensive Qi。

教材中常用而重要的词语第一次出现时，往往意译（直译）和音译并存，此后遇到同一词语则选择其中一种英译方式，以节省篇幅。

中医经典课程的原中文教材的某些内容，例如"黄帝问曰""岐伯答曰"以及前后雷同的句子，还有注释、校勘等项目，没有必要留在英文教材中，一律删去而不译。

为尽量减少英译中的错误及不妥之处，我们依据英语教学中的多次反馈及时修订英文教材原稿，还聘请两位以英语为母语，又对中医和中国文化有所研究的学者，全面审阅此教材稿。

四、对中医经典英语教材的展望

本套教材的问世填补了中医经典英语教材出版的空白，必将受到国内中医院校师生、留学生以及国外中医院校师生及中医师的欢迎。通过对本套教材的教学实践，熟悉英语而不懂汉语的海内外广大的中医药学习者、工作者及爱好者，能够逐步领悟中医学的精华，提高自己的中医药学素养和临床诊疗水平，进而有力地推动中医学在全球的普及和发展。

当然，本套书籍的内容也存在着较大的提升空间，例如，有的教材内容稍显单薄，部分英语表达欠准确、清晰，少数字词有排印的错误，某些重点条文和方剂之后若能增补一些典型病案来配合教学，会收到相得益彰的效果等。

如果有机会再版，我们将进行适当的修改，使此套教材更能满足中医对外英语教学的需要。在此，也期盼国内外同仁共同努力，期待不久的将来，能有更优质的同类英语教材问世，从而加速中医药的国际化进程。

【点评】成老师在给多届英语班讲授中医四大经典的英语讲稿的基础上，与北京中医药大学陈家旭教授合作，花了 5 年时间编译出了四部中医经典的英语教材，由人民卫生出版社于 2017 年底正式出版。此套教材不仅填补了中医药出版物在这一领域的空白，也为国内外广大不懂汉语的中医药专业学生、海外的中医药临床和教学工作者，以及众多的国外中医药爱好者，为学习、研究中医经典著作，提高自身的中医学素养和临床诊疗能力，提供了一套简明实用的英文教材及普及读物。

本文乃成老师在人民卫生出版社举办的新书发布会上专题发言时的讲稿。担任主编的两位教授既有中医药的深厚底蕴，又从事中医药对外英语教学多年，相信此套教材的编辑和英译达到了较高的水准。最近获悉，此四部中医经典英语教材已被选入《中国出版传媒商报·法兰克福专刊》"2020 年百种最受海外欢迎的中国版权书"，证明此套教材已得到国际出版界的认可。

万事开头难，随着本套教材的发行，我们期待今后能有更优质的同类英语教材问世，以加速推动中医药走向世界，最终成为全人类共享的医学财富。

下篇

医案选辑点评

（一）重感冒兼咳嗽案

陈某，女，19 岁，在加中国留学生。2019 年 5 月 24 日初诊。

主诉：发热兼头痛 1 天。

现病史：患者昨日突然恶寒、发热，体温高达 39.4℃，伴头胀痛、鼻塞流涕，自服解热镇痛西药，出汗后体温略降，但今天中午体温又呈上升之势，遂来成氏中医诊所就诊。刻下：体温 38.6℃，微恶风，今晨起喉痒，咳嗽无痰，咳甚则胸痛，头痛渐转为头晕，鼻塞已不明显，咽红肿，口渴喜饮，尿黄，大便 2 日未行，舌红苔白稍腻欠润，脉滑数。

诊断：感冒重证——肺热壅盛，兼风热犯表。

治则：清热宣肺，佐以辛凉解表。

处方：药用颗粒冲剂。

麻杏石甘汤 8 克，银翘散 8 克，枇杷叶 1.5 克，前胡 1.5 克。5 剂。每天的药溶于 300 毫升开水中，分 3 次服。

2019 年 6 月 9 日二诊：服上方 2 天后已不发热，其他症状也减轻。服完 5 天药后，仅咳嗽未愈，其他症状消失，因学习忙，自认为拖几天就会痊愈，故未复诊。不料近 3 天咳嗽逐渐加重，咯少量黏稠痰，咽略痛，伴胸闷，呕恶，口不干，微恶风，咽充血，舌淡红苔薄白微腻，脉滑。提示表解热减，但肺脏余热未清而痰湿转重，宜化痰为主兼清热，佐以宣肺止咳。

温胆汤 8 克，麻杏石甘汤 5 克，紫菀 1.5 克，款冬花 1.5 克，桑白皮 1.5 克，黄连 1 克。5 剂，服法同前。

服此方后，咳嗽及其他症状消失而病愈，未再就诊。

【点评】此例感冒发病急，症状重，初诊风热表证明显（高热、恶风、头痛、鼻塞、喉痒等），肺热壅盛更重（咳剧、无痰、胸痛、口渴喜饮、脉滑数等），故用大剂量的麻杏石甘汤和银翘散加味，集中全力清热宣肺兼辛凉解表，而收效甚捷。二诊时虽热减表解，但因未遵医嘱及时彻底治疗，以致痰湿转重，咳嗽加剧，故方随证变，重用黄连温胆汤合麻杏石甘汤加化痰止咳药，而终收全功。

（二）儿童时行感冒案

李某，男，8 岁，小学生。1979 年 7 月 27 日初诊。

主诉：发热时轻时重 2 周。

现病史：患儿于 2 周前开始发热，状似感冒，家长给服自备的解热镇痛剂和抗生素，3 天后无效，改服自购的中成药银翘解毒片 4 天，症状时轻时重，后至某大医院儿科门诊，经抗菌、消炎、输液等法治疗约 1 周，仍未明显好转，遂转求中医。刻下：患儿体温起伏不定，徘徊于 37.5～39℃，午后热度升高，有时恶寒，少汗，头昏而沉重，神倦懒动，纳呆不欲食，勉强进食则恶心而吐，脘痞胁满，有时口干但饮水不多，咽喉不适而微咳，尿少略黄，大便不爽，2～3 天 1 次，舌淡红稍暗，苔白厚腻，脉濡略数。

诊断：时行感冒——邪犯少阳，湿热蕴结中焦，湿重于热。

治则：和解少阳，除湿清热，理气和胃。

处方：小柴胡汤合黄连温胆汤加减。

柴胡 10 克，黄芩 8 克，法半夏 8 克，党参 10 克，生姜 10 克，甘草 5 克，黄连 4 克，陈皮 8 克，茯苓 12 克，枳实 8 克，竹茹 10 克，藿香 8 克，白豆蔻 5 克。3 剂。每天 1 剂，水煎，分 3～4 次呷服，以避免呕吐。

1979 年 7 月 30 日二诊：家长告知，服药后热渐退，呕渐止，现已不复热，知饥而进食增多，精神转佳，病已近愈，遂予六君子汤加味，3 剂，以竟全功。

【点评】一般感冒 3～5 天可解，本例感冒却迁延至 2 周，原因何在？一是感冒多为病毒感染，故用抗生素无效；二是本案非风热表证，故银翘解毒片无效；三是不管是否津亏，就大量输液，不仅表邪难除，反致痰湿内生，导致病势缠绵迁延。病久加治误，导致正虚而邪在表里之间徘徊，故见寒热往来、胁满、不欲食、喜呕等少阳症状。虽有胆热犯胃，但患儿头重、懒动、纳呆、脘痞、饮水不多、苔腻、脉濡等，皆湿邪重于热邪的明证。由于抓住了病机的关键而施治，患儿服药 3 天"病已近愈"，便不难理解了。

（三）湿温（肠伤寒）案

雷某，男，52 岁，农民。1972 年秋某日初诊。

主诉：发热 3 周。

现病史：患者 3 周前发高热，在公社卫生室服药打针 2 周，不仅烧未退，病情反而恶化，遂抬来卫生院住院治疗。西医主治医师检查后初步诊断为肠伤寒，用抗生素、激素、退热剂及输液、物理降温等法 1 周后，仍未收到预期之效，于是请我作为中医会诊。刻下：患者体温仍在 38.5～40℃波动，近几日已不恶寒，但下午热势加剧，触诊胸腹部灼热盛于四肢，虽汗出而热不退，神疲乏力而意识清楚，头身重困，口干而饮水不多，口苦而黏腻，呕恶嗳气，脘腹胀满而隐痛，脐周有压痛，食量渐减，大便溏酱、臭秽灼肛，每日 2 次，排便不爽，尿短黄，舌暗红苔黄腻，脉濡而略数。

诊断：湿温病——湿热夹食积阻滞肠道，湿热并重。

治则：清利肠道湿热，佐以行气消食导滞。

处方：枳实导滞汤加减。

黄连 10 克，黄芩 10 克，连翘 12 克，生大黄 6 克，枳实 10 克，厚朴 10 克，槟榔 10 克，山楂 10 克，神曲 10 克，木通 6 克，木香 6 克，白芍 12 克。5 剂。每日 1 剂，水浓煎，早、中、晚餐后分服。

服完 1 剂后，患者排泄出大量暗黑色臭秽的大便，体温降至 38℃ 以下。服完 3 剂后，患者体温已正常，脘腹胀痛消失，大便渐趋正常，食量增加，精神改善。服完第 5 剂后，基本痊愈而出院。

【点评】本例是典型的湿温病而湿热并重的证型。从整体看，身热而不恶寒，汗出而热不退，口渴却不欲饮，小便短赤，乃湿热已从卫分完全进入气分的征兆。湿性重着，常致清阳不升，故头身困重。湿热并重，壅滞胃肠，则脘痞食少，口苦黏腻，胸腹灼热，大便臭秽而排便不爽。兼食积气滞，则见呕恶嗳气，腹胀隐痛，脐周压痛，食欲减退，苔厚腻。用枳实导滞汤合芍药汤加减，清热与除湿兼施，佐以消食导滞、行气通腑，则湿热俱去而积消腑通，故 1 剂则热降，3 剂则显效，5 剂则基本痊愈而出院。

本例是老师毕业后早年行医时，第一次受西医同事邀请，以中医名义独立会诊而收效满意的医案，此案大大增强了老师用中药治疗疑难重症的信心，以致今日他仍记忆犹新，津津乐道。

（四）春温（急性腹膜炎）案

约翰，男，26 岁，职员，白种人。2019 年 4 月 9 日初诊。

主诉：腹痛、发热 3 周。

现病史：患者 3 月 20 日起突然腹痛，经家庭医生初步诊断为阑尾炎穿孔，作抗菌消炎处理。翌日突发寒战，高热至 39℃ 以上，腹痛为持续性、阵发性加重。4 月 2 日，患者因过食生鱼片而致泄泻，病情加重而收治住院。经过多种检查，西医诊断为阑尾炎穿孔合并急性腹膜炎，给予大剂量的抗菌消炎、激素及输液治疗。1 周后泄泻好转，但高热持续不退，一直在 39℃ 上下波动，腹部胀痛，口渴多饮，排便不爽。其妻子十分着急，4 月 9 日委托她的朋友（正在听我上课的学生）请我务必给他开一个中药处方以退烧，我再三推辞而无果，只得根据这个学生转告的上述病情，给予以下诊治及处方试用之。

诊断：春温（阑尾炎穿孔合并急性腹膜炎）——热毒夹湿蕴结大肠，兼食积腑实。

治则：清热解毒，佐以燥湿消食，行气通腑。

处方：嘱其家属购颗粒冲剂。

五味消毒饮 15 克，枳实导滞汤 15 克。2 剂。每次两种颗粒各取 5 克混合溶于 100 毫升开水中，早、中、晚餐后各服 1 次。连服 2 天后再联系。

2019 年 4 月 11 日二诊：患者妻子电话告知，服药 2 天患者体温渐降至 38℃ 以内，腹痛亦减轻，便出院了。还说她又按原方购了 5 天的药，我要她把剂量减至每次两种颗粒各服 4 克，每天 3 次，5 天后来我诊所复诊。

2019 年 4 月 16 日三诊：夫妻如约来诊所，患者已不再发热，腹痛不明显，稍感胀满，脐周及右胁下有轻度压痛，口微渴，夜间盗汗，神疲乏力，大便黏腻不爽，尿微黄，面色淡白，睡眠易醒，食欲尚可，舌暗红苔薄腻，脉弦滑。目前热毒、湿邪大减，气滞血瘀尚存，已现阳气稍衰之端倪，遂治以清热活血、行气助阳，仿仲景薏苡附子败酱散之方义，药用颗粒冲剂。

制附子 1 克，薏苡仁 2 克，败酱草 1.5 克，大血藤 1.5 克，黄芪 1.5 克，金银花 1.5 克，连翘 1 克，丹参 1.5 克，牡丹皮 1 克，赤芍 1 克，山楂 1.5 克，厚朴 1 克。7 剂。每天之药溶于 200 毫升开水中，早晚餐后分服。

2019 年 4 月 25 日四诊：患者腹部胀痛偶尔发作，以右上腹（胁之下）较明显，有轻度压痛，矢气频传，大便先干后溏，精神转佳，时觉烦躁，睡眠欠佳，口干而饮水不多，舌淡红苔薄黄腻，脉沉弦而缓。病邪续减，而气阴两虚及肝脾失和还明显，拟清热除湿的同时，着力于气阴双补、肝脾并调。

枳实导滞汤 6 克，生脉散 6 克，白芍 1.5 克，薏苡仁 1.5 克，青皮 1 克，山楂 1.5 克，牡丹皮 1 克，败酱草 1.5 克。7 剂。服法同三诊。

2 周后其妻电话反馈，患者服完上药后痊愈，已上班 1 周了。

【点评】此案首诊时未见到患者本人而仅据旁人转述症状就进行诊治，实欠妥当，但这也是在中医药尚未完全合法的加拿大的无奈之举。患者首诊时已高热 3 周不退，且口渴多饮，表明虽经西医住院治疗，热毒仍然亢盛，故用清热解毒的五味消毒饮为主方；而腹部持续性胀痛，大便黏腻不爽，病情缠绵，提示湿热蕴结肠道，腑气不畅，故用枳实导滞汤清利湿热，导滞通腑。鉴于病情重，用药剂量亦大，成人颗粒冲剂的常规剂量为每天 18～24 克，而此患者首诊用到了每天 30 克，乃重病用重剂之例。三诊、四诊时，病邪大减而虚像渐露，已成虚实兼夹之证，故改用攻补兼施之法，在清热、祛湿、行气、导滞的同时，或益气，或助阳，或滋阴，或健脾，以臻早日痊愈之功。

本例西医诊断为阑尾炎穿孔及急性腹膜炎，而老师的中医诊断却不是"肠痈"，而是外感的"春温"，这是患者就诊时的主要临床表现、特点及时令所决定的。必须指出，由于现代的生活环境、生活方式已显著改变，尤其是人们一旦发热就用大剂量的抗生素、激素及输液，导致中医面对的外感患者，属于伤寒和燥热类温病者已较少见，而湿热类温病的比例却节节攀升，本书收录的外感病案中多属湿热类温病便是例证。

（五）儿童感冒兼鼻窒（急性鼻炎）案

孙某，男，4 岁。2015 年 9 月 9 日初诊。

主诉：发热兼鼻塞流涕 4 天。

现病史：患儿 1 岁后多次感冒发热，伴咳嗽及流脓鼻涕，初经西医用解热镇痛药及抗生素治疗，效果不显，遂来我诊所服中药冲剂已治愈多次。此次患儿 9 月 5 日开始发热，体温逐渐升高，昨日最高达 39℃，有汗，同时伴鼻塞流涕。刻下：鼻涕已由清转稠，口微渴而饮水不多，稍烦躁，睡眠欠佳，不咳但常清嗓子，咽部红肿，舌质偏红苔薄而干，脉滑略数。

诊断：感冒，鼻窒（急性上呼吸道感染，急性鼻炎？）——风热袭表，肺热夹痰，上阻鼻窍。

治则：辛凉解表，清肺利窍。

处方：药用颗粒冲剂。

银翘散 5 克，苍耳子散 3 克，黄芩 0.8 克，重楼 0.5 克，僵蚕 0.5 克。4 剂。每天的药溶于开水 150 毫升中，分 3 次饭后服。

2015 年 9 月 13 日复诊：发热渐退，昨日下午 38℃，今天下午已不发热，睡眠及精神佳，偶见鼻塞及少量鼻涕，但二便欠通畅，饮食略减，口微渴，时清嗓子。表证已解，肺热大减，津液渐伤，拟续清余邪兼滋阴生津。

银翘散 4 克，黄芩 0.5 克，重楼 0.5 克，僵蚕 0.5 克，瓜蒌 1 克，生地黄 1 克，玄参 1 克，麦冬 1 克。4 剂。服法同前。

10 个月后见到其母，方知经上述治疗后，该男孩至今未再患感冒、咳嗽，鼻炎也未复发。

【点评】小儿稚阳稚阴之体，形气未充，易受外邪侵袭。患儿一诊时表现为典型的风热感冒证，方用银翘散辛凉解表，加黄芩、重楼清热解毒，苍耳子散宣通鼻窍，僵蚕祛风利咽，并防热极生风、喘嗽加重。二诊时表证已解，而肺热已伤津，故清宣余热与滋阴生津并举以竟全功。

小儿病一般病程短，变化快，故对其用药须注意两点：一是药量宜小，严格按其年龄确定用药剂量，二是疗程较短，每次开 3～5 天的药即可，以免造成浪费，或伤及患儿形神而产生其他不良后果。

（六）老年重感冒案

赵某，男，75 岁，退休职员。2018 年 9 月 17 日初诊。

主诉：突然恶寒发热 1 天。

现病史：昨日下午患者因天气变冷未及时加衣，突感恶寒，甚至阵发性寒颤，无汗，后发热，今天体温达 38.5℃以上，伴全身沉重感，咽干略红，无头痛、鼻塞，不思饮食，体略胖，舌略暗红苔白腻，脉濡数。

诊断：重感冒——风热犯表，兼湿邪内蕴，肺胃气滞。

治则：祛风清热，解表祛湿，宣通肺胃气机。

处方：药用颗粒冲剂。

银翘散 8 克，柴胡 1.5 克，黄芩 1.5 克，姜半夏 1.5 克，薏苡仁 2 克，杏仁 1 克，白豆蔻 1 克。2 剂。每天药量用 200 毫升开水溶化，分 3 次口服。

2018 年 9 月 19 日患者电告，服药当晚微微出汗，寒热渐减，睡眠安稳，昨晨体温降至 37℃以下，全身顿感轻松，今日除稍觉乏力外，一切恢复正常，故不来复诊了。

【点评】患者壮热恶寒，咽干略红，舌红脉数，显示为风热犯表之感冒。然而风热表证之恶寒当轻微而口渴思饮，此患者恶寒重乃至寒颤，却不思饮食，原因何在？除患者年龄较大，阳气（抵抗力）较弱，导致症状不够典型外，其全身沉重感，不思饮食，舌苔白腻及脉濡，俱是湿邪内困的有力证据。因此，方用银翘散辛凉解表以祛肺卫之风热，而以"三仁"（杏仁、薏苡仁、豆蔻仁）加半夏除三焦气分之湿邪，更妙在取半个小柴胡汤（柴胡、黄芩、半夏）和解表（风热）里（里湿）以退寒热，故重证感冒覆杯而愈。为什么此老年患者的治疗不兼顾其虚？答案是本案患者虽年迈却未见明显虚弱之象，而且里湿重者不宜用滋补之品。

（七）高龄感冒兼咳嗽案

丁某，男，84 岁。2014 年 10 月 27 日初诊。

主诉：发热 2 天，咳嗽 6 天。

现病史：患者咳嗽已近 1 周，且逐渐加重，前日起发热，体温波动于 37.5℃上下，微恶风，咯痰白稠量稍多，咳剧或身动时则气喘，口渴不明显，夜尿 3~4 次，有时小便失禁，便秘需服通便药，人消瘦，舌淡红苔白腻，脉细滑略数。另外，患者 2 年前患腰脊神经炎后下肢瘫痪，左腿萎缩，长期坐轮椅；去年患带状疱疹后遗留腰背刺痛至今，寒冷时加剧。

诊断：感冒，咳嗽，痿病——痰湿阻肺，气阴两虚，兼风热犯表，血瘀阻络。

治则：急则治其标，首先化痰宣肺，祛风散热，佐以益气养阴，祛瘀通络。

处方：药用颗粒冲剂。

止嗽散 7 克，补阳还五汤 5 克，金银花 1.5 克，连翘 1.5 克，牛蒡子 1 克，北沙参 1.5 克。7 剂。每天的药溶于 200 毫升开水中，早、中、晚分服。

2014 年 11 月 5 日二诊：因行动不便，推迟复诊。服上方后低热已退，咳嗽大减，现痰转黄稠，不易咯出，动则气喘。

苏子降气汤 8 克，桑白皮 1.5 克，地骨皮 1.5 克，鱼腥草 1.5 克，黄芩 1 克，连翘 1 克，全瓜蒌 1.5 克，浙贝母 1 克。7 剂。服法同前。

2014 年 11 月 12 日三诊：感冒、咳喘已愈，夜间口干，便秘，夜尿多，腰痛、下肢痿躄如旧，现专治其痼疾。

虎潜丸 8 克，身痛逐瘀汤 5 克，肉苁蓉 1.5 克，桑寄生 1.5 克，黄芪 1.5 克，皂角刺 1 克。7 剂。服法同前。

3 个月后随访，此期间感冒、咳喘未发，腰痛减轻，而痿躄未明显改善。但因年迈且行动不便，患者及其家属放弃治疗下肢瘫痪。

【点评】高龄体衰之人所患病证及其病机往往复杂而顽固，诊治时首先要分清标本主次、轻重缓急。本案遵仲景"夫病痼疾加以卒病，当先治其卒病，后乃治其痼疾"之旨，先治其急性新发之感冒、咳嗽，再治其慢性久病之腰背痛、痿病。首诊风热在表，痰湿阻肺，故用止嗽散化痰宣肺止咳，加金银花、连翘、牛蒡子清热疏风，以补阳还五汤补气活血通络兼顾其痼疾。二诊表证已罢，肺气仍上逆，兼痰热壅肺，遂用苏子降气汤化痰降气、止咳平喘，合黄芩泻白散加味以清肺祛痰。三诊时感冒、咳喘已愈，则专治其痼疾，遂用补肝肾、强筋骨的虎潜丸与活血通络的身痛逐瘀汤加味，以起痿强身、活血镇痛。

丁翁腰背痛虽减，然而痿躄日久，非短期所能建功，加上患者及其家属考虑其年事已高，行动不便，已对痿病治愈缺乏信心和耐心，故未再坚持治疗，实感遗憾。

（八）长期低热兼背痛案

李某，女，28 岁，自由职业，未婚。2017 年 7 月 3 日初诊。

主诉：低热兼背痛 2 个月余。

现病史：2 个月前患者发热、咽痛，经治疗后咽痛已失，低热，体温 37 ～ 37.5℃，迁延至今，同时背部（两肩胛骨之间）酸痛，左颌下及两侧腹股沟淋巴结肿大、压痛，吞咽时有梗阻感，全身乏力，食少纳呆，尿黄，月经经常推迟约 10 天，痛经明显，末次月经在上月初，舌淡暗苔灰腻，脉濡数。

诊断：湿温，痛经——湿热内蕴气分，湿热并重，经络阻滞，兼肝郁脾虚。

治则：清热祛湿，活血通络，疏肝健脾。

处方：药用颗粒冲剂。

甘露消毒丹 8 克，丹栀逍遥散 6 克，葛根 2 克，川芎 1.5 克，藁本 1.5 克。7 剂。每天的药溶于 200 毫升开水中，早晚分服。

2017 年 7 月 14 日二诊：已不发热，颌下和腹股沟淋巴结肿痛减轻，肩胛仍酸痛，而月经已来潮 5 天，伴腹痛、泄泻，腰酸痛，两胁下胀痛、压痛，嗳气食少，口干，当以行气活血、疏肝健脾为要。

膈下逐瘀汤 8 克，柴胡 1.5 克，白芍 1.5 克，郁金 1.5 克，黄芩 1 克，白术 1.5 克，神曲 1 克，甘松 1 克，防风 1 克。7 剂。服法同前。

2017 年 7 月 31 日三诊：经尽后诸症继续改善，给予二诊方加减 2 周。

3 个月后随访，服上方及其加减方 2 周后，患者未再发热，淋巴结肿痛已不明显，胃肠症状消失。后患者回国体检，未发现明显异常，痛经未再发，仅时仍觉颈、背、臀、腹股沟等处隐痛不适，但无大碍，患者忙于工作，希望暂时停药。

【点评】迁延性低热（身热不扬），口干尿黄，舌淡暗苔灰腻及脉濡数，提示湿热内蕴；背部酸痛，颌下及腹股沟淋巴结肿大、压痛，痛经，乃湿热阻滞局部经络，导致局部气血运行不畅所致；而胁下胀痛，嗳气纳呆，吞咽异物感，泄泻，则是肝郁脾虚、肝脾不和的表现。因此，患者既有外感湿热并重，阻滞于气分及局部经络，又有肝脾不和、气血瘀滞的复杂病机。为此，初期重在清利湿热治外感，后期重点逐渐转至调和肝脾、理气活血。

首诊时，用甘露消毒丹清热祛湿并重为主，配合丹栀逍遥散疏肝健脾兼清肝热，加葛根、川芎、藁本意在活血通络、舒筋止痛，效果显著。二诊时，湿热俱减，而月经已潮，痛经时显，转而治以活血调经、疏肝健脾为主，用膈下逐瘀汤合痛泻要方加减。

　　此患者因故未能继续诊治至彻底治愈，仅属显效。鉴于患者为大龄未婚女性，性格内向，经常焦虑抑郁，多疑善恐，老师认为此女性上述疾病容易复发或加重，出现别的身心失调性疾病的可能性也较大。

（一）老年长期咳嗽案

李某，女，67 岁，家庭妇女。1997 年 1 月 12 日初诊。

主诉：反复咳嗽 12 年，本次持续性发作 3 个月。

现病史：李某 12 年来经常咳嗽，以冬季为甚。3 个月前，因受凉而感冒，经西医治疗，感冒虽愈而咳嗽不止，随后在附近医院住院，接受西药、输液治疗 2 周后，咳反加剧，便出院而求治于当地的中医，在服用银翘散和止嗽散加减的中药汤剂 2 周后，咳嗽仍未减轻，遂远道来我院专家门诊部。刻下：患者咳嗽剧烈，咯痰色白，清稀量多，呈泡沫状，咽痒，胸闷，气短，心悸，畏寒而背心尤甚，四肢欠温，口淡乏味，饮食减少，舌淡胖带紫色，苔白滑，脉弦滑。

诊断：咳嗽，支饮（老年性慢性支气管炎急性发作待查）——寒饮阻肺，兼脾阳虚弱。

治则：温肺散寒，化饮宣肺，佐以健脾益气。

处方：小青龙汤合苓桂术甘汤加减。

麻黄 8 克，桂枝 10 克，细辛 6 克，法半夏 12 克，干姜 8 克，白芍 10 克，五味子 6 克，炙甘草 6 克，白术 12 克，茯苓 20 克，党参 12 克，橘红 10 克，紫菀 12 克，白前 12 克。5 剂。每日 1 剂，水煎，早晚分服。

1 周后，患者带着患病的媳妇、孙女前来求诊，并告之她服上药 3 天后，咳嗽及诸症就显著改善，服完 5 剂后，完全治愈。为预防、减轻复发，嘱其服用香砂六君子丸，以善其后。

当年冬季随访，近 1 年咳嗽未复发。

【点评】此案是寒饮伏肺，因外感风寒而诱发的支饮病，症状典型，辨证不难，但因迁延病久，表证已去，而脾肺气虚渐显，故老师用小青龙汤原方合苓桂术甘汤、四君子汤加味治疗，标本兼顾，契合病机，故效如桴鼓。

为什么寒饮阻肺的咳喘治疗 3 个月都不能控制？回顾此前的诊疗经过，与第一章病案 2 颇相似，即有些西医师一见咳嗽就抗生素、输液齐上，而从中医观点看此皆寒凉、滋腻之品，用于此患者无异于雪上加霜。而有些中医师却按西医病名来选中药方剂，基本不辨寒热、虚实等病机，一概用银翘散、止嗽散去"消炎止咳"，方不对证，岂非南辕北辙？这是当代我国医学界的两股不正之风，为害甚广，必须制止。

（二）严重咳喘（肺炎）兼消渴（糖尿病）案

韩某，男，68岁，退休干部。1999年5月19日初诊。

主诉：持续咳喘2个月余，加重2周。

现病史：2个多月前，韩先生患感冒兼咳嗽，经西医用多种抗生素、消炎药、祛痰止咳药等治疗20天无效，遂收治住院，X线片显示右肺下叶大片阴影兼胸水，结合实验室及听诊检查，主管医师诊断为支气管肺炎。同时，他患2型糖尿病已5年，长期用降糖药及胰岛素治疗，血糖已控制在正常范围。然而，在使用大剂量抗生素、激素及对症治疗1个月后，咳喘却无明显改善，因此本人通过亲戚介绍求治于我。刻下：患者面色青灰，咳嗽剧烈，每晚入睡前及起床时加重，咯出少量白色黏痰，咳剧则恶心、气喘，低热恶风，咽痒，口苦而干，但饮水不多，有时口舌生疮、胸中憋闷，偶觉心悸、右胸隐痛，体倦神疲，饮食减少，尿短黄，大便干而排便不爽，舌淡暗苔灰白而厚腻，脉滑略数。

诊断：咳喘，消渴（2型糖尿病并发支气管肺炎）——湿（痰）热壅肺，湿热并重，兼气阴两虚。

治则：祛湿（痰）清热，宣降肺气，佐以益气养阴。

处方：甘露消毒丹合生脉散加减。

茵陈30克，滑石30克，黄芩12克，连翘10克，射干10克，木通6克，川贝母6克，石菖蒲10克，白豆蔻6克，藿香10克，北沙参15克，麦冬10克，五味子6克，百部15克，瓜蒌15克。4剂。每日1剂，水煎，早晚分服。

1999年5月23日二诊：咳喘明显减轻，小便增加，精神亦改善。效不更方，予上方7剂续服。

1999年5月30日三诊：患者欣喜告之，前述诸症基本消失，X线片显示右下肺阴影显著缩小，胸水几乎见不到，已要求出院，其主管医师甚感惊讶。于是，在上方基础上减少祛邪药而增加扶正药，再予10剂以促其咳喘痊愈，同时，叮嘱降血糖西药照服不变。

3个月后反馈，咳喘未再发，血糖控制亦平稳。

【点评】糖尿病乃慢性顽固性疾病，中医称为"消渴"。糖尿病患者患感冒、咳喘等感染性疾病比一般人患同样疾病要复杂而难治。本病例低热，剧烈咳嗽而咯出少量白色黏痰，口苦而干，有时口舌生疮，尿短黄，大便干而排便不爽，苔腻，脉滑略数，皆显示其属湿（痰）热阻肺而湿热并重之证。

自古消渴病的主症都是"三多一少"，乃肺胃燥热、阴虚内热兼气虚所致，但此患者的表现却与此大相径庭，原因何在？一是长期大量使用口服降糖药和注射胰岛素，已经部分掩盖或改变了本病原有的病机。二是为了所谓"消炎止咳"，随意给予患者大量抗生素、激素等治疗，导致或加重脾虚而痰湿内停及气滞血瘀等病机，从而增加了当代中医师诊治消渴及其并发症的复杂性和难度。尽管如此，老师认为，本案属于虚实兼夹证，目前当标本同治，而首诊以治标病——咳喘为主，因其急而病重，兼顾本病——消渴，因其缓而病轻（相对于咳喘而言）。治标用甘露消毒丹加瓜蒌以清除湿（痰）热、宣降肺气为重点，治本则以生脉散加百部益气滋阴，具体针对体倦神疲、心悸食少、口干便干、舌淡脉数等气阴两虚的证候。此糖尿病并发肺炎患者用中药治疗11天显效，20天咳喘消失，疗效可圈可点。

必须指出，本例糖尿病的治疗，西药既有效，就继续使用而不必改弦更张，这也是中西医临床结合、发挥各自优势的一个例证。

（三）感冒后久咳不止案

方某，女，31岁，公司职员。2018年8月28日初诊。

主诉：剧烈咳嗽1个月余。

现病史：患者近几年咳嗽频发，每次持续3周以上。本次发病起于7月中旬，先因受凉感冒，服西药后感冒已愈，却咳嗽不止，经家庭医生用多种西药口服及注射治疗，未见起色。刻下：阵发性咳嗽剧烈，痰少色白或稀或稠，喉痒即咳，日轻夜重，胸闷，轻度畏寒，不发热，动则汗出，无头痛头晕，口不渴，精神及眠、食、便均正常，月经规律，舌淡红略暗苔薄润，脉弦滑。曾有过敏性鼻炎史。

诊断：咳嗽——痰浊阻肺，兼风邪外袭，卫虚不固。

治则：化痰宣肺，祛风实卫。

处方：药用颗粒冲剂。

止嗽散8克，僵蚕1.5克，紫苏叶1克，厚朴1克，款冬花1.5克，射干1克，法半夏1.5克，沙参1.5克，白术1.5克，干姜1克。7剂。每天之药溶解于200毫升开水中，分2次早晚服。

患者反馈服上药2天后咳嗽即止，服完7剂后诸症若失，此后咳病未再发。

【点评】咳嗽看似小病，但迁延不愈也会严重影响患者的日常生活和健康。此患者久咳由感冒引发，感冒虽愈却咳嗽不止，原因：一是感冒治疗欠彻底，余邪未尽；二是患者正气虚弱。此患者阵发性咳嗽剧烈，喉痒即咳，胸闷，痰少色白或稀或稠，脉弦滑，却无明显的寒热征象，提示为风痰犯肺证。患者经常咳嗽，此次发作超过1个月，日轻夜重，不发热，轻度畏寒，动则汗出，表明肺气虚弱而卫外不固。所以选用不寒不热、性味中和的止嗽散化痰宣肺止咳，加入半夏、厚朴、紫苏叶、款冬花、射干降气化痰、利咽止咳，增僵蚕祛风痰以解痉（剧烈咳嗽源于支气管痉挛）止咳，更佐白术、干姜、沙参益气助阳、实卫固表。本案属实中夹虚证，诊疗主次分明，用药标本兼顾，故月余之久咳服2天就见效，1周便痊愈。

（四）儿童持续咳嗽案

曹某，男，7岁半，小学生。2017年9月9日初诊。

主诉：咳嗽1周，加重3天。

现病史：该男孩10天前患感冒，经治疗已愈。1周前开始咳嗽，有痰但不会咯出，偶尔吐出白色泡沫状稀痰，后半夜咳剧，咽痒，不发热而轻度恶寒，口微渴而唇干，饮食稍减，面色萎黄，神疲易困，舌淡红苔白微腻，脉滑略数。

诊断：咳嗽——痰热阻肺，痰重于热，肺失宣降。

治则：化痰兼清热，宣肺止咳。

处方：药用颗粒冲剂。

止嗽散6克，麻杏石甘汤4克，旋覆花1克，枇杷叶1克，前胡1克，黄芩1克。7剂。一天的药溶于150毫升开水中，分3次，早、中、晚餐后服。

2017年9月23日二诊：服上方后咳嗽渐止，食量增加，精神好转。但昨日起又开始咳嗽，晨起喷嚏连连，鼻塞流清涕，鼻咽发痒，微恶风，口唇略干，舌淡红略胖苔白薄腻，脉滑微浮。痰湿未尽，复感风邪，肺窍不利。

止嗽散5克，苍耳子散4克，桑白皮1克，地骨皮1克，沙参1克，麻黄0.5克，紫苏叶0.8克。7剂。服法同前。

2个月后，其母告知，服二诊方5天病已愈，咳嗽未再发。

【点评】此案与上案都属感冒后咳嗽，皆有痰湿阻肺，但二者同中有异。此二例除年龄和病程差异较大外，上案咳久，动则汗出，已显气虚卫弱之象；本案首诊口微渴而唇干，脉滑略数，内热之象已见端倪，且不兼虚证。故二例虽同用止嗽散化痰止咳，上案配合理中汤加减，本案配合清热宣肺的麻杏石甘汤加枇杷叶、前胡、黄芩以增强清热宣肺之力，而皆获效。二诊时，咳已止却复感风寒，肺窍不利，遂以止嗽散加麻黄、紫苏叶、桑白皮、地骨皮以化痰宣肺兼解表，苍耳子散宣通鼻窍，再入沙参生津润肺，实现方随症变以切合病机，因而服药5天便告愈。

从本案及其他儿科医案中不难发现，治疗儿科患者用药尤须中病即止，选用方药不宜峻猛，药量应随年龄下降而递减，疗程相对较短，且宜多次少量频服以防呕吐。这些虽属用药细节，却直接影响治疗效果，值得重视而遵循，以免大意失荆州。

（五）儿童反复咳喘案

彭某，男，6岁。2017年4月15日初诊。

主诉：发热、咳喘2周。

现病史：该男孩2岁以后，经常因感冒而咳喘，需住院打针、输液才会好。此次患儿先见高热、咳嗽，接着气喘，住院后采用抗生素、激素、解热及缓解支气管痉挛等多种西医疗法，十余天后病情仍时轻时重，家长通过跨国视频请我用中药治疗。刻下：患儿体温38℃左右，少汗，阵发性咳喘，伴哮鸣音，午后加重，口渴饮水较多，尿短黄，饮食减少，舌红苔黄腻。

诊断：小儿喘嗽（支气管哮喘合并肺炎，急性喘息性支气管炎?）——痰热壅肺，热重于痰，肺气上逆。

治则：清肺泻热，祛痰宣肺，止咳平喘。

处方：麻杏石甘汤合三子养亲汤加减。

石膏15克（先煎），麻黄6克，杏仁8克，甘草3克，紫苏子6克，莱菔子9克，葶苈子6克，黄芩6克，连翘8克，桑白皮9克，全瓜蒌12克，厚朴6克，白芍6

克。3剂。每剂水煎2次，混合煎液，分4次1天服完。先服3剂，有效再服5剂。

3个月后，其家长反馈，服上方3天后就不发热了，咳喘大减，继续服此方5剂后，完全治愈。

2019年5月3日：患儿咳喘病再次发作2天，体温升高不明显，咳嗽较轻而气喘严重，伴较显著的哮鸣音，夜晚加重，影响睡眠，全身瘙痒，烦躁不安，口干而饮水不多，偶有腹痛。此仍属小儿喘嗽兼哮病，痰重热轻。

桑白皮12克，地骨皮12克，黄芩8克，射干8克，僵蚕6克，百部10克，前胡10克，白前8克，紫菀8克，款冬花8克，化橘红6克，杏仁6克，甘草4克。7剂。煎服法同上方。

2019年5月11日反馈，患儿哮喘已平复，白天不咳，夜间偶尔有咳声。上方再进5剂以巩固疗效。

3个月后随访，该患儿咳、喘、哮病均未再发。

【点评】如果哮鸣音见于阵发性气喘患者，中医即可定为哮病，当然中医的哮病不完全等同于西医的支气管哮喘。此患儿初诊咳喘伴哮鸣音，发热少汗，午后加重，口渴而饮水多，尿短黄，舌红苔黄，可诊断为小儿喘嗽或热哮，属于痰热壅肺而热重于痰，遂用麻杏石甘汤合三子养亲汤为主方，加入桑白皮、黄芩、连翘协助石膏清泻肺热，佐瓜蒌、厚朴降气化痰，妙在以葶苈子代替白芥子增强清肺化痰、降气平喘之力，又可避免白芥子助热之弊，故用于首次咳喘发作而收效满意。

2年后，患儿咳喘兼哮鸣又发作，但此次发热较低，咳轻喘重，夜晚尤甚，口干而饮水不多，因而诊断为痰热壅肺，但痰重于热，治以降气化痰兼清热，用止嗽散合黄芩泻白散加减。其中，加入橘红、前胡、杏仁增强祛痰宣肺之力，添射干、僵蚕既清肺热祛痰，又降气利咽以平喘，其中僵蚕还可祛风止痒，所谓一药多用也。

（六）迁延性哮喘案

于某，女，36岁，公司职员，未婚。2017年1月8日初诊。

主诉：气喘迁延3个月余，加重1周。

现病史：2016年9月中旬，患者因感冒而致咳喘，逐渐加重，先经家庭医生用西药治疗未见改善，继则求诊于附近的中医治疗仍未见效，遂来我诊所，经用麻杏石甘汤、温胆汤、丹栀逍遥散等方加减治疗约3周，咳喘消失，仅遗留睡眠易醒多梦、轻度耳鸣等症。1周前因受凉导致气喘复发，伴哮鸣音，胸中憋闷，时觉咽痒，但不咳，口干而饮水不多，左侧头痛，头晕，神疲乏力，舌淡暗苔薄白欠润，脉弦滑。

诊断：哮病（热哮）——痰热阻肺，痰重于热，兼气阴两虚。

治则：化痰宣肺，清热平喘，佐以益气养阴。

处方：药用颗粒冲剂。

定喘汤8克，生脉散4克，旋覆花1.5克，丹参1.5克，珍珠母1.5克，钩藤1.5克。3剂。每天的药溶于200毫升开水中，分两等份，早晚服。

半年后，患者因他病来就诊，追述元月哮喘发作时，服完上药3天后哮止喘平，至今哮病未再发作。

【点评】《黄帝内经》云:"察色诊脉,先别阴阳。"哮病发作期分寒哮和热哮两类。此案哮病虽因感寒而诱发,却不用治寒哮的射干麻黄汤而用治热哮的定喘汤,原因在于痰浊阻肺、息道滞逆为哮病发作期的基本病机,此患者已现口干、苔欠润、睡眠易醒等肺热伤阴之征,同时,咳喘日久,肺气已衰,故见神疲乏力、头晕、舌淡等症。为此,选用定喘汤加旋覆花降气化痰兼清肺热,合生脉散补益已伤的肺脏气阴。患者大龄未婚,易致肝郁化热而气血上冲,证见头痛头晕、失眠多梦、耳鸣、胸闷、脉弦等,故加钩藤、珍珠母、丹参、旋覆花清肝镇肝、降气平喘兼安神。这是本案方药获效迅捷的一个亮点。

本例病情虽不严重而病机却复杂,既有哮喘,又见头晕、头痛、失眠等症,其病机以痰热阻肺、痰重于热为主,还兼气阴两虚、肝郁化热、肝阳上扰等。老师辨证思路清晰,治疗用药精准,搭配合理,故患者服药 3 天诸症尽失。

(七)顽固咳喘案

王某,女,51 岁,个体业主。2019 年 4 月 6 日初诊。

主诉:咳喘时轻时重 3 个月,加重 3 天。

现病史:患者近 3 年来经常咳喘发作。本次咳喘起于今年年初感冒之后,虽经西医治疗,症状有所改善,但停药即加重,后求我诊治,予麻杏石甘汤合三子养亲汤加减,咳喘显著好转。可惜患者忙于业务,未能坚持彻底治疗,以致近 3 天病情加重。刻下:气喘严重,胸闷,咳痰清稀量多,畏寒明显,无汗,口干而喜热饮不多,有时烦躁,偶尔头痛,眠、食、便基本正常,舌淡红苔白腻,脉弦滑略数。

诊断:喘病,咳嗽(喘息性支气管炎?支气管哮喘?)——寒饮停肺,肺失宣降,兼气郁化热。

治则:温肺化饮,降气平喘,兼清郁热。

处方:药用颗粒冲剂。

小青龙汤 8 克,石膏 2 克,紫苏子 1.5 克,莱菔子 1.5 克,白芥子 1 克,全瓜蒌 1.5 克,射干 1.5 克。7 剂。每天之药溶于 200 毫升开水中,分 2 次早晚分服。

2019 年 4 月 20 日二诊:自诉服上方第 2 天气喘、烦躁、口渴反加重,接着又感冒发热,浑身酸痛,鼻塞流涕,已不能驾车来我诊所,只得找附近西医开了一种含抗过敏成分及激素的西药,服后气喘减轻,遂今日驾车来就诊。目前咳嗽,痰不易咯出,仍胸闷,口干而不欲饮水,嗜睡,嗅觉障碍,食欲亢进,汗出,二便正常,舌暗红带紫而苔黄厚腻,脉滑数。患者首诊后服药的反应表明,上次的诊疗欠准确,即对口干、烦躁、脉数等气郁化热之兆重视不够,过度强调肺中寒饮,给予偏温热的小青汤合三子养亲汤,导致内热加重。目前病机为痰热壅肺,痰热并重,兼胸中气血瘀滞,宜涤痰清热,宣降肺气,佐以通络平喘。

定喘汤 8 克,葶苈子 1.5 克,莱菔子 1.5 克,射干 1.5 克,石膏 2 克,鱼腥草 1.5 克,天花粉 1.5 克,水蛭 1 克。7 剂。服法同前。

2019年4月27日三诊：诸症大减，偶有轻度咳喘和胸闷，身痛消失，无寒热，口干欲饮，食欲佳，舌淡红苔薄腻，脉滑缓。除邪务尽。

定喘汤6克，温胆汤6克，葶苈子1克，莱菔子1克，鱼腥草1.5克，连翘1.5克。7剂。服法同前。

患者服上药3剂后，电话告知病愈，已带余药赴美国探亲旅游去了。

【点评】本案首诊辨证遣方用药似无原则上的错误，然而患者服药后气喘、口渴、烦躁加重，反证了此次诊疗有失，可能一方面重用温燥的小青龙汤使清肺热之力有所不逮，另一方面患者的体质一贯阳热偏重，从而导致二诊时痰热并重壅肺之势，好在及时调整方药，最终取得较好效果。此医案告诉我们，辨证准确极为重要，是正确施治的前提，而选用的方药也要得当，方中主辅佐使的剂量必须恰合病机，丝丝入扣，否则，就达不到预期的疗效。

另外，患者血瘀之象并不明显，二诊方中为何用水蛭？一是所谓"久病成瘀"，胸闷、舌暗红带紫便是其征；二是根据有关中药的药理研究和临床报道，水蛭、地龙、僵蚕之类活血通络的虫类药物，有解除平滑肌痉挛以定喘的功效。这也可视为中西医结合在临床治疗中取效的一个例证。

（八）气胸术后胸痛兼粉刺（痤疮）案

王某，男，34岁，职员。2019年7月28日初诊。

主诉：胸痛时轻时重半年，加剧1周。

现病史：王先生去年因右胸自发性气胸作微创修补术后，右胸痛时发时止、时轻时重，近1周来加剧。刻下：右下胸外观正常，常感隐痛或刺痛，局部压痛不明显，咳嗽、喷嚏及右上肢活动时痛剧，且常牵掣至两胁，表情忧郁，咽痒微咳，大便干结，排便不畅。另外，近3周来患者面部，尤其是前额出现大小不等的红色斑丘疹，瘙痒而不痛，挤破后见白色粉刺。舌稍暗红苔薄白腻，脉弦滑略数。

诊断：胸痛，粉刺（气胸手术后组织粘连？痤疮）——肝郁化热，肺络瘀滞，痰热阻结面络。

治则：疏肝清热，活血祛瘀，化痰散结。

处方：药用颗粒冲剂。

丹栀逍遥散8克，蒲公英1.5克，白花蛇舌草1.5克，白蒺藜1.5克，桑白皮1.5克，丹参1.5克，瓜蒌1.5克，海藻1克，制大黄1克。7剂。每天的药溶于200毫升开水中，早晚分服。

2019年8月3日二诊：胸痛减轻，头额粉刺开始消退，仅少量新生者，微痒，大便通畅，而腰酸明显，神疲易倦。

知柏地黄丸6克，柴胡1克，当归1.5克，赤芍1克，栀子1.5克，白花蛇舌草1.5克，山楂1.5克，丝瓜络1克，海藻1.5克，全瓜蒌1.5克。7剂。服法同前。

2019年8月10日三诊：胸痛消失，腰酸减轻，而前额粉刺转重，可能与患者喜饮浓咖啡有关，自诉为油性皮肤。

野菊花 2 克，蒲公英 2 克，白花蛇舌草 2 克，桑白皮 2 克，茵陈 2 克，枇杷叶 1.5 克，白蒺藜 1.5 克，海藻 1.5 克，牡丹皮 1 克，黄连 1 克，白芷 1 克，甘草 1 克。7 剂。服法同前。

2019 年 8 月 31 日五诊：服上方及其加减 2 周，痤疮明显消退，但停药后又见复发，色红而痒，喷嚏、活动及工作紧张时右胸略痛，脉弦滑略数。

黄连解毒汤 6 克，丹栀逍遥散 6 克，丹参 2 克，凌霄花 1.5 克，夏枯草 1.5 克，白蒺藜 1.5 克，白鲜皮 1.5 克，浙贝母 1 克，制大黄 1 克。7 剂。服法同前。

2019 年 9 月 22 日八诊：服上方及其加减 3 周，头额痤疮基本消失，仅颧部有零星新生者，右胸有时轻微掣痛，按之轻微压痛。

血府逐瘀汤 8 克，丹参 2 克，夏枯草 2 克，紫花地丁 2 克，白花蛇舌草 2 克，山楂 1.5 克，茵陈 1.5 克，浙贝母 1 克，制大黄 1 克。14 剂。服法同前。

2019 年 10 月 9 日九诊：痤疮基本消失，但近来因工作重、压力大，右胸痛又发作，咳嗽、呵欠时明显，大便干结。

复元活血汤 6 克，柴胡疏肝散 6 克，蒲公英 1.5 克，鱼腥草 1.5 克，黄芩 1.5 克，旋覆花 1.5 克，茜草 1.5 克，丝瓜络 1 克，橘络 1 克，皂角刺 1 克。14 剂。服法同前。

2 个月后随访，患者胸痛、粉刺逐渐消失，未再复发。

【点评】气胸术后遗留之胸痛类似于伤科痛证，多为气滞血瘀阻滞络脉的实证。患者 3 周来面部出现较重的粉刺，则多属风热或湿热证。二病看似互不相干，却都是患者当前深感苦恼、急需解除的疾病，因此宜采取内外同治、标本兼顾的治则。

然而本案的病历显示，患者胸痛和粉刺更替出现，此起彼伏，迁延难愈，疗程长达 3 个月，原因何在？首先，手术后遗留的疼痛多因手术部位组织粘连，瘀血阻络，其消除需较长时日，而粉刺虽非重病，亦属皮肤顽疾，非短期可愈。其次，二病涉及热毒、痰湿、气滞、血瘀、气虚、阴虚等多种病机兼夹混杂，变化频繁，要想及时、准确地把握其主次缓急，确非易事。最后，患者工作忙碌，经常出差，其治疗时常中断。不过回顾此案，老师运用方药的经验似有规律可循。例如，热毒重，常用五味消毒饮或黄连解毒汤加减，血瘀兼热选用血府逐瘀汤或复元活血汤增损，气郁则用柴胡疏肝散或越鞠丸等方，血热加丹参、赤芍、牡丹皮、凌霄花之类，痰结加瓜蒌、贝母、海藻、旋覆花，湿热加白花蛇舌草、桑白皮、滑石、茵陈，络阻加郁金、橘络、丝瓜络、皂角刺，瘙痒加白蒺藜、白鲜皮、地肤子、蝉蜕。

（一）心悸兼鼻鼽（过敏性鼻炎）案

杜某，女，34岁，职员。2001年10月14日初诊。

主诉：阵发性心悸5年，加重1周。

现病史：患者5年前曾因心悸不止在某心脏专科医院做动态心电图，诊断为窦性心律、室性早搏频发。此后，患者常感严重的心悸及早搏，当情绪不佳或劳累过度时即发作或加重。同时，近2年来患者常因伤风或灰尘刺激致鼻炎发作，虽经西医治疗，效果不佳。目前，除了心悸、早搏频发外，鼻塞流脓涕，清早喷嚏连连，咽喉干燥不适，咯吐大量稠痰，有时牙痛、失眠，近几个月月经周期提前，舌尖红苔薄腻，脉细促乏力，每分钟早搏达10次以上。

诊断：心悸，鼻鼽（室性早搏，过敏性鼻炎）——心脏气阴两虚，兼风热犯肺阻窍。

治则：滋心阴、补心气以通脉定悸，祛风清热以宣通肺窍。

处方：炙甘草汤合小柴胡汤加减。

太子参30克，炙甘草15克，生地黄15克，麦冬10克，黄芪30克，白术12克，柴胡10克，黄芩10克，制半夏10克，鱼腥草30克，丹参30克，川芎10克，炒酸枣仁15克，合欢花10克，辛夷花10克。7剂，每日1剂，水煎分2次服。

2001年10月21日二诊：自觉心悸明显改善，每分钟早搏减至4~5次，睡眠及精神好转，内热减轻，仍鼻塞、流清涕及喷嚏，舌淡苔薄腻，脉细数而促代乏力。前方去半夏、酸枣仁、合欢花，加当归10克、路路通10克、麻黄6克。7剂。煎服法同前。

2001年10月28日三诊：仅疲劳时轻微心悸，早搏减至每分钟2~3次，已无鼻塞，月经推迟，脉细弱而结。二诊方稍作加减14剂。煎服法同前。

3周后患者反馈，心悸、早搏及鼻炎均痊愈。半年后随访，心悸未复发，过敏性鼻炎仅轻度发作一次。

【点评】本例主症是长期心悸、脉促，西医诊断为心室早搏，中医辨证为心脏气阴两虚而以阴虚为主，依据是长期心悸而伴咽干、失眠、牙痛、月经提前、舌尖红、脉细促乏力等。炙甘草汤乃治疗"脉结代，心动悸"的经典名方，具有气血、阴阳双补之功，滋心阴之力尤强，用于本例基本对证，减去桂枝、生姜、酒是因患者阴虚内热偏重，加丹参、川芎以活血通脉，增酸枣仁、合欢花养血解郁以安神。服药4周，心悸、早搏逐渐得到控制，证实上述诊治无误。同时，此患者又患鼻鼽（过敏性鼻炎），辨证为风热犯肺、鼻窍不利，乃基于鼻塞流脓涕，喷嚏频作，咽喉干燥，咳唾稠痰，舌红苔薄腻等症，故合用小柴胡汤去生姜、大枣，以太子参取代人参，可疏风清热，扶正祛邪，加鱼腥草、辛夷花、路路通、麻黄以清泄肺热、宣通鼻窍。本患者心悸和鼻衄同时发作，症状都较突出，而病机有重叠之处，因此两病可同治而并行不悖，双双获效。

（二）心悸时轻时重案

陈某，女，73 岁，家庭妇女。2018 年 4 月 23 日初诊。

主诉：心悸乏力 4 个多月，加重 5 天。

现病史：患者患高血压伴心悸多年，今年元月初心悸加重，血压升高，经西医用抗心律失常药和降血压药后，心率及血压基本控制在正常范围，但仍觉心悸严重，伴胸闷兼微喘，难以入睡，睡后易醒，白天神疲乏力，饮食略减，夜尿每晚 1～2 次，口不渴，舌淡胖边有齿痕，苔白腻，脉细略数。

诊断：心悸，失眠——心脏气血两虚，兼痰热扰神。

治则：益气养血，活血通脉，兼化痰清热以安神。

处方：药用颗粒冲剂。

养心汤 8 克，温胆汤 5 克，黄连 1 克，丹参 1.5 克，夜交藤 2 克。7 剂。每天之药溶于 200 毫升开水中，分 2 次早晚餐后分服。

2018 年 5 月 2 日二诊：偶觉轻微心悸，睡眠明显改善，仅有时难以入睡，已不喘，口略苦而干，仍觉乏力倦怠，咽喉有痰，舌淡红苔薄稍腻，脉细滑略数。心脏气血虚弱已明显改善，痰热大减，反现阴虚之兆。

炙甘草汤 8 克，生脉散 4 克，丹参 2 克，全瓜蒌 1.5 克，薤白 1 克，法半夏 1.5 克，枳壳 1 克。7 剂。服法同前。

4 个月后，患者因他病就诊，告之服上方后心悸消失，仅偶尔轻度失眠。

【点评】心悸病机不外心脏气血阴阳失衡，但上案是气阴两虚而心阴虚为主，本案首诊却属气血两虚兼痰热扰神，因而未用炙甘草汤而重用养心汤益心气、养心血，配合黄连温胆汤清化痰热以安神，收效显著。二诊时，已见邪气减而正虚增，即心脏气阴两虚渐显而痰浊已减轻，遂予炙甘草汤合生脉散稍加化痰清热、宣通气血之品，同样获得良效。由此可知，同一个患者，证变机异后，方药亦应随之改变，这是中医动态观应用于临床的一个例证。

（三）心悸兼胸闷案

洪某，男，40 岁，企业主。2012 年 8 月 23 日初诊。

主诉：心悸、胸闷时轻时重 3 个多月，加重 5 天。

现病史：洪先生今年 4 月患咽喉炎治愈后，渐感心悸、胸闷，劳累及心情不佳时发作或加重。近 5 天病情持续恶化，不仅觉心脏搏动剧烈，而且自感早搏频发，胸中窒闷，烦躁不安，口干而饮水不多，时时恶心呕吐，畏寒，耳鸣，夜尿 1～2 次，便溏，舌略淡暗苔薄白腻，脉短促乏力（脉率 85 次/分）。血压 128/90mmHg。

诊断：心悸，胸痹轻证（病毒性心肌炎？冠心病早期？）——心脏气血阴阳俱虚，心脉失养，兼血瘀心络。

治则：益气滋阴，兼活血通脉，镇心安神。

处方：药用颗粒冲剂。

炙甘草 2 克，生地黄 3 克，麦冬 1.5 克，阿胶 1.5 克，大枣 1.5 克，桂枝 1.5 克，生姜 1.5 克，党参 2 克，茯苓 1.5 克，龙骨 1.5 克，牡蛎 1.5 克，酸枣仁 1.5 克。7 剂。每天的药溶于 200 毫升开水中，早晚分服。

2012 年 9 月 1 日二诊：心悸、胸闷减轻，呕恶已不明显，大便转正常，但觉心率略增而仍见早搏，畏寒肢冷，提示温通之力相对不足。

人参养营汤 8 克，生地黄 1.5 克，麦冬 1.5 克，龙齿 2 克，石菖蒲 1.5 克，当归 1.5 克，川芎 1.5 克，炙甘草 1 克。7 剂。服法同前。

2012 年 9 月 8 日三诊：自诉早搏显著减少，胸闷、畏寒、肢冷均改善，颌下少许疮疖，无呕恶，有时烦躁口干，遂用二诊方去当归、石菖蒲，加竹叶 1.5 克，栀子 1 克。14 剂。服法同前。

2012 年 10 月 6 日四诊：早搏已从每天 7 ~ 8 次减至 3 ~ 5 次，情志不遂或过劳时仍稍感心悸、胸闷，睡眠欠佳，有时头昏耳鸣。

人参养营汤 6 克，天王补心丹 5 克，柴胡 1.5 克，郁金 1.5 克，龙齿 2 克，珍珠母 2 克。14 剂。服法同前。

一年半后随访，患者服上方后，心悸诸症消失，未见复发。

【点评】心悸病以心脏虚证和虚实兼夹证多见，炙甘草汤阴阳双补，养心汤气血双补，此二方遂成为治疗心悸病虚证最常用的代表性方剂。本案与前述两个医案都属于虚证为主的心悸：本章医案 1 心阴虚偏重，故治以炙甘草汤去桂枝、生姜；本章医案 2 首诊气血两虚突出，故重用养心汤加味；而本案首诊时心悸、早搏、胸闷、烦躁、恶寒等提示心脏阴阳两虚，故用炙甘草汤原方加龙骨、牡蛎镇心安神（含桂枝加龙骨牡蛎汤方义），疗效皆显著。

本案二诊时畏寒肢冷明显，改用人参养营汤加当归、川芎以增强温通之力。三诊时又见颌下疮疖、烦躁、口干等内热征象，故加栀子、竹叶清热。四诊时阴虚、肝郁较明显，故用减量的人参养营汤合天王补心丹加疏肝解郁之品，终竟全功。这三个验案集中体现了仲景"观其脉证，知犯何逆，随证治之"的诊治要领，充分证明了"同病异治""审机定治"的临床价值。

（四）顽固失眠案

吴某，男，52 岁，店员。1997 年 6 月 11 日初诊。

主诉：失眠 5 年。

现病史：吴先生 5 年前患失眠，以难以入睡为主，伴头目胀痛，胸闷，有时心前区刺痛，面色晦暗，精神抑郁，腰部酸痛（西医诊断为腰肌劳损），膝冷，形体略胖，舌紫暗苔白腻，脉沉滑兼弦。平素血压偏高，各种检测未发现任何器质性病变，血压140/90mmHg。

诊断：失眠，头痛——心血瘀滞，兼肝郁痰阻。

治则：祛瘀通脉以安神，疏肝化痰以解郁。

处方：血府逐瘀汤加减。

当归10克，川芎10克，桃仁10克，红花8克，白芍15克，柴胡10克，枳壳10克，炙甘草6克，丹参30克，酸枣仁20克，柏子仁12克，夜交藤30克，合欢皮15克，茯苓15克，石菖蒲10克。7剂。每日1剂，水煎早晚分服。

1997年6月18日二诊：失眠显著改善，仍头目胀痛及膝冷，舌脉同前。首诊方减去柏子仁和石菖蒲，加川牛膝15克，千年健15克。7剂。服法同前。

1997年6月25日三诊：已能入睡而多梦，除头目仍痛外，其他症状皆消失。二诊方去柴胡和川芎，加夏枯草15克，白蒺藜10克。7剂。服法同前。

1997年7月2日四诊：睡眠恢复正常而稳定，诸症皆失，仅遗留轻微头胀不适，于是给予逍遥丸和养血安神片交替服用，以善其后。

【点评】失眠病虚证稍多于实证，实证有火、痰、气（郁）、血（瘀）、食（积）等数种，血瘀所致的失眠在失眠患者总数中的比例并不大。而本案失眠责之于血瘀和气郁的证据充足，心前区刺痛、面色晦暗、舌紫暗，皆血瘀心脉之证，头目胀痛、胸闷、精神抑郁、脉弦，则提示肝郁气滞。此外，膝冷与气血上逆有关，体胖、胸闷、苔腻、脉滑表明痰湿内蕴。所以，此顽固失眠案定为心血瘀滞兼肝郁痰阻，治以活血祛瘀、行气化痰。

血府逐瘀汤乃王清任治疗胸中血瘀兼气滞的名方，由桃红四物汤合四逆散加牛膝、桔梗组成。本方性质平和而稍凉，但凡气血瘀滞的病证都可使用，具有非常广阔的应用空间。诚如王清任所说："查患头疼者，无表症，无里症，无气虚、痰饮等症，忽犯忽好，百方不效，用此方一剂而愈。"除了各种气滞血瘀导致的痛症，有些"久病入络""久病成瘀"的慢性"怪病"，诸如神志病、皮肤病、肿瘤、噎膈等皆可以本方加减运用，确属非常奇妙的效方。本案首诊配合二仁（酸枣仁、柏子仁）、夜交藤养血安神，茯苓、石菖蒲化痰安神，合欢皮配合柴胡、白芍、枳壳疏肝解郁，故睡眠改善明显；二诊针对膝冷加入川牛膝、千年健；三诊针对头目胀痛加夏枯草、白蒺藜，由此可见老师擅长用药之一斑。

（五）失眠兼粉刺（痤疮）案

陈某，男，19岁，学生。2018年4月20日初诊。

主诉：失眠1年余。

现病史：患者因学习负担重，情绪紧张，自去年3月起，经常半夜12点前难以入睡，睡着后平均能睡6~7小时，但不早醒。近3年来面部粉刺时轻时重，现左右面颊各有一大片由粉刺融合后逐渐形成的暗红色斑块，稍凸起而质略硬；同时，伴口苦而干，咽痛，烦躁，大便干结，排便较难，小便短黄，头昏乏力，偶尔鼻衄，舌尖偏红苔薄黄稍腻，脉滑数略细。

诊断：失眠，粉刺——心阴亏虚，虚火扰神，兼肺胃郁热。

治则：滋阴降火，凉血安神，佐以清肺通腑。

处方：药用颗粒冲剂。

天王补心丹8克，黄连1克，竹叶1.5克，木通1克，栀子1.5克，淡豆豉1.2克，牡丹皮1克，珍珠母1.5克，夜交藤1.5克，生大黄0.8克。7剂。每天之药溶于200毫升开水中，分2次，早晚餐后分服。

2018年4月27日二诊：睡眠时间增至8小时，排便顺畅，口干、咽痛减轻，本周未见鼻衄，粉刺未见新生者，但面颊红色肿块依旧，自诉近期常感抑郁、烦躁，拟将治疗重点转向解郁消斑。

越鞠丸8克，当归1克，赤芍1克，桃仁1克，王不留行1克，海藻1.5克，夏枯草1.5克，全瓜蒌1.5克，玄参1.5克。7剂，服法同前。

在服用二诊方加减的4周内，患者失眠未再发，情绪稳定，粉刺已得到控制，面部斑块有缩小趋势，后重点治疗面颊红色稍凸起之斑块，服药数月，斑块面积缩小过半，斑块转淡变软，后因停学回国而中断治疗。

【点评】《黄帝内经》关于不寐病机多从"阳不入阴"立论。本例主症是长期失眠兼粉刺，从患者入睡难、烦躁、口苦口干、咽痛、便干、舌尖偏红、脉细数来看，应是心火亢盛伤及心阴；而小便短黄、苔黄腻、脉滑数，提示兼痰热（湿热）扰神；面颊粉刺融合成斑块，色暗红而较硬，表明热入面络且痰瘀互结。治疗此例失眠须清心火、滋心阴兼除痰热以安神，而治粉刺融合的斑块宜凉血祛瘀、化痰通络以散结消斑。因此，首诊用天王补心丹滋心阴、降虚火以安神，黄连导赤散合栀子豉汤清心利尿，加珍珠母镇心，夜交藤养血以安神，更用牡丹皮、大黄凉血活血、通腑泻热。此方用药重点在治失眠，是因为患者久苦于失眠，而失眠属功能性病变，较易短期取效，而粉刺日久已成实质性病变，难于速效。二诊时，患者失眠消失，粉刺已无新起者，而面颊红斑未减，故改用针对肝郁的越鞠丸增加当归、赤芍、桃仁、王不留行活血祛瘀、凉血消斑，加夏枯草、海藻、全瓜蒌、玄参清肝化痰以散结。长期粉刺融合形成的面颊斑块，经数月治疗，已消退过半，终因故未能完全治愈，令人遗憾。

（六）阵发性气喘、胸闷、心悸迁延案

金某，男，47岁，企业主。2016年3月26日初诊。

主诉：阵发性气喘、胸闷、心悸5个月，加重2个月。

现病史：患者一贯身体健康，去年10月正在驾车时突感胸胁憋闷不适，呼吸急促困难，此后，一旦紧张或情绪不佳就气喘、胸闷、心悸发作，伴胁下、少腹胀满，严重时全身冷汗淋漓，肢冷，影响饮食和睡眠。家庭医生及西医专家曾做多种检测，未发现任何器质性病变，亦未给出任何西医诊断结论。近2个月发作频繁且加重，几乎天天发作，每次持续2~3小时，服用西药无效，遂转求中医诊治。刻下：患者精神焦虑、紧张，呼吸急促，自诉胸闷、心悸，口不渴，神疲乏力，舌淡红苔薄腻根部

稍厚，脉细而兼促。即时血压 160/105mmHg。

诊断：胸痹轻证，喘病，心悸（神经官能症？）——肝郁气逆，心肺气虚，兼痰阻胸中。

治则：疏肝解郁，益气养心，化痰宽胸。

处方：药用颗粒冲剂。

四磨饮子 7 克，生脉散 5 克，柴胡 1.5 克，郁金 1.5 克，代赭石 1.5 克，旋覆花 1.5 克。7 剂。每天之药溶于 200 毫升开水中，分 2 次，早晚餐后服。

2016 年 4 月 2 日二诊：本周胸闷、气喘仅发作 3 次，气喘、胸闷明显减轻，心悸已不明显，仍汗出肢冷，自觉咽喉有痰，血压 136/95mmHg，舌淡尖红苔白腻，脉细弱带弦。

四磨饮子 6 克，柴胡加龙骨牡蛎汤 6 克，全瓜蒌 1.5 克，薤白 1.5 克，代赭石 1.5 克，旋覆花 1.5 克。7 剂。服法同前。

2016 年 4 月 9 日三诊：气喘、心悸未明显发作，仅傍晚时略觉胸闷不适，自诉痰减，头沉重，睡眠尚可，偶尔干咳，近日口干，手足心出汗。二诊方去薤白、瓜蒌，加制南星 1 克、白芥子 1.5 克。7 剂。服法同前。

此后的 2 个多月内，患者因情志、劳累等因素，胸闷、气喘、心悸又曾轻发作数次，或伴胁胀、胃痛、咳嗽、失眠等症状，皆用越鞠丸、四磨饮子、柴胡疏肝散、温胆汤、安神定志丸等方加减而取效。7 月初，其症状完全消失。

半年后其妻反馈，2016 年 7 月起金先生苦恼 9 个月的疾病已痊愈，未再复发。

【点评】对于非器质性疾病，中医能充分发挥"审机定治"的调理优势，本案即是其例。此案患者表现出反复发作而自觉严重的气喘、胸闷、心悸、焦虑、失眠等症状，患者及家属都认为"病不轻"，但是西医检测却未发现任何器质性病变，从而无法作出任何明确、肯定的诊断结论。然而，从中医的观点看，其症状虽多样而易变，却离不开胸、胁、胃脘、少腹等部位，其脏腑定位集中于心、肺、肝、胆、脑等脏腑。而且，从患者一旦紧张或情绪不佳就发作或加剧，加之症状以胸闷不适、气喘气短、焦虑紧张为主，可确知其病机关键在于虚实兼夹，虚证以心肺气虚为主，实证乃肝郁气逆兼夹痰阻。故用生脉散加龙骨、牡蛎补益心肺、镇心安神，四磨饮子加旋覆花、代赭石、瓜蒌、薤白行气宽胸、化痰降逆，配合柴胡、郁金疏肝解郁，疗效明显。

此医案的另一特点是病程迁延而症状波动频繁，在不同阶段其治疗重点、选用方药也有所不同，而最终能在 3 个月左右彻底治愈这一折磨患者长达 9 个月之久的"怪病"，应归功于老师紧扣其病机虚实的动态变化，及时灵活地调整其所选用的方药。

（七）突发健忘兼失眠案

祝某，男，54 岁，教师。2014 年 12 月 15 日初诊。

主诉：突然严重健忘 2 周。

现病史：患者一贯身体健康，有时血压较高。本月初，患者突发健忘，刚做之事马上就忘记了，西医检查除血压波动，偶尔达190/120mmHg外，没发现其他异常，也没有西医诊断结论。刻下：严重健忘，伴轻度眩晕，口苦而干，烦躁易怒，重度失眠，食欲好，二便正常，舌质暗苔黄腻，脉弦细而尺部稍弱。血压150/82mmHg。

诊断：健忘，失眠——痰热扰神，肝阳上亢，兼肝肾不足。

治则：清心涤痰以开窍，平肝潜阳以安神，佐以滋补肝肾。

处方：药用颗粒冲剂。

天麻钩藤饮8克，竹茹1.5克，枳壳1.5克，茯苓1.5克，胆南星1.5克，菊花1.5克，石菖蒲1.5克。7剂。每天之药溶于200毫升开水中，分2次早晚服。

2014年12月27日二诊：健忘显著减轻，记忆力逐渐恢复，烦躁、失眠亦有改善，仍难以入睡，口苦已不明显，血压波动幅度缩小，舌暗苔薄，脉弦缓。

安神定志丸6克，甘麦大枣汤5克，牡蛎2克，丹参1.5克，夜交藤2克，酸枣仁1.5克，柏子仁1.5克，白芍1.5克，白术1.5克。7剂。服法同前。

2015年2月15日，其妻子电告，患者自行用第二诊方继续治疗2周后，健忘至今未发，睡眠基本正常，血压波动在125/68mmHg上下。

【点评】这是西医无法确诊的疾病而中医治愈的又一案例。患者突发健忘，西医检查除了血压波动较大外，没发现其他异常，也没有诊断结论。而从中医辨证来看，突然严重发病多属实证，而严重失眠、眩晕、口苦而干、烦躁易怒、舌暗苔黄腻、脉弦、血压偏高等，皆提示痰热扰心和肝阳上亢的病机，而脉弦细、尺部稍弱，以及肝阳之所以上亢则责之于轻度肝肾不足，显然此病例属于实中夹虚、上实下虚之证。因而，治以清心涤痰以开窍，平肝潜阳以安神，兼补益肝肾。方用温胆汤去半夏、陈皮之温燥，加胆南星清化热痰，增芳香化浊的石菖蒲开窍醒神，以利恢复记忆，而天麻钩藤饮加菊花以平肝潜阳、清热安神，兼补益肝肾。服药1周后，患者记忆力恢复，其他诸症亦显著改善，此后转向养心安神而收全功，疗效令人折服。

（八）长期忧郁兼失眠案

赵某，女，60岁，家庭妇女。2015年6月13日初诊。

主诉：忧郁、焦虑、失眠十余年。

现病史：患者一向多愁善感，常为家庭及子女操心，因此长因焦虑、忧郁、紧张、烦躁、恐惧而致失眠，服催眠、抗抑郁西药可暂时好转，2年前曾在我诊所用健脾养心、疏肝活血等方药治疗过，病情时轻时重，迁延难愈。刻下：患者精神忧郁、焦虑、胆怯，难以入睡，睡后常因噩梦惊醒，醒后再难入睡，伴心悸，吞咽梗阻感，有时腹痛便溏，夜尿多，畏寒，舌淡暗苔白腻中厚，脉滑而细。

诊断：郁病，失眠（抑郁症，焦虑症，神经衰弱？）——痰气郁结，心虚神惑，心肾不交。

治则：涤痰解郁，养心安神，交通心肾。

处方：药用颗粒冲剂。

导痰汤6克，柏子养心丸6克，淮小麦2克，龙骨2克，酸枣仁1.5克，茯神1.5

克，五味子 1.5 克。7 剂。每天的药溶于 200 毫升开水中，早晚分服。

2015 年 6 月 20 日二诊：忧郁等不良情绪缓解，睡眠改善，食欲转佳，腹不痛，不畏寒，仍有心悸、健忘、便溏。

养心汤 8 克，导痰汤 4 克，珍珠母 1.5 克，磁石 1.5 克，夜交藤 1.5 克，茯神 1.5 克，香附 1 克。7 剂。服法同前。

2 年后，患者因泌尿系感染求治于我，告知服二诊方后，抑郁、焦虑等病渐愈，1 年多未发，仅偶尔轻度失眠。

【点评】郁证是现代社会的常见病，与生活节奏快、工作压力大有关，也与个人性格相关，一般从心肝两脏调理。本案患者长期焦虑、忧郁、紧张、胆怯、失眠、心悸、吞咽梗阻感，症状多而变化快，基本符合《金匮要略》所述的"脏躁"和"梅核气"，但首诊时的症状显示，此患者心、肝、肾俱虚，而以阴血亏虚为主，阳气虚弱稍轻，同时兼气郁痰阻。故用柏子养心丸加酸枣仁、淮小麦滋补阴血、养心安神为主，配合导痰汤理气化痰、开窍宁神，再加龙骨、茯神、五味子交通心肾以定志，因而服药后郁病、失眠大幅改善。二诊时，患者心悸、健忘仍明显，故重用养心汤益心气、养心血，配合小剂量导痰汤化痰醒神，复加珍珠母、磁石重镇宁神，夜交藤、茯神交通心肾，香附疏肝健脾，以善其后，终获显效。不提"痊愈"，是因为此类心身失调性疾患常波动迁延，若精神稍受刺激或劳累过度，很容易复发或加重。

（一）脘痞（慢性胃炎）兼面肌痉挛案

周某，女，53 岁，退休工人。1995 年 5 月 21 日初诊。

主诉：脘痞时轻时重 3 年，本次持续发作 2 周。

现病史：3 年前，患者开始感觉胃脘痞满不适，此后时发时止，时轻时重。一年半前，西医诊断为多发性胃溃疡、浅表性胃炎兼糜烂及腺体增生。不久之后，患者出现四肢麻木和左侧面肌痉挛，经 CT 扫描诊断为脑梗死，虽经西医治疗而效果不显，遂转求中医。近 2 周来，脘痞持续性发作，伴胁胀胸闷，头顶沉重压迫感，眼胀肢麻，左侧面肌不时痉挛，口苦而干，食欲下降，腰酸，少腹不适，尿黄，有时烦躁失眠，舌暗红边有齿痕，苔白腻，脉沉弦。

诊断：脘痞，面痉挛（多发性胃溃疡，慢性胃炎兼腺体增生，脑梗死）——湿热中阻（热重于湿），肝郁脾虚，兼血瘀脑络。

治则：清热祛湿，疏肝健脾，兼活血通络。

处方：半夏泻心汤合四逆散加减。

法半夏 15 克，干姜 6 克，黄连 6 克，黄芩 10 克，甘草 6 克，柴胡 10 克，白芍 15 克，枳壳 10 克，蒲公英 30 克，白花蛇舌草 30 克，八月札 15 克，佛手 10 克，黄芪 15 克，当归 12 克，丹参 15 克，莪术 10 克。14 剂，每日 1 剂，水煎分 3 次服。

1995 年 9 月 8 日二诊：患者服上方 2 周后脘痞消失，肢麻和面痉挛显著好转，故未及时复诊。现上述病证复发，症状与首诊类似，不得不再来就诊，仍处以上方 14 剂。服法同前。

1995 年 9 月 23 日三诊：除了左侧麻木和内痔便血外，其他症状基本得到控制。首诊处方去半夏、干姜、八月札及佛手，加生地黄 15 克，槐花 15 克，地榆 15 克，秦艽 10 克。10 剂。服法同前。

2 周后随访，所有症状消失，仅遗留左侧肢体的轻度麻木。

【点评】本病例患两种疾病，一是脘痞（痞病），二是面肌痉挛（痉病）。脘痞病久而较重，痉病新起而较轻，因而标本同治但重点放在脘痞。根据辨证，本案脘痞属湿热蕴结中焦而热重于湿，兼肝气犯胃，故首诊取半夏泻心汤的主要药物加上大剂量的蒲公英、白花蛇舌草清热兼祛湿，配合四逆散加佛手、八月札疏肝理气、和胃消痞。鉴于此例之面部痉挛，一因热邪偏重耗伤阴血，面部组织失养而致筋脉拘急；二因肝郁致使气血瘀滞不能升达面部，面肌亦失养而痉挛。因此，用含有芍药甘草汤的四逆散加黄芪、当归、丹参以益气升清、养血舒筋，从而缓解痉挛。

　　尽管中医、西医的理论体系大相径庭，但这并不妨碍为了提升疗效两者在诊疗上的某种结合。本案西医的诊断提及慢性胃炎兼腺体增生，而后者常是恶化癌变的病理基础之一，因此，选用八月札、蒲公英、白花蛇舌草、丹参和莪术等药，既符合理气解郁、清热解毒及活血祛瘀的中医治则，也寓以此类中药抑癌以防恶变之意。此外，西医的脑梗死与中医血瘀脑络密切相关，这也是本案用祛瘀通络药治疗面肌痉挛的依据之一。

（二）迁延性胃脘隐痛案

　　董某，男，62 岁，退休职员。2016 年 5 月 21 日初诊。

　　主诉：胃脘隐痛、胀痛 2 个月。

　　现病史：患者近 2 个多月来感觉上腹正中部隐隐胀痛，时发时止，时轻时重，西医检查后未能给出诊断结论。目前，其胃脘隐隐胀痛，常因饮食不当、不良情绪或劳倦过度而诱发或加重，伴轻度矢气，大便时干时稀，口中和，四肢欠温，神疲易倦，面色略萎黄，切诊腹部柔软，未触及肿块，重按时胃脘（上腹正中）有轻度压痛，无泛酸、呕恶，舌略淡暗苔薄白，脉弦细。血压 134/86mmHg。

　　诊断：胃痛（胃神经官能症？慢性胃炎？）——脾胃阳虚，气血不足，兼肝胃不和。

　　治则：温中健脾，养血舒筋，佐以疏肝和胃。

　　处方：药用颗粒冲剂。

　　黄芪建中汤 8 克，当归 1.5 克，白术 1.5 克，茯苓 1.5 克，柴胡 1.5 克，佛手 1.5 克，神曲 1.5 克。7 剂。每天的药溶于 200 毫升开水中，早、中、晚餐后分服。

　　2016 年 5 月 28 日二诊：诸症未见明显改善，仍以胃脘隐痛伴轻微胀痛为主，矢气多，四肢欠温，排便乏力而不爽，遂改用健脾益气兼疏肝理气。

　　香砂六君子汤 8 克，香附 1.5 克，佛手 1.5 克，柴胡 1.5 克，白芍 1.5 克，延胡索 2 克，川楝子 1.5 克。7 剂。服法同前。

　　2016 年 6 月 4 日三诊：胃痛频率减至 1 周 2 次，矢气亦减，精神好转，仍给予二诊方稍加减 1 周。

　　2016 年 6 月 10 日四诊：胃痛继续好转，但睡眠欠佳，矢气较多，又现畏寒肢冷。

　　香砂六君子汤 8 克，越鞠丸 5 克，白芍 1.5 克，佛手 1.5 克，延胡索 1.5 克，干姜 1 克。7 剂。服法同前。

　　服上方后，胃痛已止，为巩固疗效，四诊方稍加减再服 2 周。

　　2 个月后随访，胃痛及他症均未再发，食欲转佳，精神恢复正常。

　　【点评】本案患者胃胀隐痛，首诊时用黄芪建中汤温补中焦为主方，考虑患者因劳累过度而加重，提示气虚，故加白术、茯苓补气，因不良情绪而加重，提示肝郁，则加柴胡、佛手疏肝理气，因饮食不当而加重，提示食滞，遂加神曲消食导滞。初看首诊似乎考虑周全，为何效果不显呢？原因大概有二：首先，病机诊断欠准，本例并非以阳虚和气血两虚为主，就胃脘胀痛、按之压痛、矢气、舌暗、脉弦等症来看，应属脾胃气虚和气滞并重；其次，选用的治则、方药欠妥，黄芪建中汤阴阳双补，过于滋腻、收敛，不利于消除气滞。好在老师及时察觉，于二、三诊时改用香砂六君子汤为主，适当配合金铃子散或越鞠丸等方加减，疗效立见，亦反证首诊首方的失当。

此外，四诊时又现畏寒肢冷，可能与三诊方中川楝子苦寒伤阳有关，故以干姜代之，渐获痊愈。此案充分说明，中医诊治患者一定要审机（辨证）准确，丝丝入扣，用药精当，切合病机，此乃保障临床疗效最紧要的两个关键。

（三）顽固胃痛（十二指肠球部溃疡）案

李某，男，24 岁，技术员。1991 年 4 月 6 日初诊。

主诉：胃痛反复发作 2 年，此次持续发作月余。

现病史：2 年前，由于饮食无规律、过度饮用可口可乐等饮料，患者胃痛首次急性发作，此后胃痛时轻时重，虽经中西医治疗而迁延不愈，西医诊断为十二指肠球部溃疡。刻下：胃脘胀痛已逾 1 个月，常在饭前及半夜加重，或因情志不遂而诱发，进食或按压后减轻，伴嗳气泛酸，食欲下降，口干便结，烦躁易怒，舌略红苔薄黄，脉弦细。

诊断：胃痛（十二指肠球部溃疡）——肝胃阴虚，肝郁化热，肝火犯胃。

治则：养阴和胃，疏肝清热，行气止痛。

处方：一贯煎合四逆散加味。

生地黄 24 克，北沙参 12 克，麦冬 12 克，枸杞子 15 克，当归 12 克，川楝子 10 克，柴胡 9 克，白芍 12 克，枳壳 12 克，炙甘草 6 克，佛手 10 克，蒲公英 15 克。5 剂。每日 1 剂，水煎，分 3 次餐后服。

1991 年 4 月 12 日二诊：胃痛发作时间缩短，仅食后胃胀隐痛、嗳气，有时泛酸，大便不成形，舌略红，苔白而根稍腻，脉细。病情好转，上方去生地黄、枸杞子、蒲公英和当归，加党参 15 克、白术 10 克、延胡索 10 克、香附 10 克、神曲 6 克。7 剂。服法同前。

1991 年 4 月 19 日三诊：胃痛已止，除偶尔脘痞外诸症消失。以首诊处方 5 剂的量和蜂蜜加工成膏滋服用 1 个月，以巩固疗效。

半年后随访，胃痛未见复发。

【点评】《素问·痹论》曰："饮食自倍，肠胃乃伤。"本例胃痛是典型暴饮暴食损伤脾胃所致。患者病程迁延 2 年，胃痛时轻时重，常在饭前及半夜加重，进食或揉按后减轻，证实病情由急性变为慢性，病机则由实转虚；口干便结、舌红苔薄、脉弦细，属肝胃阴虚之征；同时，胃脘胀痛因情志不遂而诱发，伴嗳气泛酸，烦躁易怒，舌红苔黄，表明此案还兼肝郁化热犯胃的实证。因此，首诊方用一贯煎加蒲公英滋肝胃之阴兼清热，合四逆散加佛手以疏肝理气、健脾和胃。二诊时，病情明显改善，肝胃阴虚已减，但"大便不成形"为脾虚之象，故去部分滋腻、寒凉之品，加入健脾、理气、化湿之药。三诊时病已趋愈，遂用首方改作膏滋长期服，以巩固疗效，断其病根，还可缓和方中某些滋腻、寒凉药的负面作用，对于十二指肠球部溃疡这类易于反复发作的慢性病，尤属必要。

（四）顽固腹痛案

唐某，女，31 岁，农民。2001 年 11 月 12 日初诊。

主诉：左少腹钝痛 1 年余，近 1 周加重。

现病史：1 年多以前，患者因饮食不当出现左侧腹部持续性钝痛，曾去当地多家医院诊治，未得到明确的西医诊断结论，中西医治疗后也没有明显改善，近几日腹痛加重，遂来省城求治。刻下：患者左少腹近肚脐处持续性胀痛，阵发性加剧，伴轻度压痛，时时嗳气矢气，口苦而干，饮水较多，食少腹胀，大便每天 1～2 次，不成形，头晕而沉重，神疲思睡但难以入睡，舌偏淡苔白腻，脉沉滑而略数。

诊断：腹痛（肠易激综合征？功能性消化不良？）——大肠湿热（湿重于热），肠道气滞，兼脾虚食积。

治则：燥湿行气、清热通腑以止痛，佐以健脾消食。

处方：平胃散、葛根芩连汤合小承气汤加减。

苍术 10 克，白术 10 克，厚朴 10 克，青皮 10 克，枳壳 10 克，制大黄 6 克，炙甘草 6 克，木香 6 克，藿香 10 克，葛根 12 克，白芍 15 克，山楂 12 克，黄连 6 克，黄芩 10 克，党参 15 克。7 剂。每日 1 剂，水煎服。

2001 年 11 月 19 日二诊：服上方 3 天后，患者排出大量臭秽的糨糊状粪便，腹部疼痛和胀满显著减轻，服完 7 剂后，其他症状也基本消失。因此，上方稍作增删后继服 14 剂。

3 个月后，患者反馈腹痛未再发。

【点评】腹痛有实有虚，实证以气滞血瘀为基本病机，常兼寒凝、热结、痰湿、水饮、结石、燥屎、寄生虫等病邪，虚证涉及气、血、阴、阳四方面的亏虚。患者左少腹近脐处持续性胀痛，阵发性加剧，轻度压痛，频繁嗳气、矢气，苔腻脉滑，表明腑气阻滞较重兼食积胃肠；头晕而沉重，神疲思睡但难入睡，大便不成形，口苦而干，饮水较多，舌淡苔白，脉略数，表明湿热内蕴而湿重于热。患者腹痛虽久，仍以实证为主而虚证轻微，故选用平胃散合葛根芩连汤祛肠道湿热，小承气汤加木香、青皮、藿香、山楂降气通腑、消食导滞，添白芍缓急止痛，佐党参、白术健脾益气。方药对证，故服药 3 天后，患者排出大量的臭秽溏糨粪便，湿热积滞随之而去，腑气得通，则腹痛、腹胀向愈。

此方的制大黄剂量小而与他药同煎，攻下之力虽不强，但配合常规剂量的厚朴、枳壳、木香、青皮、山楂，能消食导滞、清热活血以推陈致新，在本案治疗中发挥的综合作用不容忽视。

（五）慢性泄泻案

朱某，女，58 岁。家庭妇女。2017 年 6 月 20 日初诊。

主诉：长期泄泻已 5 年。

现病史：近5年来患者泄泻时轻时重，迁延不愈，西医多种检测未发现胃肠的器质性病变，也没有明确的诊断结论，而服西药的效果则欠佳。刻下：泄泻平均1日2次，便溏或水样便，食油腻则加重，伴腹胀或轻度腹痛，食少纳呆，口中和，神疲思睡，动则汗出，性格内向，易忧郁，舌淡边有齿痕，苔薄白微腻，脉弦细而缓。甲状腺稍大而光滑，但查血甲状腺激素水平正常，有脂肪肝。

诊断：泄泻——脾气虚弱，痰湿内蕴，兼肝脾不和。

治则：益气健脾，燥湿化痰，佐以调和肝脾。

处方：药用颗粒冲剂。

六君子汤8克，苍术1.5克，炒薏苡仁1.5克，山药1.5克，芡实1.5克，莲子1.5克，白芍1.5克，合欢花1克。7剂。每天的药溶于200毫升开水中，早、中、晚餐后分服。

2017年6月30日二诊：每日大便1次，有时略稀，食欲好转，神情愉悦，但神疲思睡，瘿瘤仍未减小。上方去苍术、芡实、白芍、合欢花，加石菖蒲1.5克、藿香1.5克、牡蛎1.5克、海藻1.5克、制天南星1克。14剂。服法同前。

2017年7月12日三诊：大便每天1次，呈条状，偶尔轻微腹胀、腹痛，食欲正常，神疲乏力已显著改善，甲状腺稍大而质变软。

参苓白术散8克，牡蛎2克，海藻2克，丹参2克，石菖蒲1.5克，佛手1.5克，海螵蛸1.5克。14剂。服法同前。

2个月后随访，患者泄泻再未发作，无腹胀、腹痛，食欲佳，精神好，甲状腺肿大已不明显。

【点评】本例长期泄泻，西医排除了器质性病变，但也没有明确的诊断结论，而治疗此类病证，中医的办法相对多一些。该患者泄泻时轻时重，迁延5年不愈，伴食少纳呆，神疲思睡，舌淡边有齿痕，苔白微腻，脉细缓，表明脾虚失运而湿邪内生；而腹胀，轻度腹痛，性格内向，易忧郁，脉弦，提示肝气郁结犯脾而肠胃气机受阻。故首诊用六君子汤加苍术、薏苡仁、山药益气健脾、理气化湿，配合芡实、莲子健脾兼收敛止泻，加白芍、合欢花疏肝解郁。方药对证，主次有序，收效显著。二诊时，脾虚湿困及肝郁明显减轻，针对患者神疲思睡和瘿瘤渐显，减去首方部分燥湿、疏肝药，加入石菖蒲、藿香、天南星涤痰开窍醒神，海藻、牡蛎化痰软坚消瘿。三诊时，诸症已轻微，则益气健脾与化痰消瘿并举，终竟全功。

本案患泄泻和瘿瘤两病，然而前者较重为其主诉，后者较轻而难速效。为此，首诊时集中治泄泻，二诊时治泄泻为主兼顾瘿瘤，三诊泄泻轻微才改为二者并治。由此可见，当患者罹患多种疾病而病情复杂时，确定治疗的先后主次直接关系到疗效，这是对医者临床思维能力，尤其是运用标本治则水准的检验。

（六）久泻不止兼脓血便（慢性非特异性溃疡性结肠炎）案

王某，男，38岁，工人。1993年7月18日初诊。

主诉：泄泻反复发作5年，本次持续12天。

下篇 医案选辑点评

现病史：5 年前患者因暴饮暴食而发生急性泄泻兼腹痛，后经西医检测诊断为非特异性溃疡性结肠炎，曾用消炎、止泻及药物保留灌肠等法治疗，能暂时见效，但一停药，或食肥甘厚味、辛辣炙煿、生冷饮食，或饮酒，病即复发，近几年病情渐重。本次发作已持续 12 天，口服抗生素已不见效。刻下：每天泄泻 3～5 次，为黏液夹脓血便，伴左少腹胀痛、压痛及下坠感，里急后重，便后痛减，食后又发，口苦口干而饮水不多，面色淡白少华，神疲乏力，头晕心悸，腹胀得温则减，尿短而黄，舌淡瘦苔灰腻，脉沉细略数。

诊断：痢疾（慢性非特异性溃疡性结肠炎）——大肠湿热（热重于湿），气滞血瘀，兼气血两虚。

治则：清热凉血兼祛湿，行气活血，益气养血。

处方：白头翁汤合八珍汤加减。

白头翁 20 克，黄连 10 克，黄柏 10 克，秦皮 12 克，党参 15 克，白术 10 克，茯苓 12 克，炙甘草 6 克，当归 10 克，白芍 15 克，川芎 10 克，地榆 12 克，败酱草 15 克，枳壳 10 克，黄芪 15 克。7 剂，每日 1 剂，水煎分 3 次服。

1993 年 7 月 25 日二诊：泄泻减至每天 2～3 次，大便中脓血减少，精神亦好转。上方去白头翁，黄连剂量减至 6 克，加神曲 10 克。7 剂。服法同前。

1993 年 8 月 2 日三诊：除成形的大便中有少许黏液和有时左少腹隐痛不适外，其他症状已不明显。第二诊方稍作增删后续服 1 个月，同时，给予成药香砂六君子丸 3 瓶健脾理气，并嘱患者调节饮食的质和量。

6 个月后回访，得知患者泄泻半年内曾小发作 1 次，自行用二诊方治疗而愈。

【点评】此病案的特点，一是病久而顽固，二是症状复杂而矛盾，关键在于辨别其主次、真假。本案首诊，泄泻发作已持续十余天，均为黏液脓血便，腹痛拒按，里急后重，泻后痛减，口苦而干但饮水不多，尿短黄，苔灰腻，脉数，显示大肠湿热兼气滞血瘀的实证为主较急；同时，泄泻反复发作已 5 年，时轻时重，伴神疲乏力，头晕心悸，面色淡白少华，舌淡瘦，脉沉细，表明气血亏虚但为次较缓。此外，患者热重于湿，热证为真，所谓"腹胀得温则减"，应是湿遏热伏，阳气不能通达于外所致，因此，也可视为"假寒"证。为此，首诊用白头翁汤加地榆、败酱草、枳壳清热凉血兼祛湿行气以止痢，配合八珍汤去熟地黄加黄芪以补益气血，其中黄芪、当归、川芎、败酱草还能活血止痛、祛瘀排脓。辨证无误，用药恰当，故获效甚捷。

此案的中医病名诊断为"痢疾"，似乎与西医的诊断"溃疡性结肠炎"不合，这正体现出两种医学病名诊断的差异。中医常以主症定病名，且病名诊断不及病机诊断重要，因为中医治疗的首要依据是病机而不是病名。西医则以现代检测的结果确定病名，其病名就可以提示治疗的方向。

（七）严重便秘兼失眠案

钱某，女，48 岁，工人。1990 年 3 月 23 日初诊。

主诉：习惯性便秘达 20 年，严重失眠 3 年。

现病史：患者 20 年前分娩后发生第 1 次便秘，此后，一直为顽固的便秘所苦恼。近几年，因夫妻不和又为失眠所困，虽经中西医诊治多年，无明显效果。刻下：粪便干硬如羊屎，排便极为困难，常自己戴手套掏出来，伴烦躁易怒，经常彻夜不眠，口苦而干，饥而不欲食，腹胀泛酸，面部阵发性烘热，眼睛干涩，有时头痛头晕，3 年前因妇科手术后绝经，形体消瘦，舌暗红苔薄而干，脉弦细略数。

诊断：便秘，失眠——肝肾阴虚，肠燥腑实，兼肝郁化热，内火扰神。

治则：滋阴生津，润肠通便，佐以清肝解郁，养血安神。

处方：增液承气汤、丹栀逍遥散合酸枣仁汤加减。

生地黄 20 克，玄参 15 克，麦冬 15 克，生大黄 9 克，牡丹皮 10 克，栀子 10 克，白芍 15 克，茯神 15 克，酸枣仁 15 克，知母 10 克，川芎 10 克，石斛 10 克，瓜蒌仁 20 克，丹参 15 克，柏子仁 10 克。7 剂。每日 1 剂，水煎服。

1990 年 3 月 30 日二诊：大便排出稀糊状粪便，每天 1 ~ 2 次，入睡比以前容易些，其他症状也有不同程度的改善。上方去知母、川芎，加夜交藤 30 克、枳壳 10 克，生大黄改为制大黄。续服 14 剂。

1990 年 4 月 5 日三诊：排便和睡眠基本正常，其他症状也渐失。予丹栀逍遥丸和麻仁丸早晚分服，坚持 2 个月，以巩固疗效。

1 年后随访，便秘和失眠均偶发，即使发作也轻微，用中成药即愈。

【点评】患者 20 年来粪便干硬如羊屎，口苦而干，眼睛干涩，饥而不欲食，舌暗红苔薄而干，形体消瘦，从整体看患者长期处于严重的阴亏肠燥的状态。近几年情志不遂，经常烦躁易怒，头痛头晕，彻夜不眠，脉弦细略数，加之 3 年前妇科手术后绝经，更加重了肝肾阴虚、虚火扰神之势。此患者所患便秘和失眠二病，俱严重而顽固，而且都与阴虚火旺、肝郁化火密切相关，故二病可并治而不悖。方用大剂量的增液承气汤去芒硝加石斛、瓜蒌仁，滋阴清热，润肠通便，收"增水行舟"之功；再以丹栀逍遥散去温燥之品，合酸枣仁汤加柏子仁、丹参，清肝解郁、养血安神以助眠。方药针对病机，故取效立竿见影。

鉴于此案病程长且症状重，即使治疗后病情已基本控制，仍然需要选用适合的中成药，如麻仁丸、丹栀逍遥丸、柏子养心丸之类长期调理、巩固，方能根除顽疾，预防复发。

(八) 儿童便秘兼肛裂案

王某，女，6 岁。2000 年 8 月 12 日初诊。

主诉：经常性便秘 1 年，便血近半年。

现病史：患儿喜食零食，尤其是香燥、油炸及甜腻食品，逐渐酿成便秘已超过 1 年。由于经常大便干硬，排便极为困难，以致需要家长用手掏出，因此患儿畏惧蹲厕，往往几天才能便 1 次。近半年来，坚硬的粪便常使肛门裂口而剧痛、便血，伴食少，食后腹胀，矢气频传，口渴喜饮，睡眠易醒，面黄肌瘦，发育较差，舌略红而苔垢腻，脉细略数。

诊断：便秘，肛裂——肠热腑闭，热伤肠络，兼气阴两虚。

治则：清热凉血，降气通腑，佐以滋阴益气。

处方：木香槟榔丸合麻子仁丸加减。

木香3克，槟榔8克，制大黄4克，杏仁6克，火麻仁6克，瓜蒌仁10克，生地黄10克，牡丹皮6克，槐花6克，太子参10克，黄精8克，玉竹8克，鸡内金5克，生白术8克，茯苓8克。7剂。每日1剂，水煎分3次服。

2000年8月19日二诊：粪便变软而润，排便困难缓解，再未见便血和肛痛，仍不思食，睡眠较差。上方去生地黄、槐花及槟榔，加黄连3克、山楂8克、炒麦芽8克。继服14剂。煎服法同前。

2000年9月3日三诊：患儿饮食、大便和睡眠已基本正常，面色红润，形体渐胖。予中成药人参健脾丸和保和丸，按儿童剂量交替服用半个月，并叮嘱家长注意患儿的健康饮食和生活习惯。

【点评】香燥的食品，如油炸、烧烤、香辣火锅等，都是大众喜欢的食品，而甜味零食特别为儿童钟爱。偶尔少量进食此类食品并无大碍，若长期偏嗜，必然损伤脾胃，内生食积、火热、燥屎、痰湿等邪，日久必耗气伤脾或损津劫液。此案患儿正是因此而致内热伤阴，肠燥便秘；内热深入血分则迫血妄行，加之大便干硬，排便时易伤肠络而致肛裂、便血；若经久失治不仅胃肠津亏加重，而且脾气亦衰，表现为口渴喜饮，睡眠易醒，食少，腹胀矢气，面黄肌瘦，发育不良，舌红脉数。首诊用木香槟榔丸合麻仁丸加减，意在清热导滞，润肠通便；加生地黄、瓜蒌增液润肠；牡丹皮、槐花凉血止血；更增太子参、玉竹、黄精、白术、茯苓、鸡内金气阴双补。二诊时诸症改善，唯食欲稍差，又添山楂和炒麦芽健胃消积。待其主症消失后，用人参健脾丸和保和丸益气健脾、消食导滞以善其后。

患儿便秘虽严重，但不宜逞一时之快而峻猛攻下，选方用药须保护其稚嫩之阴阳，谨防伤及柔弱的脏腑，因此常攻补兼施，如本案所述。

此例便秘和肛裂乃长期不良饮食习惯造成，所以告诫患儿及其家长彻底改变不良的饮食习惯，建立健康的生活方式，也是本案得以根治的重要原因。

（一）久病胁腹疼痛案

金某，女，58岁，退休职员。1997年4月8日初诊。

主诉：胁下间歇性胀痛2年余。

现病史：患者退休后不久即感两侧胁下胀痛，时发时止、时轻时重，虽经中西医药治疗，病情却逐渐加重。刻下：胁下胀痛频繁，牵掣胃脘亦痛，食后加重，伴精神抑郁不乐，头目胀痛，口唇、鼻腔干燥，口舌生疮，胸闷气粗，腹胀矢气，排便不爽，尿短黄，舌暗红苔薄腻，脉弦细数。

诊断：胁痛，胃痛——肝郁化热犯脾，胃火上炎，兼腑气不畅。

治则：清肝泻胃，疏肝降气，导滞通腑。

处方：大柴胡汤加减。

柴胡10克，黄芩10克，姜半夏10克，白芍12克，枳实10克，制大黄8克，厚朴10克，郁金12克，白蒺藜10克，决明子12克，生地黄15克，山楂10克，神曲8克。7剂。每日1剂，水煎服。

1997年4月15日二诊：胁脘胀痛、腹满、口舌生疮均减轻，仍口鼻干燥，头目胀痛，胸闷，排便不爽，尿黄而灼热，舌边尖红苔薄，脉弦滑。上方去厚朴、白蒺藜、决明子，加牡丹皮10克、栀子10克、木通6克、川芎10克。7剂。煎服法同前。

1997年4月22日三诊：除胁腹部轻度胀满外，其他症状皆消失。给予3瓶逍遥丸以善其后。

3个月后反馈，胁腹痛未见复发。

【点评】肝木克制脾土是肝、脾两脏之间的生理联系，而肝邪乘侮脾胃则是两脏之间最常见的病理联系。为此，《金匮要略》有"见肝之病，知肝传脾，当先实脾"之名训。本例胁下胀痛牵掣胃脘，抑郁不乐，头目胀痛，脉弦数，乃肝气郁结化火，肝胆郁火乘侮脾胃所致。肝胃火盛，上灼心肺，则见口舌生疮、胸闷气粗；下犯肠道，则见腹胀矢气、排便不爽。大柴胡汤乃小柴胡汤去温补的人参和甘草，加通腑泻热的大黄、枳实和芍药，实含小柴胡汤、四逆散、小承气汤三方的主要成分，具疏肝清肝、通腑泻热的功能，与此病例的病机正好吻合。初诊加郁金、厚朴理气解郁，加白蒺藜、决明子平肝清热，添生地黄滋阴润燥，增山楂、神曲消食导滞。二诊时，肝胃气滞大减，而肝心内热仍亢，故加牡丹皮、栀子清热凉血，木通清利心与小肠之火，川芎祛风活血以止头痛。三诊时，诸症基本消失，便用逍遥散调和肝脾以善其后。全案辨证准确，用药精当，疗效自会得心应手。

（二）胁痛（胆结石）兼绝经前后诸症案

赵某，女，49岁，职员。2018年4月18日初诊。

主诉：右胁痛时发时止8年，此次持续性加重10天。

现病史：8年前，患者超声波检查发现胆囊及肝管泥沙样结石，此后右胁下隐痛或胀痛时发时止，时轻时重，西医建议手术，患者因畏惧手术，改求中医治疗。移民加拿大几个月后，患者胁痛发作较频，程度加重，10天前曾发作胆绞痛一次，而安排手术需排队等候，遂来我诊所就诊。刻下：患者右胁下隐痛而阵发性加剧，食后或劳累后明显，胁下轻度压痛，伴嗳气矢气，口苦而干，饮水较多，两目干涩，时觉面部烘热，近年月经量渐减，周期不定，有时胃脘部有热气上冲感，烦闷不舒，肠鸣，面色萎黄，舌淡红而暗，苔薄腻，脉弦细而滑。

诊断：胁痛，绝经前后诸症（胆结石，围绝经期综合征）——肝胆气郁，湿热夹结石，兼肝肾阴虚。

治则：疏肝解郁，清热利湿，祛瘀排石，佐以滋阴柔肝。

处方：药用颗粒冲剂。

柴胡疏肝散6克，一贯煎6克，金钱草2克，鸡内金1.5克，石韦1.5克，黄芩1.5克，郁金1.5克，丹参1.5克。14剂。每天的药溶于200毫升开水中，分成两等份，早晚分服。

2018年5月9日二诊：胁痛、口苦而干、眼干涩、嗳气矢气及胃脘热气上冲感皆显著减轻，然而近日因朋友去世而精神忧郁、焦虑加重，仍食后腹胀、泛酸，大便溏，呈酱状，身困乏力。

香砂六君子汤6克，四逆散4克，金钱草1.5克，鸡内金1克，车前子1.5克，青皮1.5克，玫瑰花1克，合欢皮1.5克，姜黄1克，路路通1.5克。14剂。服法同前。

2018年5月24日三诊：胁痛逐渐消失，仅偶尔轻微胀满，胃脘灼热感、眼干涩、精神抑郁等显著改善，饮食、二便及睡眠正常，但近几天四肢出现瘾疹色红、瘙痒，伴灼热感。

消风散6克，一贯煎5克，柴胡1克，白芍1.5克，枳壳1克，金钱草1.5克，鸡内金1克，虎杖1.5克，合欢皮1.5克，鬼箭羽1克。14剂。服法同前。

半年后随访，患者服上方后胁痛、荨麻疹消失，迄今未见复发。而遗憾的是，由于患者本人的意愿和当地医疗制度的限制，未能及时进行超声或其他影像学复查，因而不知其胆结石是否排出。

【点评】本例和上例都属胁痛，都有肝郁化热、肝脾（胃）不和的病机。本例西医已诊断为胆结石，乃肝胆湿热浓缩胆汁成石，且兼肝肾阴虚，与上例肝热偏重兼腑气不通有别，治则当然也有不同。此案首诊用柴胡疏肝散加郁金、丹参疏肝理气、活血止痛，加入金钱草、石韦、鸡内金、黄芩清利肝胆湿热以排石，同时针对肝肾阴虚而合用一贯煎。二诊，多数症状减轻，却因情志忧郁导致肝脾不和、胃肠湿热加重，改用四逆散加青皮、玫瑰花、合欢皮、姜黄疏肝利胆以解郁，用金钱草、鸡内金、车前子、路路通清利湿热以溶石、排石，而用香砂六君子汤健脾化湿理气。三诊，胁痛消失，阴虚减轻，却瘾疹新发，遂一方面用四逆散合一贯煎加清利湿热及排石药巩固已有的疗效，另一方面用消风散祛除风热湿邪以消瘾疹。

本案虽未获得结石是否排出的最后检测结果，但中医师从临床症状看可以做出胁痛、瘾疹二病基本治愈的结论。此医案的另一个亮点是，参考西医胆结石的诊断，而施以疏肝解郁、清利湿热、活血排石的中医治疗，既解除了患者的主症胁痛，又达到了利胆排石的效果，这可视为中西医临床诊疗结合的一种尝试。

（三）突发眩晕（内耳眩晕病）案

吴某，女，50 岁，退休职员。2019 年 3 月 31 日初诊。

主诉：严重眩晕发作 1 天。

现病史：患者以前曾发作眩晕数次，西医曾诊断为梅尼埃病。因受凉和心情不舒畅，昨日眩晕突然发作，卧床不能起立，其女儿开车接我出诊。刻下：患者睡卧床上，盖着厚被，起则眩晕加重，视物旋转如坐舟车，伴恶心呕吐，左侧耳鸣重听明显，食少纳呆，1 天多未进食，脘痞腹胀，便溏，口不渴，头重身困，精神抑郁、焦虑，神疲嗜睡，轻度恶寒，舌淡红苔白厚腻，脉弦滑而缓。

诊断：眩晕（内耳眩晕病）——痰饮内停，上蒙清窍，兼肝郁脾虚。

治则：化痰开窍，降逆和胃，疏肝健脾。

处方：药用颗粒冲剂。

导痰汤 8 克，天麻 1 克，白术 1.5 克，竹茹 1.5 克，泽泻 2 克，车前子 1.5 克，佛手 1 克，白豆蔻 1 克，紫苏叶 1 克，生姜 1.5 克。7 剂。每天之药溶于 150 毫升开水中，分三等份餐后服。

2019 年 4 月 5 日，患者带着外孙来诊所，说她服上方 1 天后眩晕大减，已能起床活动并进食，服药 2 天后自感病愈而恢复了家务劳动，现已服药 4 天，还剩 3 天的药留着以后发病再用，这次来是给外孙看病的。如此速效，超过了我的预计。

4 个月后，其女儿来看病，告之其母眩晕病未再发。

【点评】有些患者病情看似严重，但因其症状典型，辨证并不困难。患者来诊时届初春三月末，温哥华气温并不算低，而且室内暖气充足，但是患者卧床盖着厚被，还觉恶寒，阳气虚明矣。眩晕如坐舟车，头重身困，呕恶纳呆，耳鸣耳闭，神疲嗜睡，口不渴，苔白厚腻，脉滑缓，乃一派中焦痰饮上蒙清窍之象。可见，此案脾阳虚致痰饮内盛的病机非常典型。其次，其女诉患者近来与朋友关系不谐，表现为精神抑郁、焦虑，脘痞腹胀，便溏，脉弦等，提示兼肝郁脾虚。方用导痰汤加天麻、白术、竹茹、生姜温阳化饮，加泽泻、车前子利水消饮，加佛手、紫苏、白豆蔻疏肝行气和胃，全方实含括小半夏加茯苓汤、泽泻汤、枳术汤及半夏白术天麻汤等数方，具有化痰消饮、温阳和胃的功效，对于痰饮停胃、上蒙清窍的眩晕、呕吐、脘痞等病收效甚捷，屡试不爽。西医诊断此病为梅尼埃病，但其治疗效果总体不及中医。

（四）顽固眩晕（内耳眩晕病）兼头痛案

柴某，女，51岁，西医师。1993年6月20日初诊。

主诉：眩晕反复发作5年，此次发作1个月余，加重近1周。

现病史：患者眩晕时发时止、时轻时重已5年，西医检查后未做出明确诊断，曾怀疑梅尼埃病。本次眩晕1个多月前发作，曾住院经西医治疗3周，症状反而加重，遂出院而请我去她家诊治。患者因眩晕严重躺卧床上，双眼紧闭，睁眼即见周围物体旋转如坐舟车，不能站立或行走，起立则恶心或呕吐清涎，伴头目胀痛，耳鸣耳聋，左侧为甚，烦躁易怒，嗜卧却难以入睡，头重如裹，胸闷胁胀，脘痞纳呆，已3天未进食，口苦而黏腻，饮水不多，小便短黄，大便不畅，面色淡白无华，不愿讲话，形体略胖，舌质微暗红胖大，苔微黄而厚腻，脉沉弦而略滑数。平素脾气暴躁，血压偏高。

诊断：眩晕，头痛（内耳眩晕病？）——痰湿中阻，肝郁化热，风痰上扰。

治则：化痰利湿，清肝息风，疏肝和胃。

处方：半夏白术天麻汤合旋覆代赭石汤加减。

姜半夏15克，白术12克，天麻10克，茯苓24克，陈皮10克，旋覆花12克（包煎），代赭石30克（先煎），生姜12克，炙甘草6克，泽泻20克，车前草30克，川牛膝30克，夏枯草15克，石菖蒲10克，白豆蔻6克。7剂。每日1剂，水浓煎，多次频服。

1993年6月27日二诊：服上方2剂后，尿量和小便次数增加，头部和胃脘稍觉舒畅，服完4剂后呕恶停止，食欲渐复，服完7剂后，眩晕基本消失。给予初诊方稍作加减7剂，服法同前。

1993年7月4日三诊：诸症尽失。给予越鞠丸和香砂六君子丸各2瓶，交替服用以巩固疗效。

半年后随访，眩晕病未见复发。

【点评】此案与本章医案3都属于痰饮（湿）中阻、浊阴上逆、蒙蔽清窍所致的眩晕，西医皆疑为内耳眩晕病，然而此二例在症状、病机及治疗上却同中有异。上例痰饮兼阳虚，病性偏寒，虚实并见；此例痰浊兼郁热，里热较重，属实热证。本案眩晕头重，恶心呕吐，纳呆脘痞，嗜卧体胖，苔厚腻等痰湿之象很明显；而烦躁易怒，难以入睡，口苦而黏腻，小便短黄，大便不爽，舌红苔黄，脉滑数等，表明肝胃内热亦甚；此外，头目胀痛、胸闷胁胀、舌暗、脉弦，加之一贯脾气暴躁，提示还兼肝气郁结化热或肝阳上亢。故治以祛痰湿、清肝热并举，佐以疏肝和胃。方用半夏白术天麻汤加白豆蔻、石菖蒲、旋覆花化痰除湿、降逆和胃，加大剂量的夏枯草、代赭石、川牛膝、泽泻、车前草清利湿热兼潜镇肝阳，如此上下分消，痰湿郁热俱去，则眩晕、头痛、呕恶、脘痞、失眠诸症尽剂而愈。随后，用越鞠丸、香砂六君子丸祛余邪、扶脾胃以竟全功。

本案中药采取浓煎而多次少量呷服，乃针对患者呕恶严重所采取的因症制宜的服药法，可资借鉴。

（五）偏头痛兼失眠案

江某，女，55岁，退休教师。2017年3月4日初诊。

主诉：头痛和失眠间歇性发作4年，近1个月持续发作并加重。

现病史：患者年轻时曾有神经衰弱史，4年前丈夫去世后经常失眠，有时头痛。2年前发现患高血压病，虽服降压药，而头痛、失眠不减反而加重。最近1个月睡眠很差，服安眠药也仅能睡着2小时，同时，头痛（尤其右侧）逐渐加剧，虽服降压药，血压亦常在160/100mmHg上下波动。刻下：患者头痛，尤以右侧头颞部搏动性胀痛为主，难以入睡且易醒，烦躁不安，手足心热，大便3天1次而略干结，形体稍瘦，舌淡红略暗苔少，脉弦细略数。血压162/105mmHg。

诊断：头痛，失眠（高血压，神经衰弱）——肝阳上亢，心肝阴虚，虚火扰神。

治则：镇肝潜阳，滋阴降火，清心安神。

处方：药用颗粒冲剂。

天麻钩藤饮8克，天王补心丹6克，白芍2克，龙齿2克，白蒺藜1.5克，蔓荆子1.5克。7剂。每天之药溶于200毫升开水中，分二等份早晚服。

二诊、三诊在上方基础上略作增减，共14剂，每日1剂。

2017年3月24日四诊：头痛逐渐减轻乃至消失，夜晚平均睡眠时间延长至4~5小时，患者仍不敢停服西药安定，伴易饥、盗汗、腰脊酸痛，血压130/84mmHg。

知柏地黄丸8克，柏子养心丸4克，石决明1.5克，龙齿1.5克，牡蛎1.5克，黄连1克，莲子心1克，夜交藤2克，酸枣仁2克。10剂。服法同前。

2017年4月3日五诊：头已不痛，近3天未服安眠药（安定），每晚能睡着5~6小时，精神、饮食、二便基本正常，血压130/88mmHg。

镇肝熄风汤8克，石决明1.5克，磁石1.5克，龙齿1.5克，夜交藤1.5克，益母草1.5克，琥珀1克，杜仲1克。10剂。服法同前。

2个月后随访，头痛未再发，偶有轻度失眠，血压维持在正常而偏高的水平。

【点评】西医诊断对中医辨证、用药有一定的借鉴意义，西医的高血压病通常和中医的肝阳上亢证存在一定的相关性，当然不能一概而论，需要具体分析所有临床表现后综合判断。本例头颞部搏动性胀痛，烦躁失眠，舌暗脉弦，血压高，提示肝阳上亢而致气血上冲；长期难以入睡，不能停服安眠药，伴五心烦热，大便干结，形瘦，苔少，脉细数，乃心肝阴虚、火旺扰神所致。肝阳上亢和阴虚内热互为因果形成了恶性循环，故病情迁延加重，以致长期依赖降压药、安眠药而症状仍未明显减轻。老师用天麻钩藤饮加白蒺藜、蔓荆子镇肝潜阳、降逆清热以止头痛，配合天王补心丹加龙齿、白芍滋心肝之阴、清降虚火以安神，疗效令人满意。

本案和与第三章医案7都以失眠、烦躁为主症，都有肝阳上亢及血压高，都治以天麻钩藤饮。然而前案突然发病兼痰热扰神，偏于实证，故配合黄连温胆汤清热化痰；本案则是逐渐发病而病程迁延，阴虚明显，为虚实兼夹证，故配合天王补心丹滋阴养心。四诊、五诊改为滋阴养血为主，体现了机随证变、方随机改的基本诊疗规律。

（六）气瘿（甲状腺功能亢进症）案

杨某，女，54岁，退休教师。1998年4月9日初诊。

主诉：甲状腺逐渐肿大兼消瘦、失眠2个月。

现病史：2个多月前，患者感觉全身乏力、烦躁失眠、逐渐消瘦，去西医院就诊，经一系列检测确诊为甲状腺功能亢进症，当即开了治甲亢的西药，但她服西药十余天后，症状改善不明显，于是通过长途电话、转发资料等方式联系我，要求用中药治疗。当时，她的主要症状除上述几点外，还有较重的心悸、盗汗、头晕、口干喜饮、易饥嘈杂、尿黄便干等，两侧甲状腺中等程度肿大，质软而表面光滑。

诊断：气瘿（甲状腺功能亢进症）——肝火夹痰阻滞肝经，兼气阴两虚。

治则：清肝泻火，化痰消瘿，佐以滋阴益气。

处方：消瘰丸合生脉散加味。

夏枯草15克，钩藤12克（后下），珍珠母30克（先煎），丹参30克，白蒺藜10克，生牡蛎30克（先煎），浙贝母12克，玄参15克，麦冬15克，生地黄20克，黄芪30克，太子参20克，白芍12克，酸枣仁12克，五味子10克。7剂。每日1剂，水浓煎，早、中、晚分3次服。嘱咐若有效，再付7剂；暂不停西药，可逐渐减量，中西药间隔1小时服。

1998年4月28日来电话告知，服中药2周后，诸症显著好转。我嘱咐患者用上方10倍的剂量加工成蜜丸，早晚凉开水送服各10克。

1998年7月再反馈，西药早已停用，症状基本消失，各项检测指标均降至正常范围。

1998年10月第三次反馈，患者自7月起又服上述蜜丸3个月，甲状腺功能各项指标恢复正常。

【点评】西医的甲状腺功能亢进症，属于中医瘿病的气瘿。本病的初中期以肝火夹痰的实证为主，后期多属虚实兼夹证。本案发病仅2个月，但因患者年龄偏大，加之前期治疗不及时或欠妥当，就诊时已属虚实兼夹证，即肝火夹痰和气阴两虚并见。全身乏力、心悸、头晕、盗汗、易饥嘈杂、形体消瘦，提示气阴两虚；瘿瘤质软而光滑、烦躁失眠、口干喜饮、尿黄便干等提示肝火夹痰阻结于肝经。故以消瘰丸加入大剂量的夏枯草、珍珠母、钩藤、丹参、白蒺藜清肝泻火、化痰散结为先，配合生脉散加黄芪、白芍、生地黄、酸枣仁益气养阴。方药与病机完全契合，因而服此方2周就获显效，后又服此方加工成的丸剂3个月以巩固疗效，病未复发，证明此方对气瘿的肝火夹痰、气阴两虚证安全效佳，值得推广。

此案的又一亮点，是用中药改善甲亢症状、防止复发，配合西药快速控制生化指标，收到了相得益彰的效果。老师说过，某些顽固而难于根治的疾病，例如糖尿病、高血压、冠心病、慢阻肺、恶性肿瘤之类，均可实施中、西医优势互补，其疗效高于单纯的中医或西医治疗。

（七）瘿瘤兼月经先期案

路某，女，44岁，职员。2017年7月13日初诊。

主诉：结喉两旁肿块逐渐增大1年余。

现病史：1年前，患者发现结喉两侧小结节逐渐长大、压痛，经西医检查显示甲状腺多个滤泡性结节，建议手术切除，但患者不愿手术，求中医诊治。刻下：结喉右侧较左侧的肿块更突出，触之稍硬而压痛明显，伴咽喉干痛，讲话稍多则声嘶，烦躁易怒，月经常提前5~10天，色量基本正常，大便略干结，晨起眼角有眵，舌暗红苔灰腻，脉弦滑略数。末次月经6月21日，自诉月经将至。

诊断：瘿病，月经先期（甲状腺腺瘤？亚急性甲状腺炎？）——肝郁化火，痰火蕴结肝经，兼血瘀阻络。

治则：疏肝泻火，化痰散结，佐以活血祛瘀通络。

处方：药用颗粒冲剂。

丹栀逍遥散8克，夏枯草2克，玄参1.5克，牡蛎2克，浙贝母1.5克，牛蒡子1.5克，丹参1.5克，香附1克，海藻1.5克。7剂。每天的药溶于200毫升开水中，早晚分服。

2017年7月19日二诊：7月16日患者月经提前5天来潮，无腹痛，仅经期第1天腰酸痛，夹少量血块，切诊甲状腺略缩小，时值经期，加重活血调经。

越鞠丸8克，当归1.5克，赤芍1.5克，丹参1.5克，夏枯草1.5克，牛蒡子1.5克，玄参1.5克，牡蛎1.5克，浙贝母1克。14剂。服法同前。

从三诊到四诊，仍用初诊方，稍作增损，随着服药时间增加，瘿瘤慢慢缩小。

2017年8月15日五诊：从外观似乎看不出肿大之形，用手触摸还能感觉到比正常组织稍硬的小结节，治法仍宗疏肝清热，化痰散结，活血调经。以二诊方随症加减，续服3周。

1年后随访，甲状腺肿瘤肉眼已看不见，无压痛，月经虽提前，但先期时间控制在3~7天。

【点评】此案与本章医案6均属肝火亢盛夹痰的瘿病，因此都用了消瘰丸。但本案瘿瘤为多个结节，质地较硬且压痛明显，显示痰瘀互结而瘀较重，虚象轻微；而上案瘿瘤软滑、无压痛，痰结偏重而血瘀较轻，且年老而气阴两虚显著。因此，本案用丹栀逍遥散合消瘰丸加夏枯草、牛蒡子、海藻、香附、丹参清肝疏肝，化痰祛瘀，凉血消瘿；上案用生脉散合消瘰丸加味，泻肝火、化痰湿与滋阴益气并重，攻补兼施。就本案而言，西医欲手术切除瘿瘤，增加患者痛苦不说，远期疗效亦不肯定，而中医用药仅1个多月，便解除症状，还将瘿瘤缩小到几乎看不见的程度，亦未见反弹，疗效堪称满意。

本案月经先期乃肝郁化热、血热妄行所致，与瘿瘤的病机具有部分共同性，因此，在治瘿瘤的基础方中加入丹参、赤芍、柴胡、香附等凉血疏肝、活血调经之品，二病同治，避免了用药庞杂之弊。

（八）左眼胀痛兼视物昏朦（青光眼）案

佐纪子，女，43岁，家庭妇女，日裔。2011年2月12日初诊。

主诉：左眼胀痛兼视力下降4个月。

现病史：4个月前，患者左眼胀痛、视物昏朦、视野渐窄，经西医眼科检查诊断为原发性开角型青光眼，治疗3个多月后病情有所缓解，但主要症状改善不明显，患者听说中药有效，遂来诊所求治于我。刻下：患者左眼中等程度胀痛，触按之较右眼球稍硬，视物模糊不清，自诉左眼视野变窄，后枕部强痛，身重体倦，睡眠欠佳，口略干而饮水少，舌淡胖略暗，苔白腻，脉弦滑而细。

诊断：青风内障（原发性开角型青光眼）——痰湿上蒙，肝郁化热，兼脾虚血瘀。

治则：祛湿化痰，清肝明目，佐以健脾活血通络。

处方：药用颗粒冲剂。

苍术1.5克，白术1.5克，法半夏2克，茯苓2克，车前子2克，茵陈1.5克，夏枯草2克，白芍2克，白蒺藜1.5克，川芎1克，鸡血藤1.5克。7剂。每天的药溶于150毫升开水中，分2次早晚服。

2011年3月5日二诊：上方稍作增减患者已服用3周，现眼胀痛及后颈强痛渐除，左眼视力略低于右眼，触之两眼柔软度相当，已不觉身体沉重，口不渴，但午后有疲劳感，自觉眼球及皮肤干燥，尿微黄，舌淡略胖苔腻，脉弦细。痰湿、肝热已去大半，虚象显露，遂用下方以善其后。

制首乌2克，枸杞子2克，桑椹2克，菊花1克，太子参2克，黄芪2克，白术2克，茯苓2克，当归2克，夏枯草1.5克，车前子1.5克。14剂。服法同前。

2个月后反馈，左眼视力基本恢复正常，眼疾未见复发。

【点评】中医治疗五官疾病有其优势及特长，此案即是一例。本案患者症状不多，也不严重，但西医眼科已明确诊断为原发性开角型青光眼，属于中医眼科的青风内障。患者左眼胀痛，视物昏朦，触按稍硬，后枕强痛，提示偏于实证；而身重体倦，睡眠欠佳，口略干而饮水少，舌淡胖略暗，苔白腻，脉弦滑而细，表明湿（痰）热上蒙眼窍，而痰湿重于肝热，且兼脾弱血瘀。因此，治以祛痰燥湿为主，配合清肝明目、健脾活血。首诊选用苍术、白术、半夏、茯苓燥湿化痰以健脾，夏枯草、茵陈、车前子、白蒺藜清利肝胆湿热以明目，白芍、鸡血藤、川芎疏肝活血以通络。诸药合用3周后，效果显著。第三诊时，眼胀、项痛消失，左眼视力提升，眼球变软，但两目及皮肤干燥、易疲劳等气阴虚象渐显，遂治以滋阴养血、益气健脾为主，清肝除湿为辅，再治2周后，左眼视力基本恢复正常而收功。

此病例西医眼科治疗3个月效果不显，中药治疗一个半月就基本治愈，显示中医诊治某些眼科病，特别是内眼慢性顽疾有一定优势。关于青光眼，不少中医师从西医的病理出发，常着眼于滋补肝肾、镇肝息风，而老师却主张审机定治。本例以祛痰除湿为主，兼清肝活血，看似信手拈来，平正无奇，实寓中医之精妙，值得吾辈深思。

（一）迁延性水肿案

覃某，男，50 岁，农民。1969 年夏季某日初诊。

主诉：全身性水肿时轻时重 7 个月，进行性加重半个月。

现病史：覃某 7 个月前感冒后不久患全身性水肿，经大队赤脚医生用中西药物治疗后，水肿时轻时重。近半月来病情加重，遂用担架抬来我所在的区卫生院的一个治疗点住院医疗。该点仅我和中药师两人，不能做化验等现代检测。刻下：患者全身严重凹陷性水肿伴胸水、腹水，眼胞肿得睁不开眼，小便不利，脘痞腹胀，气喘不能平卧，身重嗜睡，畏寒肢冷，食少便溏，头晕乏力，口干而不欲饮水，面色萎黄，舌淡胖带紫而边有齿痕，苔白滑，脉沉紧。

诊断：阴水（慢性肾炎？肾病综合征？）——脾肾阳虚，水湿内停，兼肺胃气滞。

治则：温中健脾，利水消肿，行气化湿。

处方：实脾饮合五苓散加减。

制附子 12 克，干姜 10 克，白术 12 克，草果 10 克，大腹皮 10 克，茯苓 15 克，木香 6 克，厚朴 10 克，猪苓 10 克，泽泻 12 克，桂枝 10 克。2 剂。每日 1 剂，水浓煎，分早、中、晚三次服。

2 日后二诊：患者服药后第 2 天小便逐渐增多，水肿开始消退，手足转温，精神亦好转。效不更方，上方再予 3 剂。服法同前。

3 日后三诊：水肿完全消失，已无气喘、腹胀，饮食正常，体力基本恢复，因家里有事要求出院，遂带了 3 剂健脾补肾中药步行回家。

后来其大队赤脚医生告诉我，覃某回去后水肿未再复发。

【点评】二十世纪六十年代，中国农村（尤其是山区）缺医少药，医疗条件很差，以致该患者全身水肿达 7 个月之久。好在本案症状典型，老师能及时做出正确的中医诊断和治疗，患者被别人抬着担架送来，5 天后就步行登山回家，疗效甚佳。这是成老师大学毕业分配至基层当中医师后单独用中药治愈的第一个重证病例，因而至今记忆犹新，同时，此医案也大大增强了老师献身于中医药事业的信心和决心。

现代的检测结果是西医诊病的主要依据，对现代的中医师也有重要的参考价值。然而本案也表明，按照传统的四诊和辨证方法，中医仍然可以正确地诊治疾病，甚至是疑难重证，这正是中医的一大特色和优势吧！

下篇 医案选辑点评

（二）水肿兼月经后期案

佘某，女，40岁，农民。2000年10月20日初诊。

主诉：全身水肿兼胀满逐渐加重8天。

现病史：患者一贯身体健康，近3个月月经周期推迟天数越来越多，末次月经至今已超过45天还未来潮，服西医开的性激素无效。同时，近8天来患者全身水肿逐渐明显，服了西医开的利尿剂等药后未见好转，西医也没给予明确的诊断。患者担心病情恶化，专程来省城求治。刻下：患者全身中度水肿，尤以下肢明显，按之凹而不起，伴全身肿胀不适，烦躁易怒，失眠多梦，头晕，尿少，大便不畅，舌淡暗而边有瘀点，苔薄白，脉沉弦。

诊断：水肿（阳水），月经后期——肝郁血瘀水停，冲任受阻。

治则：祛瘀通经，利水消肿，佐以疏肝健脾。

处方：当归芍药散合逍遥散加减。

当归12克，白芍15克，川芎10克，白术12克，茯苓15克，泽泻15克，柴胡10克，香附10克，郁金15克，泽兰15克，益母草15克，刘寄奴10克，红花6克，丹参30克。7剂。每日1剂，水煎早晚分服。

2000年10月27日二诊：服药3天后月经来潮，经血紫暗夹血块，同时排出较多黑色黏腻而臭秽的粪便，尿量增加，随后水肿、胀满渐消，情绪亦好转，仍有头晕、失眠，舌淡边有齿痕，脉沉细而弦，上方去川芎、泽兰和刘寄奴，加党参15克、枸杞子12克、酸枣仁15克。15剂。服法同前。

2000年11月25日三诊：月经于23日按时来潮，色量正常，除经前乳房稍胀外，无其他不适，给予逍遥丸2瓶以巩固疗效。

【点评】 此案水肿的特殊之处在于其与月经后期同时出现，而且逐渐加重。当地西医先后分别用性激素和利尿剂治疗无效，西医认为此例水肿和月经不调之间不存在因果、标本关系，然而中医却认定利水消肿必须同祛瘀通经同时进行，而且应以后者为重点。这涉及生理上津、血互补互化和病理上瘀、水相互影响等相关理论，也涉及《金匮要略》关于气分、血分、水分的病机和治则。此案先见月经过期不至，全身胀满不适，烦躁易怒，失眠多梦，大便不畅，舌暗边有瘀点，脉弦，乃气滞血瘀所致的"本病"；后见全身性水肿逐渐加重，按其肌肤凹而不起，小便不利，舌淡脉沉，显系乃气血瘀滞引起水湿停蓄并外溢的"标病"。因此，治以疏肝活血、祛瘀通经为主，佐以健脾利水消肿，标本兼治，相得益彰。老师之所以选用当归芍药散合逍遥散为主方，因为两方均能活血与利水并举，疏肝与健脾兼顾，用于此病例非常适宜，加香附、郁金、丹参增强疏肝活血之力，加红花、泽兰、益母草、刘寄奴既助祛瘀通经，又可利水消肿。

服药3天月经即来潮，经色紫暗夹血块，同时，排出大量色黑、黏腻、臭秽的稀大便，尿量增加，水肿、胀满及其他诸症随之消失，证明方药对证中的。二诊时，实证渐去而虚象已显，遂以原方减少活血祛瘀之品而增加益气养血之药。三诊时月经如期而至，浮肿亦未再现，终竟全功。此案说明，中医固有的基础理论及经典方剂并不过时，至今仍能有效地用于临床实践。

（三）淋证反复发作（慢性肾盂肾炎）案

钟某，女，50 岁，教师。1999 年 11 月 13 日初诊。

主诉：淋证迁延不愈 15 年，本次发作 3 周。

现病史：患者 15 年前患急性肾盂肾炎，经用抗生素等西药治疗后病情缓解，但此后每年平均有 2～3 次发作，每次发作 2～3 周不等，此次发作已逾 3 周。刻下：轻度尿频、尿急、尿痛，小腹坠胀，尿短黄灼热，喷嚏、咳嗽或稍用力则尿液溢出浸湿内裤，腰膝酸软，头晕气短，神疲便溏，咽干而少饮，有时失眠。2 年前绝经后，阴道干燥、痒痛，面部阵发性烘热。舌淡嫩苔薄而干，脉细弱。尿常规：脓细胞（＋＋＋），红细胞（＋＋）。

诊断：劳淋（慢性肾盂肾炎）——肾脾气阴两虚，兼轻度下焦湿热。

治则：滋肾阴，降虚火，佐以清利下焦湿热、益气健脾。

处方：知柏地黄丸合生脉散加减。

生地黄 20 克，山茱萸 10 克，山药 15 克，赤茯苓 15 克，泽泻 12 克，牡丹皮 10 克，知母 10 克，黄柏 10 克，麦冬 12 克，太子参 15 克，五味子 8 克，白术 10 克，滑石 20 克，炙甘草 6 克。7 剂。每日 1 剂，水煎分 2 次服。

1999 年 11 月 20 日二诊：尿频、尿急、尿痛及湿热症状有所减轻，而气阴两虚的改善不明显。上方去赤茯苓、滑石和黄柏，加黄芪 15 克、黄精 12 克、枸杞子 12 克。7 剂。

1999 年 11 月 27 日三诊：除偶尔腰酸、失眠外，其他诸症皆消失。尿常规：脓细胞（＋），红细胞（－）。给予六味地黄丸 3 瓶以善其后。

1 年后随访，未见淋证复发。

【点评】中医的淋证具有典型的膀胱刺激特征：尿频、尿急、尿痛及小腹胀痛。淋证一般分为六个证型：实证的热淋、气淋和石淋，实中夹虚的血淋和膏淋，虚证为主的劳淋。本例患者淋证反复发作已 15 年，久病多虚，下腹坠胀，排尿失控，头晕气短，神疲便溏，腰膝酸软，舌淡嫩，脉弱，提示肾、脾气虚较重。绝经期后阴道干燥、痒痛，尿短黄，面部阵发性烘热，咽干失眠，舌苔薄而干，脉细，表明肾阴亏虚；而轻度的尿频、尿急、尿痛，小腹胀满，尿灼热，证实尚兼轻度下焦湿热。故诊断为劳淋，治以滋肾阴、降虚火为主，佐以清利热湿和健脾益气。初诊用知柏地黄丸合生脉散滋补肾阴，兼益气和清利湿热；增六一散祛下焦湿热；加白术健脾益气。此案属虚中夹实证，故扶正为主兼祛邪。二诊时，诸症减轻，遂减少祛邪而增强扶正的比重，药机对应，达到了预期的疗效。

（四）精浊（前列腺炎）时轻时重案

赵某，男，38 岁，技术员。2002 年 6 月 8 日初诊。

主诉：间歇性尿浊8个月，持续性加重20天。

现病史：8个月前赵先生出现小便混浊及尿频、尿急、尿痛，被诊断为急性细菌性前列腺炎，经中西医结合治疗而得到控制，但未能彻底治愈，稍劳累或性生活后就发作或加重。本次持续发作已3周，尿混浊如牛奶而灼热，尿频、尿急明显，尿后常有白色浊液自尿道口溢出，小腹隐隐胀痛，牵掣到阴茎和会阴部，头昏耳鸣，咽干口苦，腰腿乏力，夜尿多，性欲下降，神疲嗜卧，舌淡苔薄，脉沉细弱。

诊断：精浊，膏淋（慢性前列腺炎急性发作？）——肾精亏虚，肾气不固，兼下焦湿热。

治则：补肾精，固肾气，佐以清利精室湿热。

处方：大补元煎合程氏萆薢分清饮加减。

熟地黄24克，山茱萸12克，山药12克，枸杞子10克，菟丝子10克，党参15克，萆薢15克，车前子10克（包煎），黄柏10克，丹参12克，茯苓12克，石菖蒲10克，莲须6克，芡实15克，川牛膝12克。7剂。每日1剂，水浓煎，分3次服。

2002年6月15日二诊：排尿次数减少，尿液逐渐由浊转清，精神好转。上方去川牛膝加金樱子12克。14剂。每剂头煎、二煎混合后早晚分服，三煎多加水，煎液置入盆中，趁热先熏蒸后坐浴会阴部。

2002年6月22日三诊：除轻度耳鸣及性欲稍差外，其他症状皆消失。予杞菊地黄丸和金锁固精丸各2瓶，早晚交替口服以巩固疗效。

半年后随访，精浊未见复发。

【点评】此案患者小便灼热，尿频、尿急明显，小腹隐隐胀痛，咽干口苦，表明存在下焦湿热；而间歇性尿混浊如牛奶，且白浊溢出尿道口，腰腿乏力，头昏耳鸣，夜尿多，性欲下降，神疲嗜卧（但欲寐），舌淡苔薄，脉沉细弱，显示肾气虚弱尤为突出。患者病机重点在肾精亏、肾气弱而致清浊不分，兼一定的下焦湿热，因此，病名为精浊及膏淋，若湿热轻也可诊为劳淋。选用大补元煎加芡实、金樱子补肾填精、固肾涩精以治本，佐以程氏萆薢分清饮清利下焦湿热、分别清浊以治标。此方标本兼治，主次分明，故服药1周症状即明显好转，加减使用3周症状便基本控制，最后用补肾固精之成药以奏全功。

前列腺疾病比较顽固，疗程长，因为药物的有效成分难于通过血循环屏障进入前列腺内，故老师采取中药坐浴会阴部配合中药内服，使中药的作用更接近于病灶，从而使疗效得以充分发挥。

（五）顽固尿血（IgA肾病）案

朱某，女，51岁，家庭妇女。2019年4月23日初诊。

主诉：持续性尿血4周。

现病史：患者3月下旬因感冒发热服用了大剂量的阿莫西林后，第2天发现尿液呈红色，经西医多种检测，初步诊断为IgA肾病（系膜增生性肾小球肾炎），用糖皮质激素等西药治疗3周后，症状未见明显改善，患者惧怕激素的副作用，遂转而求治于中医。刻下：肉眼尿色深红而混浊，尿频但无尿急、尿痛，夜尿 3 次，腰背酸痛，神疲乏力，面色淡白无华，夜晚潮热、盗汗，睡眠差，口干而饮水不多，时有紧张、焦虑感，舌淡苔薄，脉细无力。近 1 年来月经紊乱，自今年元月后月经未再潮，自诉可能绝经。尿常规：红细胞（+++）/HP，蛋白（+）。

诊断：尿血（IgA 肾病，围绝经期综合征）——肾脾气阴两虚，热伤血络，兼气虚不能统血。

治则：滋补肾阴，凉血止血，兼健脾益气。

处方：药用颗粒冲剂。

知柏地黄丸 6 克，归脾汤 6 克，白茅根 1.5 克，茜草根 1.5 克，小蓟 1.5 克，仙鹤草 1.5 克，墨旱莲 1.5 克。7 剂。每天的药溶于 200 毫升开水中，早晚分服。

2019 年 4 月 30 日二诊：服药后尿液由浊转清，红色变浅，腰酸、盗汗、口干减轻，仍尿频，夜尿 3 次，神疲乏力。上方加莲须、覆盆子各 1 克。7 剂。服法同前。

2019 年 5 月 7 日三诊：尿呈黄褐色，不混浊，无尿频，仍尿急、腰酸，有时腹痛，右侧腹股沟有压痛，大便时干时稀，神疲而不易入睡。尿常规：红细胞（+）/HP，蛋白极少。

人参养营汤 7 克，八正散 5 克，白茅根 1.5 克，小蓟 1.5 克，仙鹤草 1.5 克，丹参 1.5 克，延胡索 1.5 克。7 剂。服法同前。

2019 年 6 月 14 日八诊：四、五、六、七诊，均在初诊、三诊方的基础上加减化裁。目前尿清亮，自己用试纸查尿未见蛋白，红细胞（+），其他症状基本消失，精神恢复正常。病情已稳定，坚持滋阴凉血、益气摄血以巩固疗效。

归脾汤 6 克，知柏地黄丸 6 克，茜草 1.5 克，墨旱莲 1.5 克，女贞子 1.5 克，小蓟 1.5 克，白茅根 1.5 克，仙鹤草 1.5 克，五味子 1 克。7 剂。服法同前。

此后以八诊方略加减连续治疗近 2 个月，诸症消失。2019 年 8 月 23 日查尿常规：红细胞（-），蛋白（±）。应患者要求，继续用滋阴凉血、益气活血之品治疗 2 个月，以善其后，预防复发。

1 年后反馈，已无症状，尿检指标正常而稳定，病属痊愈。

【点评】本案患者持续性尿血 1 个月，西医已确诊为 IgA 肾病，用激素治疗效果欠佳。初诊时患者面色淡白无华，神疲乏力，尿频而夜尿多，舌淡苔薄，脉细无力，表明长期尿血已导致气血两虚。患者年过五十，夜晚潮热、盗汗，失眠，腰背酸痛，尿色深红而混浊，月经数月未至，提示已届围绝经期，肾阴虚而虚火旺。由此可知，此尿血不仅起于气虚不能摄血，更是阴虚火旺、灼伤血络所致。因此，宜滋阴凉血和益气摄血并举，首诊用知柏地黄丸合归脾汤，加小蓟、白茅根、茜草根、仙鹤草凉血止血，墨旱莲滋阴止血。

本案治疗 2 个月左右不仅症状消失，而且尿检的主要指标也接近正常，再继续巩固治疗 2 个月，主要尿检指标转阴，未见复发，疗效令人满意。此案属顽固重病，非短期可彻底治愈，因此，看准病机后应长期守法守方，不宜轻易更动。另一方面，疾病是一个动态过程，患者或因服药，或因其内外环境的更动，其证候及病机亦随之而变，必须对所用方药适当化裁。例如，针对尿频、夜尿多加入覆盆子、莲须，因尿急、腹痛、腹股沟压痛合用八正散，因神疲、睡眠欠佳改用人参养营汤之类。总之，针对基本病机选主方，辅以随症加减，乃中医师习用的套路。

（六）小便失禁兼口咸案

杨某，女，58岁，家庭妇女。2018年4月14日初诊。

主诉：小便失禁1年多。

现病史：2011年底，患者左肾发现恶性肿瘤被切除后，经常腰痛，4年前绝经。近1年多来轻度小便失禁，运动、咳嗽、喷嚏时明显，经常感觉口泛咸味，有时泛酸味，伴频繁嗳气，睡眠早醒，再入睡则困难，腰酸伴局部压痛，有时两颞胀痛，舌淡红苔薄白而润，脉沉细而缓。西医未检查出任何器质性病变。

诊断：小便失禁，口咸——肾虚不固，痰饮上泛，心肾不交。

治则：补肾固精，化气摄尿，利水消饮，交通心肾。

金匮肾气丸8克，益智仁1.5克，覆盆子1.5克，五味子1.5克，龙齿2克，夜交藤2克，乌药1克，枳壳1克。7剂。每天的药溶于150毫升开水中，早晚分服。

2018年4月21日二诊：睡眠改善，平均每晚入睡6小时，嗳气减轻，尿失禁改善不明显，仍口咸，清晨口苦，大便略干，有时腰酸耳鸣，偶尔头颞痛。上方去龙齿、夜交藤、五味子，加桑螵蛸1.5克、金樱子1.5克、芡实1.5克、天花粉1.5克。7剂。服法同前。

2018年5月5日三诊：尿失禁基本能控制，腰酸耳鸣亦减，仍口咸，偶尔兼苦涩味，有时难以入睡，多梦易醒，头颞痛。肾气得固，而痰有化热之势。

半夏泻心汤8克，益智仁1.5克，乌药1.5克，山药2克，白术1.5克，白蒺藜1.5克，白豆蔻1克，砂仁1克，丁香0.5克。7剂。服法同前。

2018年5月12日四诊：小便失禁痊愈，睡眠有时欠佳，然而口咸改善仍不显著，晨起咯出清稀痰涎，口略干而饮水则嗳气。治疗拟转向痰饮上逆。

小青龙汤8克，益智仁1.5克，白术1.5克，代赭石1.5克，旋覆花1.5克，紫苏梗1克，草豆蔻1克，生姜1克。7剂。服法同前。

1个月后随访，尿失禁未再发，睡眠基本正常，仅口咸仍在，患者认为此证无关大局，遂放弃了对口咸的治疗。

【点评】本例患者主症是小便失禁，兼症是口咸及失眠，此三者似乎都与肾脏功能失调有关，再结合运动、咳嗽、喷嚏时尿失禁明显，肾脏切除后腰部酸痛，早醒，醒后再难入睡，脉沉细，提示肾虚不固、心肾不交。经常口泛咸味，大多归于肾气虚而致肾水上泛。此外，口泛酸味，频繁嗳气，有时头颞胀痛，应责之于肝气犯胃，胃气上逆。为此，老师初诊用金匮肾气丸补益肾气、化气利水，加益智仁、覆盆子、乌药、五味子温补肾脾、缩泉摄尿，加龙齿、夜交藤交通心肾以安神，加枳壳降气和胃。二诊时，睡眠、嗳气好转，仍尿失禁，且口苦便干，则减安神之药，增补肾摄尿的桑螵蛸、金樱子、芡实及清热生津的天花粉。三诊时，尿失禁得以控制，口咸而苦，失眠多梦，表明水饮有化热上犯之势，改用半夏泻心汤加白术、白豆蔻、砂仁、丁香上清下温、行气化饮，少佐白蒺藜清肝治头痛，用益智仁、乌药、山药（即缩泉丸）巩固摄尿之效。四诊时，小便失禁完全解除，但晨起咯吐清稀痰涎，显示寒饮停肺，遂用小青龙汤温化寒饮，佐以降气化痰之品。1个月后随访，诸症消失，唯口咸一症无明显改善。本案中虽有几组方药针对口咸，却均无建树，值得进一步探讨。

老师一贯认为，金匮肾气丸并非温肾阳的基础方，从仲景记载的原方组成看，熟地黄、山茱萸、山药剂量大，重在补肾精，而常规剂量的茯苓、泽泻、牡丹皮祛肾邪（水湿及郁热），虽有桂枝、附子温肾阳，但剂量很小，因此，从整体看金匮肾气丸药性平和，于填肾精之中化肾气，兼祛水湿，补中有泻，诚为有效安全而用途广泛的经典名方。在后世补肾方剂中，补肾精首推左归丸，固肾气首推大补元煎，滋肾阴首推大补阴丸，而壮肾阳首推右归丸。

（七）间歇性腰部胀痛案

冯某，女，49岁，教师。2004年11月25日初诊。

主诉：腰痛反复发作半年多，加重3周。

现病史：患者十多年前曾患急性肾盂肾炎、肾结石等病，经中西医治愈。今年5月份又见腰部酸软、胀痛，时发时止，时轻时重。西医尿常规：脓细胞（＋＋），红细胞（＋＋）。超声波显示双侧肾积水，未见结石。经西医抗菌、利尿、消炎等治疗无明显改善。刻下，患者腰部（尤其左侧）胀痛，放射至左少腹，尿短黄而微热，不发热，无尿频、尿急、尿痛，口苦而干，但饮水不多，五心烦热，易出汗，食欲差，睡眠易醒，身重易倦，舌红苔薄腻，脉细滑数。月经不规则，似有绝经之势。

诊断：腰痛（肾积水，慢性泌尿系感染?）——肾阴亏虚，兼下焦湿热。

治则：滋阴降火，补肾强腰，佐以清利湿热，交通心肾。

处方：知柏地黄丸合四妙丸加减。

知母10克，黄柏10克，生地黄15克，熟地黄15克，山茱萸10克，山药12克，牡丹皮10克，赤茯苓12克，泽泻12克，杜仲12克，夜交藤30克，苍术10克，怀牛膝15克，薏苡仁15克。7剂。每日1剂，水浓煎，煎液分2等份早晚分服。

2004年12月2日二诊：腰痛显著缓解，小便增多转清，烦热口干亦减，仍感神疲乏力。上方去知母、黄柏、赤茯苓、泽泻，加枸杞子12克、菟丝子12克、续断12克、太子参15克。14剂。服法同前。

2个月后获悉，患者服完上药，腰痛未见再发，其他诸症消失。

【点评】患者10多年前曾患淋证，已治愈。现腰部酸软，五心烦热，易出汗，睡眠早醒，口苦口干，舌红苔薄，脉细数，提示肾阴虚而虚火旺。同时，腰部胀痛，尿短黄而微热，饮水不多，身重体倦，食欲差，但不发热，无尿频、尿急、尿痛，表明下焦湿热较轻，尚未形成淋证。故用知柏地黄丸为主方，补肾滋阴兼清利下焦湿热，合四妙散以增强清利湿热、通络止痛之力，另加杜仲补肾强腰，夜交藤养血安神。二诊时，腰痛及下焦湿热大减，则减少祛邪药，增加补肾强腰之品以收功。

本案和本章医案6都有肾虚腰痛，所用方都含六味地黄丸。但前案属于肾虚不固的小便失禁，故用金匮肾气丸加味以固肾摄尿为重点；而本案则属肾阴虚兼下焦湿热所致的腰痛，故用知柏地黄丸合四妙丸滋阴降火兼清利湿热以通络止痛。二案同中有异，体现了审机定治的奥旨。

（八）膀胱癌术后调理及预防复发案

胡某，男，67岁，退休干部。2012年1月3日初诊。

主诉：膀胱癌术后小腹胀痛兼血尿1个月余。

现病史：2011年11月18日患者经西医确诊为膀胱癌，2天后做了切除手术，接着接受了2个月的化疗。但此后有些症状还明显存在，患者害怕癌病复发，又畏惧化疗的副作用，于是通过国际长途电话请我给予中药调治。目前，患者小腹时感胀痛，小便不利，尿短黄灼热，有时肉眼血尿，腰酸腿软，口渴而饮水不多，烦躁失眠，排便困难，伴内痔出血，舌略红苔薄黄腻，脉细滑略数。

诊断：膀胱癌术后腹痛，尿血，内痔——膀胱热毒夹湿，热伤血络，兼肾阴虚，气滞血瘀。

治则：清热解毒，凉血利湿，佐以滋补肾阴，行气活血。

处方：自拟方。

白花蛇舌草30克，半枝莲30克，全瓜蒌15克，生地黄15克，牡丹皮10克，玄参10克，小蓟20克，槐花10克，地榆12克，猪苓12克，茯苓10克，八月札10克，枳壳10克，山茱萸10克，山药10克。15剂。每日1剂，水浓煎2次，混合煎液分3等份，早、中、晚餐后服。

2012年1月21日二诊：便血止，大便通畅，腰酸减轻，仍小腹胀痛及尿血，口干、失眠较突出。上方去八月札、枳壳、山茱萸、山药、槐花及地榆，加生薏苡仁30克，丹参15克，知母10克，黄柏10克，合欢皮15克，夜交藤15克。15剂。煎服法同前。

2012年2月15日三诊：患者自行服用二诊方25剂，现已无腹痛，无尿血，二便正常，偶感神疲乏力，腰膝酸软，咽干尿黄，睡眠欠佳。为增强体质，预防癌病复发，遂改用下方长期服用。

生地黄15克，山茱萸10克，山药10克，枸杞子10克，麦冬12克，百合15克，太子参15克，黄精12克，佛手10克，乌药10克，白花蛇舌草30克，半枝莲30克，土茯苓15克，龙齿15克。15剂。煎服法同前。

患者2013年元旦电告，他坚持服三诊方半年余，前述症状再未出现，曾数次去医院检查，结论都是未见癌病复发征象。

【点评】癌病（恶性肿瘤）是当代医学界面临的最大难题之一。西医的常规疗法是早期手术切除，后续用放射疗法或化学疗法，希冀杀灭癌细胞，阻止癌病复发。但是不论何种疗法，对中晚期患者效果都不理想，而后两种疗法常常"杀敌1000，自损

800"，其毒副作用令人望而却步。中医药能防治癌病，尤其在改善患者的症状、减轻西医疗法的毒副作用、提高患者的生活质量及延长寿命等方面有其长处，本案及第七章医案9便是两个例证。

就中医而言，癌病与良性肿瘤在病机上的最大区别在于前者热毒炽盛、恶化快、易耗气阴、死亡率高。中医治疗癌病的特点：一是在活血祛瘀、化痰散结的同时，配合清热解毒；二是中后期逐渐转向扶正以祛邪。本案患者手术、化疗后仍有不少突出症状，因畏惧化疗的副作用，希望中药消除症状，并预防癌病复发。初诊时，膀胱热毒内盛且伤及血络，兼气血瘀滞及肾阴亏虚，因此用白花蛇舌草、半枝莲、生地黄、猪苓和全瓜蒌清热解毒兼利湿化痰以防治癌瘤，用牡丹皮、小蓟、槐花、地榆凉血止血、活血祛瘀，加八月札、枳壳行气散结，佐玄参、山茱萸、山药、茯苓滋阴益气。二诊时腰酸减轻，大便通畅，便血已止，去部分凉血止血及行气药，加入生薏苡仁、土茯苓、丹参清热毒、消癌瘤，知母、黄柏滋阴降火，合欢皮、夜交藤养心安神。此方治疗近1个月，腹痛、尿血等症显著好转，遂以补肾健脾、滋阴益气的方药为主，辅以清热解毒、理气安神之品，长期服用。

第十章　全身病医案9例

（一）迁延性头晕、心悸、干咳案

房某，男，32岁。2003年2月16日初诊。

主诉：手术后持续性头晕、心慌、干咳3个月，加重1个月。

现病史：患者3个多月前因高热、咳嗽、咯痰及咳血而被某医院收治住院，先诊断为支气管扩张，不久又并发气胸，遂使用西药、手术等抢救措施，病情缓解后出院，在门诊治疗。然而，虽经输血及多种营养支持疗法，患者虚弱症状不减反增，于是由其亲属陪同来中医专家门诊求治于我。刻下：自诉头晕、心悸、干咳严重，稍动则加剧，痰少而黏、不易咯出，伴左上胸隐痛，口燥咽干，手足心热，盗汗，失眠多梦，神疲乏力，气短懒言，食后腹胀，便溏，每日2～3次，形体消瘦，面色淡白无华，舌略红而嫩，苔少而剥蚀，脉细数无力。

诊断：虚劳重证，咳嗽——肺心阴虚，肺脾气虚。

治则：滋阴降火，润肺安神，佐以健脾益气。

处方：百合固金汤合四君子汤加减。

百合20克，生地黄15克，玄参10克，麦冬10克，白芍12克，当归10克，川贝母6克（研末分冲），甘草6克，人参12克，白术10克，茯苓12克，五味子6克，知母10克，地骨皮12克，黄精12克。7剂。每日1剂，水煎分2次，早、晚服。

2003年2月23日二诊：咳嗽停止，虚热症状有不同程度的减轻。继续用上方7剂。

2003年3月2日三诊：虚热症状继续减轻，但头晕、气短、神疲、乏力仍然存在，腹胀、便溏、纳呆稍加重。遂改用参苓白术散合生脉散加减。

党参15克，白术12克，茯苓15克，黄芪15克，山药12克，炒薏苡仁15克，莲子12克，砂仁6克，白扁豆12克，北沙参12克，麦冬10克，五味子10克，乌梅8克，白芍10克，陈皮6克。14剂。煎服法同前。

2003年3月16日四诊：腹胀、便溏消失，精神佳，仅遗留轻度食少、乏力。遂予香砂六君子丸3瓶以增强后天之本，补益气血。

3个月后，据其亲属反馈，患者体力恢复后已上班2个月了。

【点评】本案患者虽年轻，却因患咯血、气胸等重病而被西医抢救及手术，此后便出现了一系列衰弱症状，虽经西医用输血及多种营养支持疗法调理1个月，症状不减反增。从中医辨证审机的角度看，此属虚劳重证，具体涉及肺、心、脾三脏之虚。

干咳严重，痰少而黏，左上胸隐痛，手足心热，盗汗，口燥咽干，消瘦，舌红苔薄蚀，脉细数，乃肺脏阴虚火旺之征；头晕，心悸，失眠多梦，面色淡白无华，属心脏阴血不足；而食后腹胀，便溏，气短懒言，神疲乏力，脉无力，则是脾肺气虚之象。从整体看，初诊时病机在于肺心阴虚和肺脾气虚，但阴虚略重于气虚，故以百合固金汤加知母、地骨皮、五味子滋阴清热、润肺止咳，用四君子汤加黄精以益气健脾。二诊时，咳嗽止，虚热减，效不更方。三诊时，虚热已退，而气虚湿滞渐显，遂改用参苓白术散合生脉散加减，健脾益气为主，养阴化湿为辅。服中药 4 周后诸症消失，后用香砂六君子丸善后。

本案启示我们，当虚证患者症状严重、复杂、多变时，必须准确判断气、血、阴、阳哪方面虚，并要落实到具体脏腑，分清其主次缓急，据此以决定治疗的先后轻重，选用合适的方药，才能获得预期的疗效。

（二）频繁遗精兼腰痛案

高某，男，22 岁，大学生。2000 年 10 月 24 日初诊。

主诉：频繁遗精 6 年，腰痛反复发作 2 年，加重 2 周。

现病史：高某 16 岁时因过度手淫而频繁出现梦遗及滑精，导致头昏乏力，神疲易倦，失眠健忘。近 2 年来，常感腰脊两侧酸痛乏力，时发时止，时轻时重，劳累或久坐时明显，与天气变化无关，曾去西医院检查没有明确的诊断结论，经中西医治疗效果亦不明显。此次，腰痛持续性发作已 2 周，饮食、二便正常，面容疲惫，舌淡嫩苔薄，脉沉细而偶见结代。

诊断：遗精，虚劳——肾精亏损，肾气不固。

治则：补肾精，固肾气，强腰止遗。

处方：左归丸合金锁固精丸加减。

熟地黄 20 克，山茱萸 10 克，山药 15 克，菟丝子 12 克，枸杞子 10 克，怀牛膝 15 克，沙苑子 10 克，莲须 10 克，煅龙骨 30 克（先煎），煅牡蛎 30 克（先煎），金樱子 10 克，补骨脂 10 克，杜仲 10 克，党参 15 克，当归 10 克。7 剂。每日 1 剂，水浓煎，早晚分服。

2000 年 11 月 1 日二诊：本周未滑精，有 1 次梦遗，腰痛逐渐减轻，仍神疲、头昏。上方去莲须，加莲子 15 克，党参增至 20 克。7 剂。煎服法同前。

2000 年 11 月 8 日三诊：本周内无遗精，头昏、腰痛也消失，仅遗留腰膝无力和容易疲倦。给予 3 瓶六味地黄丸以善其后，同时，嘱其正确对待性生活，控制手淫。

【点评】从本例患者的病史看，由于过度手淫，造成肾精亏虚而肾气不固，因而频繁梦遗、滑精；反过来，遗精又加重了肾气虚，表现为腰膝酸软疼痛，头昏乏力，失眠健忘，神疲体倦，舌淡脉沉细等，从而形成了病理上的恶性循环。其中，腰脊酸痛乏力，劳累或坐卧时明显，与天气变化无关，被视为肾虚腰痛的特征，应与寒湿、湿热等外邪侵犯和外伤瘀血造成的实证腰痛相鉴别。方用左归丸加补骨脂、杜仲补肾填精、壮骨强腰，合金锁固精丸加金樱子固精止遗，再加党参、当归益气养血以后天补先天。此外，嘱咐患者改掉不良的手淫习惯，对预防此病的复发尤其重要。

（三）顽固潮热兼月经后期案

张某，女，29岁，教师。1997年4月30日初诊。

主诉：午后及夜晚规律性潮热2个月。

现病史：患者从2月中旬起每天下午2点左右开始发热，一直到第2天凌晨5时左右自动消退，先在家自服抗菌、退烧药1周无效，去某医院门诊检查后，被收治住院。经过多种检查，结论还是发热待查，住院医师用对症疗法，效果亦不明显。其家属着急，请我用中药退烧。查阅她的住院病历，每天从午后到夜晚发热，体温波动于37.5～39℃，下半夜无汗而热自退，不伴恶寒，亦无头痛、鼻塞，发热时稍感疲倦乏力，口微干而饮水不多，二便、饮食、睡眠基本正常。询问其月经，上一次推迟10天，本次周期已过半个月还未来潮，切按腹部发现右少腹阑尾点偏内侧处有轻度压痛。形体稍瘦，舌略暗红，苔薄欠润，脉细兼涩。

诊断：内伤发热，月经后期——阴虚内热，血瘀冲任。

治则：滋阴退热，祛瘀通经。

处方：清骨散合大黄牡丹皮汤加减。

鳖甲15克（先煎），知母10克，银柴胡10克，胡黄连10克，秦艽10克，地骨皮15克，青蒿15克，酒制大黄8克，牡丹皮10克，桃仁10克，红藤12克，败酱草30克，当归尾12克，红花6克。7剂。每日1剂，水煎2次，混合煎液分成3等份，早、中、晚餐后服。

1997年5月6日二诊：服药后第2天潮热降至37.5℃以下，大便排出大量黑褐色臭秽稀便。第3天月经来潮，经色紫暗夹血块，同时，潮热已退。第5天后经量渐减，体温正常，精神好转，办了出院手续。通过电话告诉其家属，最后2剂药每剂分两天早晚分服，并观察下次月经情况。

1997年6月9日，患者电告月经按时来潮，色量正常，潮热未再发作。

【点评】临床上有些患者的症状很少或极不典型，从而增加了辨证审机的难度，这就需要全面、仔细地诊察，抓住少数的关键症状，进行判断，此正仲景"有柴胡证，但见一证便是，不必悉具"的深意所在。本案患者午后及夜晚潮热已超过2个月了，却既无表证可稽，又无湿热证候，可排除外感，此热型似属阴虚，却无其他阴虚内热症状相伴，诊断为阴虚的依据稍嫌不足，遂使辨证陷入迷茫之中。老师切按腹部时发现患者右少腹有压痛点，联系到月经过期未至，以及舌略暗红，苔薄欠润，脉细兼涩，认为是阴虚和血瘀互为因果，导致潮热和月经后期并见而迁延难愈的结论。为此，老师决定攻补兼施，标本并治。一方面，用大黄牡丹皮汤加红花、当归尾、败酱草、红藤祛瘀清热、疏通冲任以治其标，经通气行则郁热可散；另一方面，用清骨散滋阴退热以治其本，而阴血充足也利于月经通调。服药后迅捷取效，证实此案辨证无误，用药精当。

大黄牡丹皮汤出自《金匮要略》，本为肠痈的实热证而设。本案的关键在于阴虚和血瘀并重，且互为因果。清骨散用于阴虚潮热毋庸置疑，而祛瘀通经的方剂众多，为何独选大黄牡丹皮汤加减？弟子以为，此方不仅活血通经力强，还有清热凉血、攻下通腑之功，可使瘀血、热邪直接从二阴窍排出，深符"其下者，引而竭之"的经旨。此病案取效立竿见影，可视为经方活用的一个范例。

（四）潮热兼身痛案

邵某，女，49 岁，企业主。2012 年 11 月 24 日初诊。

主诉：绝经后潮热、身痛迁延 2 年。

现病史：2 年前患者 47 岁绝经后，经常潮热、汗出。近 5 年来右侧上下肢及腰臀酸胀疼痛，时轻时重，虽经家庭医生检查，未得出明确的诊断结论，而西药的疗效也不尽如人意。刻下：患者每天都有几次阵发性烘热、汗出，上午更著，右侧肢体、肩背、腰臀酸胀，尤以右下肢拘急、胀痛突出，伴静脉曲张，久站时更甚，睡眠欠佳，夜尿一次，舌淡暗苔薄腻，脉弦细。

诊断：内伤发热，腰腿痛（围绝经期综合征？骨质疏松症？）——肝肾阴虚，筋骨失养，兼血瘀经络。

治则：滋补肝肾，养阴退热，佐以活血通络。

处方：药用颗粒冲剂。

知柏地黄丸 8 克，白芍 2 克，葛根 1.5 克，地骨皮 1.5 克，黄芪 2 克，覆盆子 1 克，金樱子 1 克，威灵仙 1.5 克，路路通 1.5。7 剂。每天的药溶于 200 毫升开水中，早晚分服。

2012 年 12 月 1 日二诊：腰背、肢体疼痛明显减轻，睡眠、小便趋于正常，仍有阵发性烘热，走路时觉足底靠近二、三趾处轻度疼痛。上方去葛根、覆盆子、金樱子、威灵仙、路路通，加狗脊 1.5 克、骨碎补 2 克、鸡血藤 2 克、秦艽 1.5 克。7 剂。服法同前。

2012 年 12 月 8 日三诊：时有轻度潮热，汗出减少，仅劳动时感觉右侧腰背、肢体酸痛，其他时间正常。二诊方去骨碎补、狗脊、秦艽，加银柴胡 1.5 克、当归 2 克、延胡索 2 克。7 剂。服法同前。

2012 年 12 月 15 日四诊：偶尔潮热，汗不多，劳累时右肩颈及下肢略酸痛，改用下方以竟全功。

知柏地黄丸 6 克，身痛逐瘀汤 6 克，黄芪 1.5 克，银柴胡 1.5 克，地骨皮 1.5 克，延胡索 1.5 克。7 剂。服法同前。

1 年后随访，潮热、身痛均未复发。

【点评】妇女具有经、带、胎、产四方面的生理病理特征，而且随着年龄增加可发生相应的变化。据《黄帝内经》记载，女性 14 岁左右月经初潮，49 岁左右月经断绝，这是女性生命过程的两个转折点，而肾气的盛衰起着决定性作用。本案患者 47 岁即绝经，揭示素体肾虚，此后阵发性烘热、汗出、睡眠欠佳等，提示肝肾阴虚而生内热。腰臀、肩背及下肢酸痛、拘急，足底痛，时轻时重，责之肝肾不足，筋骨失去精血濡养。而身体胀痛迁延2年，且下肢静脉曲张，舌暗，脉弦细等，源于"久病成瘀""久病入络"，即血瘀阻络的病机。因此，初诊用知柏地黄丸加白芍、地骨皮滋补肝肾以退虚热为先，加覆盆子、金樱子固精摄尿，加葛根、威灵仙、路路通强筋壮骨、通络止痛，黄芪益气活血。二诊后，疼痛缓解，治疗重点逐渐向滋补肝肾以强壮筋骨倾斜。最后，则以知柏地黄丸合身痛逐瘀汤加减攻补兼施而收功。

绝经期前后的潮热和腰腿痛是中年妇女的多发病，与肝肾阴虚兼血瘀阻络密切相关，因此，补肝肾、壮筋骨兼活血通络为基本治则。此类病证西医多责之于雌激素分泌失调及骨质疏松，病程迁延而易反复，本案能在1个月左右获得显效，实属不易。

（五）消渴兼水肿（糖尿病肾病）案

邹某，男，60岁，退休工人。1998年2月21日初诊。

主诉：患消渴病21年，水肿反复发作2年。

现病史：患者患2型糖尿病已21年，起初口服降糖药有效，后来逐渐无效，乃至注射胰岛素也不能把血糖完全降下来。近2年来，患者全身反复出现凹陷性水肿，下肢尤为显著，西药利尿剂无效。刻下：腰以下持续性水肿，时轻时重，小便清长呈泡沫状，足底近二、三趾处痛，腰酸腿软，身重乏力，食欲亢进，口不渴，大便干结，有时手指关节痛，舌淡暗边有齿痕，苔白腻，脉沉细而滑。近期检查空腹血糖9.9mmol/L，尿蛋白（+++）。

诊断：阴水，消渴（糖尿病肾病）——肾阴亏虚，气化失司，水停血瘀。

治则：补肾滋阴，利水消肿，活血通脉。

处方：六味地黄丸加味。

生地黄30克，山药20克，山茱萸10克，茯苓30克，泽泻12克，牡丹皮10克，知母12克，肉苁蓉10克，怀牛膝15克，黄芪15克，太子参15克，益母草30克，桃仁10克，水蛭10克，制大黄6克。7剂。每日1剂，水浓煎2次，混合煎液，分成3等份，早、中、晚服。

1998年2月28日二诊：水肿减轻，尿中泡沫减少，腰已不酸，空腹血糖已降至6mmol/L左右，然而前额上出现了一些疮疖。上方去肉苁蓉加黄连6克。7剂。煎服法同前。

1998年3月7日三诊：由于感冒，血糖又超过正常水平，口干，汗多，尿频量少，下肢轻度水肿。二诊方去大黄、牡丹皮，加柴胡10克、黄芩10克。14剂。煎服法同前。

1998年4月9日四诊：服用三诊方加减1个月，水肿消失，排尿基本正常，查尿蛋白（+），血糖稳定在正常水平，仍有轻度关节痛。应患者要求，给予中成药杞菊地黄丸和独活寄生丸各3瓶，以巩固疗效。

【点评】西医认为糖尿病源于人体血糖代谢失常，中医多作消渴病处理，初期典型表现是"三多一少"，即饮多、食多、尿多而体重减少（消瘦）。本案患者患此病已二十多年，长期用西药治疗，消渴症状已不典型，但其主症为水肿，应属于传统的"下消"范畴。反复发作的凹陷性水肿，腰以下为甚，小便清长夹泡沫，腰酸腿软，足底痛，口不渴，身重乏力，舌淡边有齿痕，苔白腻，脉沉细，皆表明精亏肾虚，气化失司，津液停聚，水邪外溢。食欲亢进，大便干结，脉滑，提示消渴病的固有病机——阴虚内热。手指关节痛，舌暗，加之病程太久，证实瘀血阻络。方用六味地黄丸加肉苁蓉、牛膝补精固肾、化气利水兼通利二便；增知母、太子参、黄芪滋阴益气；添水蛭、桃仁、制大黄、益母草既活血通络，又有助于利水消肿。此后1个多月的治疗，均在此方基础上斟酌加减，效果尚称满意。

此案病情复杂，虽近期控制了基本症状，但因故未做后续的生化检测，也未能定期回访，根据老师经验判断，此患者糖尿病根治的可能性不大，其肾病的复发亦不能完全排除，因此只能视为显效。

（六）长期肩臂痛案

吴某，男，57岁，木工。2014年4月14日初诊。

主诉：两侧肩臂疼痛时轻时重2年。

现病史：患者从事木工数十年，每天上肢劳动强度大，近2年来，两侧肩、臂、肘肌肉、筋骨疼痛，时轻时重，有时双膝关节内侧亦痛，服西药初能止痛，后来就无效了。刻下：两肩臂疼痛明显，妨碍工作，劳动后或伤风感寒则加剧，畏寒少汗，眠、食、便正常，舌淡红略暗苔白薄腻，脉弦缓。长期患胃病及高血压，一直服西药，现在胃不痛，血压控制在正常范围。

诊断：肩臂痛，痹病——阳气虚弱，风寒外袭，兼血瘀经络。

治则：益气助阳，散寒温经，活血祛瘀。

处方：药用颗粒冲剂。

当归四逆汤6克，正骨紫金丹5克，黄芪2克，川牛膝2克，海桐皮1.5克，片姜黄1.5克。7剂。每天的药溶于200毫升开水中，早晚分服。

2014年4月28日二诊：肩臂痛减轻，恢复劳作后疼痛也没加重，膝已不痛，稍畏寒，但诉服药后胃痛不适，伴嗳气，矢气臭秽。上方去川牛膝、姜黄，加山楂1.5克、青皮1.5克、延胡索1.5克、徐长卿1.5克，紫金丹减至4克。7剂。服法同前。

2014年5月5日三诊：肩臂痛轻微，无胃脘不适，口略干，以下方巩固疗效。

蠲痹汤8克，身痛逐瘀汤5克，山楂1.5克，延胡索1.5克，威灵仙1.5克，海风藤1.5克，伸筋草1.5克。7剂。服法同前。嘱咐患者避免过劳及受凉。

1年后反馈，肩臂痛及其他部位疼痛基本未复发。

【点评】此案患者是木工，长期用双臂劳作，该部位筋骨劳损难以避免，加之年近花甲，气血渐虚而招致外邪阻滞经络，应是其基本病机。察患者肩背酸痛，劳动或伤风感寒后则加剧，畏寒少汗，舌淡暗苔白，脉弦缓，说明此案属虚痹，乃阳虚气弱，风寒外袭，经络瘀滞所致。所以，方用当归四逆汤加黄芪温阳益气、散寒通络，合正骨紫金丹加川牛膝活血祛瘀、舒筋健骨，更用善走肩臂的海桐皮、片姜黄祛风湿、活血通络以止痛。二诊时，臂痛减轻，但胃肠旧疾复发，遂减祛瘀成药剂量，加入行气导滞之品。三诊时，肩臂痛微而胃已和，遂用蠲痹汤合身痛逐瘀汤加味以益气养血、祛风活血、舒筋通络，攻补兼施善其后。

肩背痛或腰腿痛常见于体力劳动者，若病久迁延不愈，多属虚实兼夹证，其"虚"包括气血虚和肝肾虚两类，其"实"不外血瘀阻络和风湿寒（或风湿热）邪侵犯筋骨或经络，诊治的关键在于辨准二者的主次缓急，选择最适合的方药治疗，便能取得满意效果。本案就是有说服力的例证。

（七）严重腰腿痛案

李某，男，53岁，工程师。2001年12月11日初诊。

主诉：腰腿痛反复发作4年，此次持续发作、加重1个月余。

现病史：李先生4年前因举重物损伤腰脊导致腰痛，此后，每当劳累或受凉腰痛就发作或加重。本次持续发作超过1个月，3周前X线片显示第四、第五腰椎肥大伴唇样变，虽经西医用多种疗法治疗，疼痛反而加剧，遂求治于中医药。刻下：左侧腰脊、臀部、大腿及小腿后侧皆痛，八髎穴有压痛，两膝冷痛，喜暖畏寒，尿频而清长，夜尿多，咳而微喘，咯吐白色泡沫痰，舌淡暗苔灰腻，脉弦紧。

诊断：痛痹，腰腿痛，咳喘（腰椎病，坐骨神经痛？慢性喘息性支气管炎？）——寒湿、瘀血阻滞经络，肾阳虚弱，兼寒饮阻肺。

治则：散寒除湿，温经祛瘀通络，佐以化饮宣肺。

处方：乌头汤合当归四逆汤加减。

制川乌10克（先煎），制草乌10克（先煎），白芍15克，黄芪15克，炙甘草6克，当归12克，桂枝10克，细辛6克，淫羊藿15克，土鳖虫10克，刘寄奴15克，红花10克，乌药10克，半夏12克，生姜10克。7剂。每日1剂，水浓煎，早、晚分服。

2001年12月18日二诊：腰腿痛明显减轻，咯痰稍减，下肢仍畏寒而时有拘急感。上方去刘寄奴、桂枝，加仙茅12克，麻黄10克。7剂。煎服法同前。

2001年12月25日三诊：疼痛已不明显，轻度畏寒，仍咳。二诊方去川乌、草乌及土鳖虫，加制附子12克（先煎）、白前10克、白芥子10克。7剂。煎服法同前。

2002年1月3日四诊：既不痛也不咳，仅下肢轻微恶风及乏力，给予三诊方7剂巩固疗效，再以华佗再造丸3瓶善其后。

1年后随访，腰腿痛未再发作。

【点评】患者原本是由于外力损伤造成的腰痛，但由于失治、误治，腰痛没有减轻，反而加重，痛处从腰脊延伸到臀部及下肢，劳累或受凉后加剧，两膝冷痛，喜暖畏寒，尿频而清长，夜尿多，舌暗，脉弦紧，表明本为瘀血阻络的外伤腰痛，日久招致寒湿侵犯太阳经且伤及肾阳，演变成痛痹。咳而微喘，咯吐白色泡沫痰，舌淡苔腻，提示阳气虚而痰饮阻肺。因此，治则重在除寒湿、祛瘀血、温通经络以镇痛，佐以补肺化饮以止咳。选用乌头汤加草乌、淫羊藿、乌药散寒除湿、温经止痛，合当归四逆汤加红花、刘寄奴、土鳖虫养血祛瘀、通络止痛，而加半夏、生姜助桂枝、细辛、甘草温肺化饮以止咳，诸药合用，效果显著。二诊时，方药已见效，续用前方稍作加减。三诊时，疼痛、畏寒已轻微，仍咳，遂去川乌、草乌和土鳖虫，改用附子、白前和白芥子增强温肺化饮之力。最后用华佗再造丸善其后。

老师喜用仲景名方乌头汤和当归四逆汤。老师认为前者适用于寒湿痛痹重证，后者适用于虚寒性痛证，只要辨证准确，取效皆如桴鼓相应。不过，川乌、草乌毒性较大，要重视原方的配伍及煎服法，且从小剂量开始逐渐加大，一旦痛减就停用，或以制附子、桂枝取代。另外，首方用桂枝意在温通经脉，二诊换麻黄意在宣肺平喘，麻桂不同时选用意在避免过汗伤阳，足见用药之老道。

（八）郁病兼齿衄案

郭某，男，31 岁，研究生。2001 年 7 月 5 日初诊。

主诉：心情抑郁、紧张约半年。

现病史：患者自攻读研究生以来，常感竞争激烈，精神压力大，因而长期处于忧郁、焦虑及紧张的心理状态。2 年前曾因右侧输尿管结石做过取石手术，至今一旦情绪不佳时，就感觉右侧腰部及少腹隐痛不适。刻下：患者呈忧郁、焦虑面容，胸闷纳呆，口干而饮水少，有时齿衄，伴口臭，尿短黄，大便干结，自诉右侧腰部及少腹隐痛，触按则柔软而无压痛，舌略暗红，苔薄而干，脉弦细稍数。

诊断：郁病，齿衄——肝气郁结，化火伤津，血热伤络。

治则：疏肝解郁，清肝滋胃，凉血止血。

处方：丹栀逍遥散合玉女煎加减。

柴胡 10 克，当归 12 克，白芍 15 克，薄荷 6 克，茯苓 12 克，甘草 6 克，牡丹皮 10 克，栀子 10 克，石膏 20 克，知母 10 克，生地黄 15 克，麦冬 12 克，川牛膝 12 克，白茅根 15 克，生大黄 6 克。7 剂。每日 1 剂，水煎，分 2 等份早晚服。

2001 年 7 月 12 日二诊：齿衄已止，大便顺畅，精神症状略有改善，上方去大黄、白茅根、石膏、川牛膝，加香附 10 克、郁金 12 克、玫瑰花 10 克、合欢花 10 克。7 剂。煎服法同前。

2001 年 7 月 19 日三诊：忧郁、焦虑、胸闷大减，食欲增加，二便通畅，睡眠安稳，再予二诊方 7 剂以竟全功。同时，给予越鞠丸 3 瓶，嘱其服完煎剂后接着服成药，并嘱其务必精神放松、思想愉快，以免郁病重发。

【点评】现代社会中，入学、就业竞争性强，工作节奏快，生活压力大，患抑郁、焦虑等病证的人数逐年增加，此案即其一例。患者呈忧郁、焦虑面容，胸闷纳呆，舌暗脉弦，表明肝气郁结。口干口臭，时见齿衄，尿短黄，大便干结，舌红苔薄而干，脉细数，显示肝郁化火已损津伤络。右侧腰部及少腹隐痛但柔软而无压痛，乃结石术后局部络脉轻度瘀滞所致。故治以清肝解郁，滋阴泻胃，凉血止血。方用丹栀逍遥散去白术加白茅根疏肝清肝、凉血止血，合玉女煎加生大黄滋阴泻火、活血通腑。二诊时，衄止便通而郁症仍在，故减泻火凉血之品，添疏肝解郁之药。二诊时，诸症大减，再给二诊方 1 周以巩固疗效。最后以越鞠丸善后。

郁证乃常见的精神（心理）失调性疾病，与患者所处的社会环境密切相关。因此，除了药物治疗外，还须鼓励患者主动适应环境，保持松弛、乐观的心态，增强抗压能力，因为单靠药物很难彻底治愈。

（九）癌病术后腹痛、下肢肿胀案

克莱尔，女，65 岁，退休职员，白人。2011 年 6 月 11 日初诊。

主诉：癌病术后小腹痛及下肢肿胀 3 年。

现病史：患者 3 年前因子宫内膜癌而致内生殖器全切除，术后多次检查，未发现癌病复发或转移，然而她常感小腹痛，伴下肢肿胀，虽经西医、中医治疗，效果不理想，遂由另一中医推荐来我诊所医治。刻下：患者小腹胀痛，尿频，尿道涩痛常牵掣至大、小腿内侧，足跟痛，双下肢肿胀明显（自诉与手术有关），但非凹陷性水肿，腰酸，头昏耳鸣，口干，便干，舌淡暗苔白灰腻，脉弦滑稍沉。血压 120/78mmHg。患者希望用中药改善症状，并预防癌病复发。

诊断：腹痛兼下肢肿胀——湿热下注，气血瘀滞，肝肾亏虚。

治则：清热利湿，行气活血，滋补肝肾。

处方：药用颗粒冲剂。

生地黄 2 克，山茱萸 1.5 克，怀牛膝 2 克，白花蛇舌草 2 克，半枝莲 2 克，黄柏 1.5 克，苍术 1.5 克，生薏苡仁 1.5 克，汉防己 1.5 克，茯苓 1.5 克，乌药 1.5 克，牡丹皮 1.5 克。7 剂。每天的药溶于 200 毫升开水中，早晚分服。

2011 年 6 月 18 日二诊：小腹胀痛、尿频、尿痛及腰酸均有所改善，但下肢肿胀未减轻，有时胀痛，但行走后反而减轻，时感潮热、汗多。

知母 2 克，黄柏 1.5 克，麦冬 2 克，地骨皮 1.5 克，怀牛膝 2 克，白花蛇舌草 2 克，半枝莲 2 克，生薏苡仁 1.5 克，木通 1 克，牡丹皮 1.5 克，赤芍 1.5 克，泽兰 1.5 克。14 剂。服法同前。

2011 年 7 月 2 日三诊：肿胀的下肢稍缩小变软，小腹痛微，潮热稍减轻，小便不利而色黄，食肉则排便不爽，有时头晕耳鸣。

生地黄 2 克，天花粉 2 克，白花蛇舌草 2 克，半枝莲 2 克，黄柏 1.5 克，茯苓 1.5 克，泽泻 1.5 克，汉防己 1.5 克，怀牛膝 1.5 克，丹参 1.5 克，泽兰 1.5 克，黄芪 1.5 克。14 剂。服法同前。

2011 年 7 月 23 日四诊：腹已不痛，下肢肿胀继续减轻，潮热、汗出已不明显，大便略干，小便短黄，觉头晕、疲乏。

生地黄 2 克，玄参 2 克，麦冬 2 克，太子参 2 克，黄芪 1.5 克，白花蛇舌草 1.5 克，半枝莲 1.5 克，丹参 1.5 克，桃仁 1.5 克，怀牛膝 1.5 克，虎杖 1.5 克，猪苓 1.5 克。7 剂。服法同前。

2011 年 7 月 30 日五诊：下肢肿胀已消失，潮热停止，尿量增加，有时稍感头晕、耳鸣、口干、疲乏。

太子参2克，党参2克，黄芪2克，白芍2克，麦冬2克，玉竹1.5克，茯苓1.5克，白花蛇舌草1.5克，半枝莲1.5克，丹参1.5克，路路通1.5克。28剂（因患者要出国旅游）。服法同前。

2个月后，患者因他病来就诊，告知外出期间没有明显的不适，旅游很快乐。之后，患者曾因感冒、泌尿系感染来就诊过，反馈经检查癌病无复发迹象。

【点评】本案与上章医案8相似，都在癌症手术后有明显症状，希望中药治疗以改善症状，防止复发。本案患者症状可分为两组：一组是小腹胀痛，下肢肿胀，尿道涩痛，口干，大便干，舌暗苔腻，脉弦滑，属湿热下注、气血瘀滞于下焦，偏于实证；另一组是腰酸，头晕，耳鸣，尿频，舌淡脉沉，见于癌病手术后，表明肝肾亏虚及气血不足。初诊时，实证重于虚证，故以四妙丸加白花蛇舌草、半枝莲、防己、牡丹皮、茯苓、乌药清利下焦湿热、行气活血以消除肿胀，并防癌病复发，用生地黄、山茱萸、牛膝滋补肝肾。二诊时，小腹胀痛及小便不利等减轻，下肢肿胀却有所加重而至胀痛，并现潮热、汗多，表明气血瘀滞和阴虚内热较为明显，因此增加赤芍、泽兰、知母、麦冬、地骨皮以增强活血祛瘀、滋阴退热之力。在后续诊治时，考虑到胀、痛、肿等症渐趋消失，而气阴两虚显得突出，因而处方的重点逐渐从祛邪向扶正转移。经过2个多月的调治，患者诸症消失而精神恢复，已能外出旅游，癌病也无复发迹象，疗效毋庸置疑。

（一）月经后期、量少案

李某，女，45 岁，个体户。2019 年 4 月 24 日初诊。

主诉：月经后期 2 年。

现病史：李女士月经一贯正常，育有两女，近 2 年因家庭失和而心情不佳，月经周期推后，经量逐渐减少，性欲下降，性生活稀少，经前乳房胀痛，乃至不能触碰。刻下：患者已有 2 个月月经未来潮（末次月经 2 月 24 日），精神抑郁，胸闷，生气时加重，伴腰酸、头晕、眼胀、耳鸣，有时心悸（自觉早搏），饮食略减，有内痔，劳累时可脱出，偶尔便秘，舌淡红苔薄，脉弦细。

诊断：月经后期，月经过少——肝气郁结，肾精不足，兼轻度血瘀。

治则：疏肝解郁，补肾益精，佐以活血调经。

处方：药用颗粒冲剂。

柴胡疏肝散 6 克，左归丸 6 克，青皮 1.5 克，郁金 1.5 克，巴戟天 1.5 克，淫羊藿 1.5 克，川牛膝 1.5 克，王不留行 1.5 克。7 剂。每天之药溶于 200 毫升开水中，分 2 等份，早、晚餐后服。

2019 年 5 月 8 日二诊：患者因故未及时复诊，今日来诊喜告月经推迟 70 天后来潮，经色正常，未见乳胀、腹痛，仅两侧少腹轻度压痛，胸闷已消失，腰酸痛，睡眠欠佳，舌淡略暗苔薄，脉细而滑。

温经汤 8 克，桃红四物汤 6 克，香附 1 克，乌药 1 克，菟丝子 1.5 克，肉苁蓉 1.5 克，淫羊藿 1.5 克。7 剂。服法同前。

2019 年 5 月 15 日三诊：月经 4 天干净，色量基本正常，无血块血丝，腰腹亦无不适，睡眠稍差，尿频，偶觉胸闷、心悸，耳内痒（以前也有过）。

温经汤 7 克，逍遥散 5 克，淫羊藿 1.5 克，枸杞子 1.5 克，沙苑子 1.5 克，龙齿 1.5 克，磁石 1.5 克，菊花 1 克。14 剂。服法同前。

2019 年 5 月 31 日四诊：尿频、胸闷、心悸消失，耳内仍痒，轻度精神抑郁感，腰痛时作，经期将至。

柴胡疏肝散 6 克，女科柏子仁丸 6 克，薄荷 1.5 克，菊花 1.5 克，蔓荆子 1 克，磁石 1.5 克，骨碎补 1.5 克。7 剂。服法同前。

2019 年 6 月 14 日五诊：本月初月经来潮，提前 1 周，色、量正常，经前后无乳胀、腹痛，有轻度腰酸，近几日内痔有时脱出，入睡稍难。仍用二诊的两个基础方加青皮 1.5 克，川楝子 1.5 克，合欢皮 1.5 克，丹参 1.5 克。7 剂。服法同前。嘱咐患者观察下次月经状况。

1个月后随访，6月28日月经又至，仅提前2天，色、量正常，月经前后已无明显症状，性生活改善，一切恢复正常。

【点评】此案患者近2年来经期推迟而经量逐渐减少，初诊时月经已2个月未来潮，病因长期情志不遂，加上接近更年期，肝肾精血不足。就症状而言，经前乳房胀痛而不可触碰，精神抑郁、胸闷，生气时加重，眼胀，脉弦，皆肝气郁结之征。腰酸，头晕耳鸣，性欲下降，心悸，脉细等则与肾精肝血不足有关。首诊选用柴胡疏肝散加青皮、郁金疏肝解郁，配合左归丸加巴戟天、淫羊藿补肾养肝，增川牛膝、王不留行活血通经。服药后2周月经来潮，经量亦较前增多，证实了此次诊疗的正确性。

在月经周期的不同阶段，中药的治疗重点应有所区别。二诊时正值经期，以活血调经为主，故以桃红四物汤合温经汤为主方。三诊值月经后期，以补精血为主，兼疏肝安神，故以温经汤合逍遥散加枸杞子、沙苑子、淫羊藿等。四诊值月经前期，则以行气活血为主，稍佐补养肝肾。如此治疗了2个月经周期后，月经的期、色、量等恢复正常，绝经亦有推迟之势。同时，老师劝告患者要心胸开阔而能包容，保持情志舒畅，以避免此病复发。

（二）月经后期兼胃痛案

刘某，女，27岁，大学生，未婚。2013年5月18日初诊。

主诉：月经3个多月未至。

现病史：近几年来，患者月经后期逐渐明显，末次月经为2月9日，经量少，色暗淡，有血块，至今月经已推迟100天未至。刻下：患者腰酸，有时耳鸣，食量略小，面色萎黄，常感两手麻木。14岁时，患者曾因胃溃疡而致胃出血，此后时有胃脘隐痛，面部少许痤疮。舌略暗红苔白薄腻，脉细弱。血压95/55mmHg。

诊断：月经后期，胃痛——气血两虚，脾肾不足，兼气滞血瘀。

治则：益气养血，健脾补肾，佐以行气活血以调经。

处方：药用颗粒冲剂。

归脾汤8克，女科柏子仁丸5克，香附1.5克，乌药1.5克，泽兰1.5克，益母草1.5克。7剂。每天的药溶于200毫升开水中，早晚分服。

2013年5月25日二诊：月经仍未至，但近几日有时小腹胀痛，略畏寒，手已不麻，腰酸，食少纳呆，似有经水来潮之兆。

八珍汤8克，香附1.5克，乌药1.5克，桃仁1.5克，红花1克，桂枝1克，刘寄奴1.5克，鸡血藤1.5克，枸杞子1.5克。7剂。服法同前。

2013年6月1日三诊：5月26日经至，色暗红而量偏少，经期第一天小腹略痛，第二天即不痛，夹少量血块，昨日经尽。现神疲思睡，有时耳鸣，偶尔便溏，胃已不痛。

归脾汤8克，左归丸6克，白芍1.5克，香附1.5克，合欢皮1.5克，鸡血藤1.5克。7剂。服法同前。

2013 年 6 月 8 日四诊：精神好转，有时觉右胁下及胃脘隐痛，食后腹胀，口苦而不渴，大便先干后溏。

柴胡疏肝散 8 克，归脾汤 6 克，香附 1.5 克，神曲 1.5 克，丹参 1.5 克，茵陈 1.5 克。7 剂。服法同前。

2013 年 6 月 15 日五诊、22 日六诊，根据症状逐渐加大补气血和活血调经的力度。

2013 年 7 月 6 日七诊：昨日月经推迟 8 天后来潮，色正常，量略少，脘腹不痛，经前腰酸，眠、食、便均正常。

芎归胶艾汤 8 克，柴胡疏肝散 6 克，山楂 1.5 克，神曲 1.5 克，桑寄生 1.5 克。7 剂。服法同前。

1 年后随访，患者月经周期基本规律，色量趋于正常，胃痛也很少发作。

【点评】本案患者为年轻未婚女性，月经却 3 个多月未来潮，考虑近几年其月经推迟逐渐加重，且量少色淡，无痛经，脉细弱，显然以虚证为主。患者长期患胃病，现胃脘仍隐痛，食少，手麻，面色萎黄，乃脾虚导致气血俱不足之象。腰酸，有时耳鸣，提示肾虚。月经色暗夹血块，舌暗红，显示轻度血瘀。故方用归脾汤健脾以双补气血，合女科柏子仁丸补肾益精兼活血调经；月经已 3 个多月未潮，故加乌药、香附行气，泽兰、益母草活血通经。服药 8 天月经来潮后，改用八珍汤加桂枝、桃仁、红花、刘寄奴、鸡血藤、香附、乌药等，重点已转向活血调经。三诊时进入经后期，以归脾汤、左归丸为主，重点转入补气血、养肝肾。四诊时处于经间期（排卵期），患者大龄未婚且学业紧张，表现为肝木乘脾证候，故治以柴胡疏肝散合归脾汤加味，重在疏肝健脾。此后再进入经前期，又加大行气活血、通调冲任的力度。如此治疗 2 个月经周期后，月经基本规律，而胃痛痼疾也得到控制。

需要说明的是，七诊时已届经前期，为何使用止血的芎归胶艾汤？老师认为此方是治疗月经过多、崩漏、胎漏的有效经方，然而本方并非单纯收敛止血，还具有温经、养血、活血等多种作用，再配合柴胡疏肝散及山楂等药，治疗重心已转向行气活血以调经，此乃活用经方之又一例证。

（三）月经过多兼瘾疹（荨麻疹）案

段某，女，41 岁，职员，未婚。2016 年 12 月 31 日初诊。

主诉：月经每月来潮 2 次达半年。

现病史：患者素来身体虚弱，常感疲劳乏力，西医曾诊断为缺铁性贫血和白细胞减少症。6 个月前，患者月经周期紊乱，平均 1 个月来 2 次月经，每次经期 4 ~ 7 天，色暗红，夹血块，伴小腹隐痛。刻下：患者神疲乏力，畏寒，大便略干而排便困难，尿短而频，面色萎黄，体瘦，近几日肩背部出现多个大小不等的红色风疹块，时作时消，伴瘙痒，搔抓后不渗水，口干，舌淡暗，边有齿痕，苔薄欠润，脉细弦无力。末次月经 12 月 21 至 25 日。

诊断：月经过多，瘾疹（功能性子宫出血？经间期出血？贫血，荨麻疹）——冲任虚寒，兼血瘀郁热，血虚风燥。

治则：温补冲任，活血调经，佐以养血祛风。

处方：药用颗粒冲剂。

温经汤 8 克，当归饮子 6 克，凌霄花 1.5 克，仙鹤草 2 克，三七 1.5 克。7 剂。每天的药溶于 200 毫升开水中，早晚分服。

2017 年 1 月 8 日二诊：1 月 4 日月经又至，色量正常，轻度腹痛，自觉月经将尽，肩背瘾疹渐退，瘙痒轻微，口干、大便干结。

当归饮子 8 克，仙鹤草 1.5 克，沙参 2 克，麦冬 2 克，柏子仁 1.5 克，全瓜蒌 1.5 克，枳实 1.5 克。7 剂。服法同前。

2017 年 1 月 22 日三诊：1 月 12 日经行 8 天尽，瘾疹已消，仍觉神疲乏力，畏寒，易早醒，每天仅睡着 5 小时，口略干，大便干结，3 天 1 次而排便困难。当益气摄血兼润肠通便。

归脾汤 8 克，麻仁丸 6 克，仙鹤草 1.5 克，鸡血藤 1.5 克，夜交藤 1.5 克。7 剂。服法同前。

一年半后随访，月经基本正常，瘾疹亦很少发作。

【点评】本案患者症状较多，主症是月经过多（也可视为月经先期或经间期出血）和瘾疹（荨麻疹），病情虽不严重，而病机却复杂。患者素体虚弱，月经过多，伴神疲乏力，畏寒，小腹隐痛，尿短而频，面色萎黄，体瘦，舌淡，脉细无力，西医诊断为贫血，中医则诊为气血两虚、冲任虚寒、气不摄血。患者经色暗红、夹血块，舌暗脉弦，结合大龄未婚，则兼气郁血瘀；同时，近日肩背有风疹块色红瘙痒，搔抓后不渗水，大便略干而排便困难，苔薄欠润，未见表证，乃阴血久亏，血虚风燥所致。证属虚中夹实，寒热并见。故用温经汤加仙鹤草、三七温补冲任、益气养血兼活血调经，合当归饮子加凌霄花滋阴润燥、活血祛风以消疹止痒，寓"血行风自灭"之意。初诊后，服药 3 天月经又至，距上次仅 2 周，至二诊时月经尚未尽，瘾疹渐退，而口干、便结等虚热之象明显，则以当归饮子为主加入滋阴、清热、润肠之品。三诊时，经血停止，风疹已消，而见脾虚失运兼肠燥便秘，遂用归脾汤健脾益气、养血摄血，合麻仁丸润肠通便，加仙鹤草、鸡血藤、夜交藤养血调经兼安神，以巩固疗效而防此二病再发。

（四）月经先期兼倒经案

傅某，女，11 岁，学生。2017 年 6 月 8 日初诊。

主诉：月经提前伴鼻衄 2 个月。

现病史：该女孩从 4 岁起常流鼻血或伴牙龈出血，10 岁即月经初潮，此后月经无规律。近 2 个月，月经都提前，近 1 个月月经已来了 3 次，中间间隔 3 天至 7 天不等，每次色红量不多，而且经前、经期伴鼻衄，口渴但饮水不太多，尿黄，几天前曾患口腔溃疡，现已愈，形体较瘦，舌红苔黄稍腻，脉滑数。

诊断：月经先期，倒经——心胃郁热，深入血分，迫血妄行。

治则：清热凉血，降逆调经。

处方：药用颗粒冲剂。

黄连 1 克，黄芩 1 克，栀子 1 克，生地黄 1.5 克，牡丹皮 1.5 克，赤芍 1.5 克，白茅根 1.5 克，槐花 1 克，白及 1 克，川牛膝 1 克，益母草 1 克，甘草 0.8 克。7 剂。每天的药溶于 150 毫升开水中，分 3 次，早、中、晚服。

6 月 15 日二诊：近 1 周未见鼻衄，月经已止，口渴亦不明显，改下方滋水降火以预防复发。

知柏地黄丸 6 克，墨旱莲 1.5 克，女贞子 1.5 克，生地黄 1.5 克，白茅根 1.5 克，川牛膝 1 克，益母草 1 克。7 剂。服法同前。

半年后随访，鼻衄未再发，月经周期基本正常，经量增多。

【点评】《素问·上古天真论》说：女子"二七而天癸至，任脉通，太冲脉盛，月事以时下，故有子"。女子初潮时间应在 14 岁左右，但此案女孩 10 岁便月经初潮，即"天癸至"及月经初潮的时间大幅提前，原因何在？一是时代变迁，现代气候远热于古代；二是生活条件优裕，饮食中肥甘厚味、辛辣炙煿的比例显著上升；三是人们所进的饮食中很多来自施用过性激素的动植物。这些因素导致现代女孩月经初潮平均提前至 12 岁，而且男女儿童早熟的现象越来越普遍，成为当今医学界一大难题。

女性经期或经前出现周期性鼻衄，称为倒经，意为月经之血应泄于下，若反从鼻腔上泄，乃经行颠倒之故。此女孩自小有鼻衄、齿衄，10 岁就开始来月经，而且经期多提前而色红，经前、经期伴鼻衄，口渴尿黄，口腔溃疡，色红苔黄，脉滑数，一派心胃热盛、迫血妄行之势。故治以清热凉血、降逆调经。药用栀子、黄芩、黄连清心胃热毒，配伍生地黄、牡丹皮、赤芍、白茅根、槐花、白及凉血止血，加川牛膝、益母草活血调经、引血（火）下行。二诊时，诸症若失，此时宜"缓则治其本"。患者早熟、倒经之本在于肝肾阴虚而致虚火上炎，迫血妄行，遂用知柏地黄丸合二至丸加白茅根滋阴降火以凉血，仍用川牛膝、益母草引血下行以调经，预防复发以绝后患。同时，叮嘱患者及其母，饮食宜清淡，多吃新鲜蔬菜水果，少吃辛辣炙煿及温燥的零食，亦是防治此病的必要措施。

（五）顽固崩漏案

朱某，女，38 岁，职员，未婚。2019 年 6 月 1 日初诊。

主诉：月经周期及经期紊乱，漏下不止约半年。

现病史：患者月经量一贯偏多，去年 12 月因子宫内膜过厚做切片检查后，月经淋漓不止至今年 2 月底，3 月、4 月月经未至，5 月 5 日月经又至而量少，迁延至今淋漓不止，色暗红夹血块，小腹闷痛，右下腹近耻骨联合处有压痛，口干怕热，有时低热，头昏心悸，便秘与泄泻交替出现，面色萎黄，形体消瘦，舌淡红苔薄欠润，脉细略数。西医诊断为缺铁性贫血。夙患偏头痛及内痔。

诊断：崩漏（无排卵型功能失调性子宫出血？缺铁性贫血）——脾不统血，冲任不固，血热夹瘀。

治则：健脾统血，凉血止血，佐以活血调经。

处方：药用颗粒冲剂。

归脾汤 8 克，芎归胶艾汤 5 克，茜草根 1.5 克，仙鹤草 1.5 克，苎麻根 1.5 克，椿根皮 1.5 克，牡丹皮 1 克，三七 1 克。7 剂。每天的药溶于 200 毫升开水中，早晚分服。

2019 年 6 月 7 日二诊：服药第 2 天泄泻，嘱咐余药每天分 3 次饭后服，第 3 天起月经量增多，血块也多，腹痛明显，从昨日起出血量显著减少，不夹血块，腹痛亦减，大便 1 天 1 次而质偏稀，口干泛酸，难以入睡，怕热汗多。肝郁化热之势渐显。

归脾汤 8 克，丹栀逍遥散 6 克，仙鹤草 1.5 克，海螵蛸 1.5 克，鸡血藤 1.5 克，香附 1.5 克。14 剂（患者需出国 2~3 周）。服法同前。

2019 年 7 月 6 日三诊：追诉 6 月 10 日出血止，6 月 22 日月经又至，血块减少而淋漓不尽，7 月 3 日血再止。现小腹微胀，大便时干时稀，伴心悸头晕，失眠多梦，舌淡红，脉沉细略数。

归脾汤 8 克，温经汤 6 克，椿根皮 1.5 克，苎麻根 1.5 克，茜草根 1.5 克，鸡血藤 1.5 克，墨旱莲 1.5 克。7 剂。服法同前。

2019 年 7 月 22 日四诊：7 月 17 日经至量少，19 日量增多呈咖啡色，两侧少腹微痛，头痛失眠，怕热汗多，口干喜饮，腰酸便结。予知柏地黄丸合芎归胶艾汤加凉血止血药。7 剂。

2019 年 7 月 29 日五诊：近 4 日经量减少、色转红，失眠减轻，头痛、便结消失，而头昏、心悸明显。

归脾汤 6 克，一贯煎 6 克，墨旱莲 1.5 克，仙鹤草 1.5 克，鸡血藤 1.5 克，茜草根 1.5 克，椿根皮 1 克，苎麻根 1 克。7 剂。服法同前。

2019 年 8 月 5 日六诊：月经 7 月 31 日停止，腹不痛，仍头晕心悸，入睡难而易醒，口略干，大便干结而排便困难。

归脾汤 8 克，麻仁丸 5 克，麦冬 1.5 克，牡丹皮 1.5 克，栀子 1 克，龙齿 1.5 克，制何首乌 1.5 克，酸枣仁 1 克，柏子仁 1 克。7 剂。服法同前。

2019 年 8 月 13 日七诊：月经未至，入睡仍困难，需服安眠西药，粪便干硬如羊屎，便秘严重。

天王补心丹 8 克，火麻仁 2 克，制大黄 1 克，枳实 1.5 克，夜交藤 1.5 克，仙鹤草 1.5 克，珍珠母 1.5 克，牡丹皮 1 克，栀子 1 克。7 剂。服法同前。

2019 年 8 月 20 日八诊：服上方后腹痛、泄泻，失眠加重。17 日月经按期而至，第二、第三天量增多而色转红，少腹略痛。用温经汤合香砂六君子汤加滋阴养血、凉血活血之品。7 剂。

2019 年 8 月 27 日九诊：23 日经停，怕热汗出，大便干结，轻度头晕心悸。

女科柏子仁丸 6 克，熟地黄 2 克，山茱萸 1.5 克，山药 1.5 克，女贞子 1.5 克，墨旱莲 1.5 克，地骨皮 1.5 克，牡丹皮 1.5 克，栀子 1 克，川楝子 1 克，益母草 1.5 克，三七 1 克。7 剂。服法同前。

3 个月后回访，患者 9 月、10 月的月经分别提前 9 天和 7 天，经期持续约 7 天，色、量渐趋正常，腹痛已不明显，常伴头痛头晕（有贫血和偏头痛病史），崩漏病已得到基本控制。

【点评】妇女崩漏指非月经期的大量或长期的阴道出血，可造成气、血、阴、阳诸虚及血瘀，严重者可危及生命，属妇科重病。本案与本章医案 3 之月经过多病机基本相似，不同的是前案初诊时冲任虚寒兼血虚风燥，本案一直以脾气虚而不统血为主轴，常兼阴血亏虚、血热、血瘀，有时见肝郁、脾虚、肠燥等病机，这些反过来又致出血迁延难愈，从而形成恶性循环，增加了诊治的难度。尽管如此，老师在此案中紧扣脾不统血而致气血两虚和肝肾阴虚而致血热妄行两大基本病机，在诊疗过程中分别重用归脾汤或人参养营汤健脾统血、益气生血，或知柏地黄丸、一贯煎、二至丸、丹栀逍遥散滋阴养血、凉血调经。出血量多或迁延不止时，加茜草根、苎麻根、椿根皮凉血止血，仙鹤草、海螵蛸收涩止血，三七、鸡血藤活血止血。若兼肝郁，加香附、川楝子疏肝解郁；兼血虚，加酸枣仁、柏子仁、龙齿养心安神；兼便秘，合麻仁丸润肠通便等。方药合理，持之以恒，顽固崩漏终获显效。

回顾此崩漏案长达 3 个多月的诊疗过程，有三点经验或教训可汲取。一是本案出血时长时短，虚实转化较快，因而扶正和攻邪的比例、攻补的具体方药及其剂量的确定须仔细斟酌，据此回顾本案的临床处理，尚存在改进的空间。二是患者因故几次中断治疗，这对药效的发挥有不利影响。三是患者大龄未婚，与男友关系欠和谐，易情志不遂，而本案的诊疗对此重视不够。

（六）产后月经稀少至闭经案

董某，女，28 岁，家庭妇女。2016 年 12 月 30 日初诊。

主诉：产后月经稀少渐至闭经 1 年 3 个月。

现病史：患者去年 4 月分娩后，9 月 25 日曾来月经 1 次，量少色淡，现有 1 年多月经未再潮。刻下：两侧少腹胀痛，左侧有压痛，腰酸，近来白带稍多，偶尔阴痒，夜尿 1～2 次，性欲下降，畏寒，饮食、大便正常，口中和，舌淡暗苔薄白，脉细缓。14 岁时患者曾做过垂体肿瘤摘除术。

诊断：闭经——肾阳虚衰，精血不足，兼血瘀及轻度湿热。

治则：温肾壮阳，补精养血，活血通经。

处方：药用颗粒冲剂。

左归丸 8 克，淫羊藿 1.5 克，怀牛膝 1.5 克，当归 1.5 克，白芍 1.5 克，鸡血藤 1.5 克，川芎 1 克，车前子 1 克。7 剂。每天的药溶于 200 毫升开水中，分 2 次，早晚服。

2017 年 1 月 6 日二诊：月经仍未至。由于白带增多且腹痛，西医疑为盆腔炎症，服抗生素后症状有所减轻。现乳房胀痛，腰酸，阴部瘙痒，口干而饮水不多，恶心呕吐，睡眠欠佳，身困畏寒，舌淡暗苔薄腻，脉细滑略数。下焦湿热（湿重于热）明显而月经将至。

温经汤 10 克，当归 1.5 克，川芎 1.5 克，砂仁 1 克，陈皮 1 克，车前子 1.5 克，黄芩 1.5 克。7 剂。服法同前。

2017 年 1 月 17 日三诊：1 月 10 日—1 月 16 日，患者月经来潮，色暗夹血块，经量少于正常，经至第 1 天腰骶、左少腹及膝关节疼痛较明显，头晕，动则气喘，面色萎黄，微恶寒。

温经汤 8 克，当归芍药散 6 克，五味子 1 克，乌药 1 克，苍术 1.5 克，独活 1.5 克。7 剂。服法同前。

2017 年 3 月 18 日四诊：2 月初，月经来潮，量少，半天即尽。3 月 7 日月经又来潮，色暗红夹少量血块，量较前稍多，3 天净，伴腰酸，少腹、下肢隐隐冷痛，口微干，略畏寒。

温经汤 10 克，肾气丸 6 克，杜仲 1.5 克，怀牛膝 1.5 克。7 剂。服法同前。

2018 年底随访得知，四诊后患者月经量虽略少于正常，而周期基本规律，并于 2018 年 8 月分娩第二胎，故未再来就诊。

【点评】此例主症是患者产后月经稀少乃至闭经，伴腰酸、性欲下降、畏寒，舌淡苔白，脉细缓，结合她 14 岁时做过垂体肿瘤摘除术，提示肾虚而明显偏于肾阳不足。初诊用左归丸加温补肾阳及养血活血之品，应是对证之方。1 周后二诊时，月经虽未至，乳胀腰酸，白带增多，脉滑，提示月经将至；而阴部瘙痒，口干而饮水不多，呕恶身重，睡眠欠佳，舌暗苔腻，脉数，则表明兼下焦湿热，且湿重于热。老师遂用温经汤温补冲任、益气养血兼祛瘀，加黄芩、车前子、砂仁、陈皮祛湿清热，同时加大当归、川芎（温经汤已有）剂量以增强活血通经之力。二诊后 4 天月经来潮，再 7 天后经净，经量较少。三诊仍现虚寒兼血瘀、风湿的症状，故用温经汤加五味子、乌药温阳益气、养血活血，合当归芍药散加苍术、独活以养血活血、健脾祛湿、通络止痛。2 个月后四诊，知患者三诊后半个月月经再次来潮，但量极少半天即净，过 1 个月后月经又来潮，经量渐增，色暗红夹少量血块，仍伴腰酸，少腹、下肢隐隐冷痛，遂继续用温经汤合金匮肾气丸温补冲任、活血调经，加杜仲、怀牛膝益肾强腰。此后患者月经周期渐趋正常，虽经量偏少，但于次年分娩第二胎，可佐证上述诊疗的成功。

患者经量稀少可能与其先天体质有关，也与青春发育期切除了垂体肿瘤有关，经过时断时续的中药调治，月经周期恢复正常，经量亦渐增多，并且再次分娩，疗效值得肯定。此类疾病，西医习用性激素治疗，但易形成药物依赖，且长期用激素会产生副作用，如果用中药调理"肾主生殖"的功能，可以激发患者体内的自我调控机制，重建肾脏阴阳的动态平衡而恢复正常月经，产生长期而稳定的疗效。

（七）闭经兼便秘案

金某，女，21 岁，大学生。2019 年 6 月 8 日初诊。

主诉：停经超过半年。

现病史：患者一贯健康，月经正常，由于大学学习紧张、压力大，去年开始月经不调，时有痛经。月经自去年 12 月来潮至今已半年未再至，西医检查后诊断为多囊卵巢综合征，虽服西药月经仍未至。刻下：无腹痛，无腰酸，畏寒肢冷，神疲体倦，口干喜饮，大便干结，排便困难，常用开塞露通便，舌淡苔白薄欠润，脉沉细略弦。

诊断：闭经，便秘（多囊卵巢综合征）——气郁血瘀，冲任虚寒，兼津亏肠燥。

治则：行气活血，温补冲任，佐以祛瘀通经、润肠通便。

处方：药用颗粒冲剂。

温经汤 8 克，桂枝茯苓丸 5 克，小茴香 1 克，怀牛膝 1.5 克，玄参 1.5 克，制大黄 1 克。7 剂。每天的药溶于 200 毫升开水中，分 2 次，早晚服。

2019 年 6 月 15 日二诊：服药 3 天后月经来潮，色量正常，但夹有血块，小腹略胀痛，无明显的寒热，无头昏乏力，大便稍改善，2～3 天 1 次，略干结，仍肢冷畏寒，舌淡红而暗苔薄，脉细缓。血压 90/58mmHg。

温经汤 7 克，香附 1.5 克，小茴香 1 克，黄芪 1.5 克，桃仁 1.5 克，泽兰 1 克，益母草 1.5 克，路路通 1 克，全瓜蒌 1.5 克，鸡血藤 1.5 克。7 剂。服法同前。

第三、四、五诊除继续益气养血、活血调经外，用木香槟榔丸加减治便秘。

2019 年 7 月 13 日六诊：患者月经提前 5 天于 7 月 6 日来潮，至 11 日净，色量正常，便难减轻，不用开塞露已可排出。鉴于患者即将离开温哥华，遂予温经汤合麻仁丸加减 7 剂，带药出行以善其后。

【点评】本案患者年轻未婚，月经一贯正常而时有痛经，近因精神压力大而致闭经达半年之久，伴畏寒肢冷，神疲体倦，口干喜饮，大便干结，舌淡苔白薄欠润，脉沉细略弦。初诊乃虚实并见，虚指下焦虚寒、气血不足，实指气血瘀滞兼里热肠燥。所以，用温经汤合桂枝茯苓丸温补冲任、活血祛瘀为主，加怀牛膝补肾活血，小茴香温经行气，玄参、大黄配合麦冬、地黄清热增液、润肠通便。服药 3 天后，月经来潮，诸症改善明显。二诊时正值经期，小腹略胀痛，月经夹血块，气血瘀滞明显，续用温经汤加桃仁、泽兰、益母草、路路通活血祛瘀，香附、小茴香、全瓜蒌行气导滞，黄芪、鸡血藤益气养血。此后，以温经汤合木香槟榔丸化裁。7 月上旬，患者经来稍提前，色量正常，说明闭经已治愈。此后因仍兼便秘，遂用温经汤合麻仁丸善其后。

本章多个妇科医案都提及仲景女科调经名方——温经汤，老师喜用并善用此方。该方攻补兼施而以扶正为主，寒温并用而以温补冲任为重点，其在妇科的应用十分广泛，灵活化裁，可用于治疗月经不调、痛经、闭经、崩漏、不孕、带下过多及妇科肿瘤等多种病证，只要其基本病机为冲任虚寒兼血瘀，便可用此方加减而获效。

（八）不孕兼腹痛案

安娜，女，35 岁，职员，白人。2015 年 1 月 15 日初诊。

主诉：不孕 3 年。

现病史：患者夫妇皆白种人，结婚已 3 年，性生活正常，却未能受孕，经西医妇科多种检测，未发现任何器质性病变，曾用西药性激素等治疗无效，遂由我的学生推荐来我诊所用中药调治。刻下：患者月经周期正常，经量偏少，无明显的痛经，但有时觉右少腹靠内侧隐痛而压痛轻微，手足欠温，睡眠早醒，午后困倦思睡，夜尿 1 次，性欲稍差，舌淡略胖，苔薄白润，脉细缓。末次月经本月 4 日至 8 日。血压偏低。

诊断：不孕，腹痛——肾阳虚衰，精血不足，兼下焦血瘀。

治则：温肾壮阳，益精养血，佐以祛瘀止痛。

处方：药用颗粒冲剂。

右归丸 8 克，温经汤 6 克，巴戟天 1.5 克，淫羊藿 1.5 克。7 剂。每天的药溶于 200 毫升开水中，分 2 次早晚服。

2015 年 1 月 23 日二诊：诸症减轻，夜尿消失，小腹隐痛偶尔发作。上方加乌药 1 克。7 剂。服法同前。

2015 年 1 月 31 日三诊：昨日月经提前 2 天来潮，色量正常，腹不痛，仅轻度腰酸，然而昨晚鼻衄少许，睡眠欠佳，有时早醒，排便不畅，可能温药稍过。

温经汤 6 克，芎归胶艾汤 5 克，女贞子 2 克，墨旱莲 2 克，桑寄生 1.5 克，白茅根 1.5 克。7 剂。服法同前。

2015 年 2 月 6 日四诊：昨日经净，色量正常，无腹痛，无鼻衄，口略干，夜尿 1 次。

左归丸 6 克，温经汤 6 克，女贞子 1.5 克，墨旱莲 1.5 克，乌药 1 克，巴戟天 1 克。7 剂。服法同前。

2015 年 3 月 5 日五诊：四诊方稍加减服用 4 周，月经过期未至，妊娠试纸阳性，西医检查确诊受孕。遂改用补肾安胎方药 2 周。

2016 年初反馈，患者于 2015 年底顺产一女婴。后又获悉，患者于 2018 年又分娩一男婴。

【点评】治疗功能性不孕中医具有优势。此案患者除不孕 3 年外，其他症状都比较轻微，但若把经量偏少，少腹隐痛伴轻度压痛，肢冷夜尿，性欲较差，睡眠易醒，白天困倦思睡，舌淡胖，脉细缓等不太典型的症状全面、综合地考虑，不难发现患者具有肾阳虚衰、精血不足为主兼血瘀胞宫的病机。因此，老师用右归丸加巴戟天、淫羊藿在补肾精的基础上温肾阳，佐以温经汤益气养血、活血调经。二诊时，诸症减轻，效不更方，加乌药暖宫行气以止痛。三诊时，适逢月经来潮，出现鼻衄（倒经），排便不爽，似乎温补药量稍过，遂用温经汤、芎归胶艾汤合二至丸加桑寄生、白茅根补气养血、活血调经兼凉血止血。四诊时，月经 7 天结束，无其他症状而进入经后期，则用左归丸、温经汤、二至丸加巴戟天、乌药继续养精血、补气血、调冲任。患者服四诊方加减 4 周后受孕。

治疗不孕症的虚证当在补精血的基础上平调阴阳，兼行气血以调经，选方不宜大热大寒，药量不宜过重，宜守方缓图之。其实证当根据具体病机，或行气祛瘀，或化痰散结，或散寒除湿，或清利湿热，但皆须配合补肾健脾。本案患者服用中药仅 2 个多月即受孕，显示中医治此病确有所长。

近年来，西医体外受精、试管婴儿等新技术渐臻成熟，效果亦佳，但收费不菲。对于复杂而顽固的不孕症患者，可以中西医结合治疗，以便取长补短，造福患者，繁衍人类。

（九）月经不调、不孕转胎漏、恶阻案

陈某，女，33 岁，职员。2012 年 5 月 27 日初诊。

主诉：人工流产后月经不调 3 年。

现病史：3 年前患者人工流产后，月经周期经常推迟至 40 ~ 50 天，经色深红而经量少，2 天即尽，经前乳房胀痛，经期第 1 天小腹剧痛而喜暖，烦躁易怒，情绪波动，常因情志不遂或生活不规律而头痛频发，以头额、后枕部为甚，痛盛则恶心呕吐，食后腹胀，舌暗苔薄白而欠润，脉弦滑。末次月经在本月 18 日至 20 日。夫妻盼生育甚切。

诊断：月经后期，痛经，继发性不孕——肝郁气滞，血瘀阻络，兼脾胃气虚。

治则：疏肝解郁，活血调经，佐以健脾益气。

处方：药用颗粒冲剂。

逍遥散 8 克，香附 1.5 克，郁金 1.5 克，合欢皮 1.5 克，川芎 1.5 克，蔓荆子 1.5克，菊花 1.5 克，浙贝母 1 克。7 剂。每天的药溶于 200 毫升开水中，分 2 次，早晚服。

2012 年 6 月 2 日二诊：头痛仅发作 1 次，大便不成形，白带增加。上方去蔓荆子、浙贝母，加苍术 1 克、淫羊藿 1.5 克、巴戟天 1.5 克。7 剂。服法同前。

2012 年 6 月 9 日三诊：用二诊方略增损 7 剂。

2012 年 6 月 16 日四诊：乳房胀痛，烦躁失眠，头颞痛，心悸，尿少，牙龈肿痛，食少肠鸣。月经将至而见肝郁化热之象。

丹栀逍遥散 8 克，香附 1.5 克，郁金 1.5 克，丹参 1.5 克，枳壳 1.5 克，川芎 1克，益母草 2 克。7 剂。服法同前。

2012 年 6 月 23 日五诊：20 日经至，今日将尽，色红量稍增，夹血块，口干，仍有轻度痛经，牙龈已不肿痛，咽喉干痛，微恶寒，多梦易醒。

柴胡 1.5 克，黄芩 1.5 克，白芍 1.5 克，赤芍 1.5 克，牡丹皮 1.5 克，麦冬 2 克，白术 1 克，茯苓 1.5 克，香附 1.5 克，乌药 1 克，桂枝 1 克，鸡血藤 1.5 克。7 剂。服法同前。

2012 年 8 月 15 日十诊：近 2 个月患者大多以四诊方随症加减，6 月 20 日月经来潮后至今未再至，7 月底自测妊娠试纸阳性，本月初去医院检查确诊受孕约 6 周。然而，自本月 5 日起，阴道间歇性少量出血，偶腰酸，纳呆恶心，嗜睡乏力，便干，夜尿 1 ~ 2 次，有时头颞胀痛。恶阻、胎漏的先兆已现，当以补肾凉血安胎为先。

生地黄 1.5 克，白芍 1.5 克，桑寄生 1.5 克，杜仲 1 克，续断 1 克，苎麻根 1.5克，墨旱莲 1.5 克，黄芩 1 克，白术 1 克，党参 1 克，黄芪 1.5 克，黄连 0.5 克，紫苏叶 1 克。7 剂。服法同前。

2012 年 8 月 24 日十一诊：妊娠 8 周，阴道出血停止，但恶阻仍明显，小腹有坠胀感，口干便结。上方去生地黄、白芍、党参、黄芪，加菟丝子 1.5 克、半夏 1 克、陈皮 1 克、竹茹 1.5 克。7 剂。服法同前。

2013年9月随访，患者2012年8月服完第十一诊方后诸症消失，故未再就诊服药，并于2013年4月顺利分娩一女婴。

【点评】此案患者在老师诊治的3个多月内所罹患的多种妇科病均获效。初诊时，患者人工流产后已3年未再受孕，月经后期，色红量少，伴痛经、头痛、烦躁、经前乳胀、食后腹胀，舌暗苔白，脉弦滑，显系肝郁血瘀兼肝脾不和，以实证为主，故方用逍遥散加香附、郁金、合欢皮疏肝解郁、调和肝脾，加川芎、蔓荆子、菊花、浙贝母疏风散热、通络止痛。二、三诊时，肝郁头痛减轻，便溏、白带增多，故以初诊方增加燥湿、补肾之品。四诊时，患者处于经前期，见乳房胀痛、烦躁失眠、牙龈肿痛、头颞痛、尿少等肝郁化热之象，故弃用温燥之淫羊藿、巴戟天、苍术，改用丹栀逍遥散加郁金、枳壳、香附、川芎清肝疏肝、调和肝脾，加丹参、益母草活血调经并引血下行。四诊后第4天，患者月经按时来潮，经量增加，为受孕扫清了障碍。五诊时，经将净，有轻微腹痛和咽干痛，用逍遥散合桂枝茯苓丸去桃仁加香附、乌药、鸡血藤疏肝理气、活血调经兼调和肝脾，加黄芩、麦冬清热润燥利咽。后服四诊方加减约5周，患者经检测已成功受孕。然而，8月15日十诊时，又见胎漏及妊娠恶阻的症状，此时安胎止漏已成当务之急，遂用桑寄生、杜仲、续断补肾安胎，用生地黄、白芍、墨旱莲、苎麻根凉血止漏，加党参、黄芪、白术益气固胎，黄连、黄芩、紫苏叶清热安胎兼和胃止呕。十一诊时，胎漏已止，恶阻仍明显，遂去滋腻的参、芪、芍、地，加菟丝子补肾填精以固胎，加半夏、陈皮、竹茹降气化痰治恶阻。服药后恶阻消失，妊娠足月后分娩，完美收官。

此案患者历经流产后月经不调、痛经、不孕、头痛、失眠，以及受孕后胎漏及恶阻等病证，可谓"一波三折"，而老师处变不惊，机随症转，法从机出，方据法定。就本案而言，妊娠前以疏肝解郁、活血调经以促进受孕为主轴，妊娠期则以补肾健脾、安胎保胎及和胃止呕为重心。

（十）不孕兼粉刺（痤疮）案

何某，女，30岁，职员。2011年7月30日初诊。

主诉：结婚2年未孕，患粉刺5年。

现病史：患者结婚已2年，性生活正常而未受孕。月经常推迟2～7天，色量正常，平时腰酸，经期加重。患粉刺已5年，口周较密集，色红而大小不等，经前加重，经后减轻。末次月经推迟5天，本月20日至26日经至，色量正常，无痛经，口周粉刺色暗红，少数化脓而痛，怕热，有时口苦而干，但饮水不多，饮食稍不慎则泄泻，食欲较差，舌暗红而苔灰腻根厚，脉滑略数。

诊断：不孕，粉刺（原发性不孕症，痤疮）——湿热内蕴，肝肾阴虚，兼胃肠积滞。

治则：清利湿热，滋阴凉血，佐以行气导滞。

处方：药用颗粒冲剂。

知柏地黄丸8克，赤芍1.5克，茵陈2克，蒲公英2克，白花蛇舌草2克，山楂

1.5 克，枳壳 1 克，益母草 1.5 克。7 剂。每天的药溶于 200 毫升开水中，早晚分服。

2011 年 8 月 6 日二诊、13 日三诊、20 日四诊，皆以初诊方加减治之，粉刺色转淡、数量减。

2011 年 9 月 3 日五诊：口微干，腹稍胀，其他证候已不明显，月经过期 2 周未至，继续用初诊方稍化裁。

2011 年 9 月 10 日六诊：前几日西医妇科检查确定妊娠 7 周，仍觉腹胀、腰酸，有时口干、恶心，粉刺不重，无新起者。遂改以补肾健脾为主，佐以清热安胎。

桑寄生 2 克，菟丝子 2 克，续断 1.5 克，蒲公英 1.5 克，黄芩 1.5 克，太子参 2 克，北沙参 1.5 克，白术 1.5 克，白芍 1.5 克，陈皮 1 克，甘草 1 克，砂仁 0.5 克。7 剂。服法同前。

2012 年底，患者反馈服六诊方后妊娠期诸症已不明显，粉刺渐消，故未再就诊服药，于 2012 年 4 月顺产一女婴。

【点评】此年轻女性患两种病：不孕和粉刺。此二病一属妇科，一属皮肤科，似乎"风马牛不相及"，实则不然。中医强调整体动态观，不孕和粉刺从不同的侧面反映了患者的整体病机及其动态变化。婚后夫妻无避孕措施 2 年未孕，月经推迟，经常腰酸，提示肾虚。粉刺一般属里热证，多因肺胃热毒、湿热内蕴或阴虚血热。本案患者粉刺色暗红，口周较密集，少数化脓而痛，口苦而干但饮水不多，怕热，饮食不慎则泄泻，食欲较差，舌暗红而苔灰腻根厚，脉滑略数，表明病机重心在于湿热内蕴，而且热重于湿。粉刺经前加重，经后减轻，结合上述色脉，表明实证重于虚证，湿热上蒸于颜面而成粉刺，下注于冲任而致不孕。《素问·评热病论》云："邪之所凑，其气必虚。"此案热象明显，当责之湿热内蕴兼肾阴虚。因此，初诊用知柏地黄丸加茵陈、白花蛇舌草、蒲公英、赤芍清热利湿、凉血通络为主，兼滋肾阴，加枳壳、山楂、益母草行气活血以调经。六诊时，月经已 50 天未至，西医确诊受孕已 7 周，遂以补肾健脾为主，佐以清热安胎，终致胎安而粉刺亦消，佐证了此二病病机的内在关联性。

（十一）胎动不安（先兆流产）兼恶阻案

石某，女，34 岁，职员。2014 年 6 月 28 日初诊。

主诉：妊娠 7 周腰酸、小腹坠胀感逐渐加重。

现病史：患者结婚 4 年多，去年 10 月受孕，妊娠 10 周胎死腹中，自动流产，恶露长达 5 周方尽。此后月经推迟、量少，夫妻渴望受孕得子，经我用中药调理 2 个月，5 月 17 日月经来潮后至今未至。近日，西医妇产科诊断妊娠已 6 周。刻下：乳胀，腰酸，小腹坠胀，头晕，晨起有恶心感，食欲下降，神疲乏力，睡眠多梦，夜尿 1 次，形体略胖，舌淡红苔白微腻，脉沉滑而缓。

诊断：胎动不安，恶阻（先兆流产）——肾气不固，脾虚失运，痰湿阻胃。

治则：补肾安胎，益气养血，佐以化痰和胃。

处方：药用颗粒冲剂。

桑寄生 1.5 克，菟丝子 1.5 克，续断 1.5 克，巴戟天 1 克，熟地黄 1.5 克，白芍

1.5 克，当归 1 克，黄芪 1.5 克，党参 1.5 克，白术 1.5 克，黄芩 1 克，陈皮 1 克，砂仁 0.5 克，炙甘草 0.5 克。14 剂。每天的药溶于 150 毫升开水中，分 3 等份，早、中、晚服。

2014 年 7 月 12 日二诊：妊娠 8 周，仍腰酸，有小腹坠胀感，时时恶心，甚则呕吐，头晕身重，乳胀，食少，有时排便不爽，白带稍多，舌淡暗苔腻兼剥蚀。须防胎漏、堕胎。

芎归胶艾汤 6 克，香砂六君子汤 5 克，菟丝子 2 克，桑寄生 2 克，续断 1.5 克，苎麻根 1.5 克。14 剂。服法同前。

2014 年 7 月 26 日三诊：妊娠 10 周，时有腰酸及小腹坠胀感，呕恶稍减，白带偏多，排便乏力，夜尿 1~2 次，近日咽痛。继续安胎。

桑寄生 1.5 克，菟丝子 1.5 克，续断 1 克，苎麻根 1 克，阿胶 1 克，白术 1 克，黄芩 1 克，金银花 1.5 克，陈皮 1 克，紫苏叶 1 克，砂仁 0.5 克。14 剂。服法同前。

2014 年 8 月 8 日四诊：妊娠 12 周，腰酸、腹胀已不明显，偶尔轻度恶心，口略干，排便稍不爽，两颊见少许粉刺，西医妇科及超声波显示孕妇及胎儿均正常。已无堕胎之虞，予下方以善其后。

六君子汤 6 克，桑寄生 1.5 克，菟丝子 1.5 克，续断 1 克，阿胶 1 克，白芍 1 克，金银花 1.5 克，柏子仁 1.5 克，杏仁 1 克。14 剂。服法同前。

2018 年底其丈夫转告，石女士于四诊服药后，已无病状，未再服药，2015 年 2 月顺产一女婴，2017 年 10 月再生一男孩。

【点评】此例患者结婚 4 年始孕，却胎死腹中，提示肾虚精亏不足以养胎，而流产后恶露不止又致气血大伤。经调理后，患者再次怀孕 6 周便呈现腰酸、小腹坠胀逐渐加重等胎动不安之象，伴早期恶阻症状，如不抓紧治疗，恐有再次流产之虞。为此，急予补肾固精、益气养血以安胎，佐以化痰理气以和胃。初诊用泰山磐石散加减，其中，桑寄生、菟丝子、续断、巴戟天益肾固精以安胎，熟地黄、白芍、当归补血活血以养胎，人参、黄芪、白术健脾益气以固胎，黄芩清热安胎，而陈皮、砂仁化痰和胃兼行气安胎。2 周后二诊，胎动不安未减，恶阻加重，似觉首方重点不突出，且稍嫌温腻，遂改用芎归胶艾汤加菟丝子、桑寄生、续断、苎麻根补肾养血以安胎，活血凉血防胎漏，合香砂六君子汤益气化痰、健胃止呕。2 周后三诊，诸症已有改善，而内热渐显，前方稍作加减，继续补肾兼清热和胃以安胎。再 2 周后四诊，胎动不安诸症消失，仅轻度恶心，西医检查孕妇和胎儿均正常，已过危险期，遂继续健脾化痰、补肾固胎以巩固疗效。4 年后回馈，治后翌年，患者顺产一女，两年后再产一子，堪称完美。

老师认为，胎动不安重在补肾固胎，若与恶阻并见，则用药不宜太滋腻，也不宜太温燥，一般当先补肾安胎为主，而恶阻则可缓图，且煎液须少量多次呷服。

（十二）胎漏（先兆流产）兼恶阻案

陈某，女，39 岁，家庭妇女。2013 年 4 月 17 日初诊。

主诉：妊娠 6 周后阴道间歇性出血 3 天。

现病史：患者月经一向正常，去年 1 月于妊娠 7 周时因胎死腹中而流产。现末次月经 3 月 3 日，昨日经妇科检查已受孕 43 天，然而最近 3 天清晨阴道流出少量粉红色分泌物，无腰酸，无腹痛，近 10 天清晨恶心呕吐，脘痞嗳气，口干喜饮，夜尿 1～2 次，有时便干，烦躁，睡眠欠佳，舌暗苔薄腻，脉沉滑略细。

诊断：胎漏，恶阻（先兆流产）——肾气不固，兼内热动胎，痰阻胃逆。

治则：补肾固胎，清热安胎，化痰和胃。

处方：药用颗粒冲剂。

芎归胶艾汤 8 克，菟丝子 1.5 克，桑寄生 1.5 克，续断 1 克，杜仲 1 克，墨旱莲 1.5 克，苎麻根 1.5 克，黄芩 1.5 克，白术 1.5 克，陈皮 1 克，砂仁 0.5 克。7 剂。每天的药溶于 150 毫升开水中，早、中、晚分 3 次服。

2013 年 4 月 24 日二诊：出血已止，腰微酸，睡眠改善，有时呕吐少量食物，尿黄，脉滑略数，药已奏效。

芎归胶艾汤 6 克，温胆汤 6 克，苎麻根 1.5 克，黄芩 1 克，黄连 0.5 克，紫苏叶 1 克，砂仁 0.5 克，生姜 1 克。7 剂。服法同前。

后以上方加减治疗到 5 月下旬呕恶止。同年 12 月顺产一女婴。

2015 年 3 月 8 日来诊：患者确诊受孕 6 周，阴道少量出血十余日，伴腰酸，小腹坠胀，有时恶心呕吐，乃胎漏、胎动不安兼恶阻又现，仍用前述治胎漏方略作加减，治疗 10 天后出血止，再用二诊方加减治疗 3 周，呕恶停，于 9 月顺产一男婴。

【点评】 本案与本章医案 11 相似，均是妊娠早期先兆流产兼恶阻，曾有自然流产史，而不同之处在于：本案妊娠早期阴道出血，称为"胎漏"，病情较重而内热较明显；而上案妊娠早期腰酸、小腹坠胀，称为"胎动不安"，病情较轻而肾虚偏重。二者皆属西医"先兆流产"的范畴，如果持续加重，必将导致"堕胎"（妊娠 12 周内流产）或"小产"（妊娠 12～28 周内流产）。本案前后 2 次发生"胎漏"，表明肾虚不固和血热伤络，因此，除治以补肾养血以固胎外，还加大了清热凉血、止血安胎的力度。恶阻与先兆流产并无必然联系，然而恶阻严重或迁延不止可导致孕妇营养不良，也可影响胎儿发育。

中医妇科治疗先兆流产确有独到之处，一些安胎止漏的方剂，如芎归胶艾汤、寿胎丸、二至丸、泰山磐石散、保产无忧散等都是临床常用的名方，若施治对证，加减得当，效果令人满意。

（十三）堕胎后恶露不止、月经过多转胎漏（先兆流产）案

贺某，女，31 岁，家庭妇女。2012 年 5 月 23 日初诊。

主诉：自然流产后恶露不止超过 3 周。

现病史：患者今年 3 月初受孕，4 月底妊娠 8 周左右自然流产，此后恶露不断，迄今已超过 3 周。刻下：阴道仍排出黄、白、黑褐色混杂的分泌物，小腹隐痛，腰酸，神疲乏力，睡眠易醒，口不渴，食少，双膝关节冷痛，舌暗红苔白腻，脉沉细而略涩。

诊断：恶露不绝，痹病——产后气血不足，血瘀胞宫，兼下肢寒湿。

治则：益气养血，活血祛瘀，佐以散寒除湿、通络止痛。

处方：药用颗粒冲剂。

人参养营汤 8 克，阿胶 1 克，艾叶 1 克，蒲黄 1.5 克，益母草 1.5 克，香附 1.5 克，秦艽 1.5 克，独活 1.5 克，炒薏苡仁 2 克。7 剂。每天的药溶于 200 毫升开水中，分 2 等份，早、晚服。

2012 年 5 月 30 日二诊：恶露显著减少，黑色消失，膝冷痛亦减，仍腰酸、神疲，小腹、肛门时有下坠感。上方去蒲黄、益母草、秦艽，加杜仲 1 克、桑寄生 1.5 克、枸杞子 1.5 克。7 剂。服法同前。

2012 年 6 月 6 日三诊：恶露本月 2 日止，月经 4 日来潮，色暗红量偏少，经前小腹痛，经至后不痛，仍神疲乏力，膝已不痛，舌淡暗苔薄白，脉滑略数。

熟地黄 2 克，白芍 1.5 克，当归 1.5 克，川芎 1 克，香附 1 克，益母草 1.5 克，艾叶 1 克，党参 1.5 克，黄芪 1.5 克，菟丝子 1.5 克，桑寄生 1.5 克，杜仲 1.5 克。7 剂。服法同前。

2012 年 6 月 15 日四诊：经至 9 天还未尽，近 2 日量少色淡暗，腰酸头晕，畏寒尿频，神疲乏力，睡眠易醒，有时手指关节酸痛。此属脾不统血兼肾气不固。

归脾汤 10 克，艾叶 1.5 克，墨旱莲 1.5 克，紫珠草 1.5 克，海螵蛸 1.5 克，桑寄生 1.5 克，杜仲 1.5 克。7 剂。服法同前。

2012 年 8 月 18 日五诊：以四诊方合左归丸随症加减治疗约 2 个月，月经渐趋正常。本月 4 日至 8 日月经来潮，色量正常，经后感轻微的头晕、疲乏、腰酸、小腹胀、足跟痛，15、16 日有明显的排卵期反应。

左归丸 10 克，肉苁蓉 1.5 克，巴戟天 1.5 克，桑寄生 1.5 克，狗脊 1.5 克，骨碎补 1.5 克，黄芪 1.5 克。7 剂。服法同前。

2012 年 9 月 28 日六诊：上方随症加减治疗 5 周，经西医检测确诊已受孕 7 周。现晨起恶心，食欲下降，足跟仍痛，神疲身困，尿频，脉沉滑，以补肾保胎为要。

熟地黄 2 克，桑寄生 2 克，菟丝子 2 克，续断 1.5 克，何首乌 1.5 克，杜仲 1 克，当归 1 克，白术 1 克，黄芩 1 克，陈皮 1 克，砂仁 0.5 克，黄芪 1.5 克。21 剂。每天的药溶于 150 毫升开水中，分 3 等份，早、中、晚缓慢呷服。

2012 年 10 月 5 日七诊：近日突感小腹坠胀时有拘急，白带增多并夹咖啡色分泌物，恶心加重，睡眠欠佳，已现胎漏之兆。急需安胎止血兼和胃止呕。

菟丝子 2 克，桑寄生 2 克，续断 1.5 克，墨旱莲 2 克，苎麻根 2 克，白术 1.5 克，黄芩 1 克，黄连 1 克，竹茹 1.5 克，姜半夏 1 克，陈皮 1 克，紫苏叶 1 克，砂仁 0.5 克。7 剂。服法同前。

2017 年，从患者推荐给我的病人处获悉，患者服上方后胎漏、恶阻诸症渐除，2013 年 5 月足月分娩一男婴，2 年后又添一女孩。

【点评】产后恶露是指妇女分娩后宫腔里的分泌物、残存的血液及坏死的内膜组织等混合物经阴道排出，本属于产后的生理现象。但若恶露 2 周仍不止，或兼见腹胀、腹痛等症，则是产后的一种常见病——恶露不绝。本案患者的诊疗过程较长而复杂，可分为三个阶段：初诊至 6 月初为第一阶段，以恶露不绝及双膝痹痛为诊治对象，方用人参养营汤大补气血，加活血止血、散寒胜湿之品；6 月初至 9 月下旬为第二阶段，主治经期延长、月经过多，方用归脾汤、左归丸益气统血、补肾固精以调月经；9 月下旬至 10 月中旬为第三阶段，主治胎漏和妊娠恶阻，用寿胎丸、二至丸、连苏饮等方加减，补肾填精、养血凉血以安胎止漏，佐以清热化痰、和胃止呕。

（十四）产后恶寒、身痛迁延案

华某，女，35 岁，家庭妇女。2012 年 8 月 19 日初诊。

主诉：产后恶寒、身痛逐渐加重 6 天。

现病史：今年 7 月 8 日患者顺利分娩第二胎，产后初期一切正常。8 月 3 日起患者感觉恶寒，而且逐渐加重，但不发热，汗多而夜晚尤甚，两上臂关节酸痛，西医诊断为感冒，但服西药无效，后服某中医师的中药也未见好转。刻下：患者寒热往来，寒多热少，自汗盗汗，自觉脊背及上肢发凉、麻木、酸痛，因恶寒重而难以入睡，时觉心悸、头晕，食少纳呆，近日阴道流出少许咖啡色分泌物，疑是月经来潮，口干喜热饮，舌淡紫苔灰腻，脉弦细。

诊断：产后感冒，产后身痛——气血两虚，兼邪犯少阳，营卫不和，寒凝经络。

治则：益气养血，和解少阳，调和营卫，温经止痛。

处方：药用颗粒冲剂。

柴胡 1.5 克，黄芩 1.5 克，姜半夏 1.5 克，党参 1.5 克，桂枝 1.5 克，白芍 2 克，细辛 1 克，当归 1.5 克，茯苓 1.5 克，干姜 1 克，陈皮 1 克，炙甘草 1 克，大枣 1 克。6 剂。每天的药溶于 200 毫升开水中，分 2 次，早晚服。

2012 年 8 月 24 日二诊：恶寒减轻，白天已不恶寒，汗出不多，有时下肢、少腹亦冷，足跟痛，耳鸣，气短。肾阳虚衰之象已显。

人参养营汤 8 克，右归丸 6 克，骨碎补 1.5 克，徐长卿 1.5 克，羌活 1 克，独活 1 克。7 剂。服法同前。

2012 年 9 月 2 日三诊：身痛、恶寒明显改善，但昨日起又见发热，寒热往来，食后腹胀腹痛，泄泻肠鸣，口干微咳，似乎少阳兼肝脾失和之象又现，机随症转，方随机变。初诊方去细辛、干姜、党参、当归，加白术 1.5 克、佛手 1 克、煅龙骨 2 克、煅牡蛎 2 克。7 剂。服法同前。

2012 年 9 月 10 日四诊：畏寒、自汗在背部明显，伴手麻、心悸、腰酸，腹胀便溏，有时情绪紧张、恐惧。三诊方去柴胡、黄芩，加黄芪 2 克、砂仁 1 克。7 剂。服法同前。

2 个月后随访，知患者 9 月下旬起，恶寒、身痛、自汗已基本消失，仅情绪仍偶有波动。因哺乳及交通不便，未能继续治疗。

【点评】本案患者产后寒热往来，头晕，食少纳呆，脉弦细，少阳病的主症已现；同时，发热恶风，汗多，四肢麻木、酸痛，又属太阳中风、营卫不和的证候。就《伤寒论》六经辨证而言，此属太阳少阳并病。产后气血两虚，触冒风寒，则恶寒重而发热轻，脊背及上肢发凉、酸痛，心悸，舌淡紫，表明胸中阳气已虚。故用柴胡桂枝汤和解少阳兼祛风解肌，因汗出过多而改生姜为干姜，加当归、细辛养血温经、活血止痛，已寓当归四逆汤方意，增入茯苓、陈皮健脾理气以和胃。二诊时，少阳、太阳证减轻，而气血不足，特别是肾阳虚弱凸显，故用右归丸加骨碎补温补肾阳，用人参养营汤益气养血，加徐长卿、羌活、独活祛风除湿、活络止痛。三诊时，恶寒、身痛改善，但再次感冒加情志不遂，少阳兼肝脾不和之症又现，故仍用柴胡桂枝汤减去部分温补药，加白术、佛手健脾理气，龙骨、牡蛎镇心安神、收敛止汗。四诊时，少阳主症已解而脾气虚弱之象仍在，故于三诊方去柴胡、黄芩之寒凉，增加黄芪益卫固表，砂仁健脾燥湿，服此方后，寒热、身痛随之解除，终获显效。

（一）粉刺（痤疮）兼月经不调案

韩某，女，20 岁，大学生。2016 年 5 月 20 日初诊。

主诉：面部粉刺时轻时重 2 年多。

现病史：患者月经不调多年，或提前，或推后，量偏少而夹血块。近 2 年来，面部长粉刺色红形小，时轻时重，一般在经前或心情不佳时加重。末次月经提前 3 天，于 17 日至，昨日尽。头额、鼻旁及颈背少许粉刺，色暗红而形小，不痒不痛，油性皮肤，有时口干、便秘、难以入睡，坐久则腰酸，色略红苔薄欠润，脉细略数。

诊断：粉刺，月经不调（痤疮）——肺胃热毒夹湿，阴虚血热，兼痰瘀阻络。

治则：清热解毒，滋阴凉血，化痰祛瘀以散结。

处方：药用颗粒冲剂。

知柏地黄丸 8 克，白花蛇舌草 2 克，赤芍 1.5 克，丹参 1.5 克，枇杷叶 1 克，墨旱莲 1.5 克，女贞子 1.5 克，山楂 1.5 克，海藻 1.5 克，浙贝母 1 克。7 剂。每天的药溶于 200 毫升开水中，分成 2 等份，早、晚服。

2016 年 6 月 8 日二诊：上方连服了 14 天，皮损已消退大半，剩下者色转淡，然而近来因考试心情紧张、焦虑，睡眠欠佳，烦躁，口干，便结，尿短黄。

天王补心丹 8 克，柴胡 1.5 克，郁金 1.5 克，赤芍 1.5 克，牡丹皮 1.5 克，栀子 1 克，山楂 1.5 克，全瓜蒌 1.5 克，海藻 1.5 克。14 剂。服法同前。

2016 年 6 月 22 日三诊：上方略加减连服 2 周，旧的粉刺所剩无几，新起者寥寥。17 日月经按时来潮，色红夹少量血块，经期第 2 天小腹微痛。口干而饮水不多，大便干结。

知柏地黄丸 8 克，白花蛇舌草 2 克，决明子 2 克，丹参 2 克，玄参 1.5 克，女贞子 1.5 克，赤芍 1.5 克，浙贝母 1 克。7 剂。服法同前。

2016 年 7 月 20 日四诊：月经提前 3 天于 14 日来潮，色量正常，面部光滑，仅经前左颊见两粒稍大的色红粉刺，现正消退。拟下方以收全功。

知柏地黄丸 6 克，白花蛇舌草 1.5 克，茵陈 1.5 克，决明子 1.5 克，全瓜蒌 1.5 克，墨旱莲 1.5 克，玄参 1.5 克，何首乌 1.5 克，枳壳 1 克。7 剂。服法同前。

1 年后，据患者男朋友告知，其粉刺未再发，月经也基本正常。

【点评】诊疗育龄期女性，中医必问月经，因为月经正常是全身健康，特别是肝肾精血充足的重要表现，而月经不调诸症则可从一个侧面反映出患者的病机。本案年轻女性，月经周期不规律，量少夹血块，伴腰酸，难以入睡，舌红苔薄欠润，脉细数，显示肾阴亏虚兼血瘀。面部粉刺已 2 年多，皮损色暗红，经前或心情不佳时加重，口干便秘，油性皮肤，提示湿热内蕴（热重于湿），兼气郁血瘀。初诊时，其月经刚净，方用知柏地黄丸合二至丸滋补肾阴、降火利湿，加白花蛇舌草、丹参、赤芍、山楂清热解毒、凉血祛瘀，加海藻、浙贝母、枇杷叶化痰散结，合力消除粉刺。二诊时，粉刺已消大半，剩者色已转淡，但患者阴虚内热、肝郁气滞之象仍明显，遂用天王补心丹滋阴降火，合丹栀逍遥散减去温补药以疏肝凉血，加山楂、全瓜蒌、海藻化痰活血散结。三诊、四诊时，粉刺逐渐消退，仍以上方增减，终致粉刺及月经不调双双告愈。

粉刺虽非重疾，但青春期男女此病的发病率颇高，损害面容美观，令患者非常苦恼。老师认为，粉刺的基本病机可分为肺火血热、胃肠湿热及痰瘀阻络三大证型，而女性患者常兼肝肾阴虚，因而与月经周期及情绪相关。所以诊疗此病，须辨明具体病机，分清主次，对证施治；同时，本病疗程一般在 2 个月以上，不可急于求成。另外，还需患者在情绪、饮食、睡眠、劳逸、洗浴、使用化妆品诸方面密切配合，方能获得预期的疗效。

（二）严重粉刺（聚合性痤疮）案

闻某，男，19 岁，大学生。2007 年 12 月 14 日初诊。

主诉：粉刺 4 年，加重 3 个月。

现病史：患者 15 岁起面部开始出现粉刺，时轻时重。近年外出上大学，常吃油炸、甜腻、辛辣类食物，不仅发胖，而且粉刺加重。今天由其母陪同来诊。刻下：患者整个脸满布暗红、青紫及黑褐色的斑丘疹、结节、脓肿、囊肿、瘢痕，大小不一，凹凸不平，触按较硬。全身症状不多，口干但不欲饮水，神疲易倦，形体稍胖，舌淡红苔白腻，脉滑有力。

诊断：粉刺重证（聚合性痤疮）——肺胃湿热上熏，痰浊、瘀血阻滞面络。

治则：清热除湿，化痰祛瘀，通络散结。

处方：自拟方。

枇杷叶 12 克，桑白皮 15 克，黄芩 10 克，栀子 10 克，牡丹皮 10 克，制大黄 6 克，茵陈 15 克，生薏苡仁 15 克，土茯苓 15 克，浙贝母 10 克，胆南星 10 克，赤芍 12 克，红花 6 克，莪术 10 克，皂角刺 6 克。7 剂。每日 1 剂，水煎 2 次，混合煎液，早、中、晚分服。

2007 年 12 月 21 日二诊：粉刺色转淡，范围略缩小，口已不干，余症同前。上方去胆南星，加三棱 10 克。7 剂。煎服法同前。

2007 年 12 月 28 日三诊：面部皮损显著好转，粉刺面积缩小过半，部分皮色接近正常，已不用戴口罩，患者很高兴。但因即将返加拿大东部大学学习，遂将上述煎剂按比例改成颗粒冲剂，带 2 周的药回校服用。

3 个月后随访，知患者虽未痊愈，但颜面仅遗留少数结节和较大瘢痕，已不影响日常生活及学习，然而考虑寄药不便，未继续治疗。

【点评】此患者平素喜食油炸、甜腻、辛辣之品，因而内生痰湿、热毒，加上病程迁延达 4 年之久，没得到及时、有效的治疗，导致粉刺满布，颜面结节、脓肿、瘢痕等密集而凹凸不平，面容的确吓人。此乃粉刺重证，既有痰瘀阻络之标，又有湿热内蕴之本，急需燥湿化痰、清热凉血、活血散结。首方用黄芩、栀子、牡丹皮、赤芍、大黄、枇杷叶清泻肺热、凉血解毒，配合桑白皮、茵陈、薏苡仁、土茯苓利湿清热，而以浙贝母、胆南星、皂角刺化痰散结，红花、莪术活血通络。二诊时，皮损开始好转，故上方仅作微调。三诊时，粉刺已全面改善，皮损减少过半，然而即将返校学习，只得改煎剂为颗粒冲剂，带药回校以巩固疗效。此案患者虽因故未能坚持治疗至痊愈，但聚合性痤疮经过 4 周的治疗，其难看的面容已基本改观，中药的疗效毋庸置疑。

（三）黑褐色面斑（黄褐斑）案

沈某，女，49 岁，职员。2019 年 6 月 15 日初诊。

主诉：面部黑褐色斑时轻时重 8 年，加重 1 个月。

现病史：患者月经一贯正常，自今年元月初末次月经来潮后，已停经半年。患者41 岁起面部出现黄褐色的色斑，经激光美容后消退，不久又在新的部位显现。刻下：左外眼角外下方有一面积 3cm×5cm 的黑褐色的斑块，其周围有较小而稍淡的斑块，右侧也有类似的对应斑块，但面积稍小，色较淡，边界皆清晰，不痛不痒，伴夜晚潮热、盗汗、烦躁，睡眠易醒而再入睡则困难，每天 1~2 次溏便，舌淡略紫，苔薄欠润，脉细。血压 108/78mmHg。

诊断：黧黑斑，绝经前后诸症（黄褐斑，围绝经期综合征）——肝肾不足，气郁血瘀，兼阴虚火旺。

治则：滋补肝肾，活血祛瘀，佐以滋阴降火。

处方：药用颗粒冲剂。

知柏地黄丸 8 克，桃红四物汤 5 克，巴戟天 1.5 克，淫羊藿 1.5 克，白术 1.5 克，白薇 1.5 克，白芷 1 克，露蜂房 1 克。7 剂。每天的药溶于 200 毫升开水中，早晚分服。

2019 年 6 月 22 日二诊：面斑变化不明显，仍感阵发性烘热，盗汗、自汗皆多，烦躁口干，难入睡而易醒，大便每天 1 次，不成形，神情焦虑。上方略嫌温补，改以清肝解郁、滋阴安神为主。

丹栀逍遥散 7 克，天王补心丹 5 克，龙骨 1.5 克，牡蛎 1.5 克，黄连 1 克，白僵蚕 1 克，白薇 1 克，白芷 1 克，浮小麦 1.5 克，夜交藤 1.5 克。7 剂。服法同前。

2019 年 6 月 29 日三诊：左侧黑褐斑范围缩小，右侧斑色略转淡，烘热、出汗、烦躁显著减轻，睡眠改善，效不更法，守前方略增减。

丹栀逍遥散 6 克，杞菊地黄丸 6 克，丹参 1.5 克，益母草 1.5 克，红花 1 克，白芷 1 克，白薇 1.5 克，白僵蚕 1 克。7 剂。服法同前。

四诊、五诊时面斑仍逐渐消退中，故继续用三诊方加减治疗。

2019 年 7 月 20 日六诊：右侧面斑色淡模糊，几乎看不清，左侧面斑亦明显缩小、转淡，虚热轻微，食后稍觉脘痞。

六味地黄丸 6 克，逍遥散 6 克，知母 1.5 克，赤芍 1.5 克，地骨皮 1.5 克，白薇 1

克，泽兰1克，益母草1克，枳壳1克。7剂。服法同前。

2个月后，患者探亲回来后反馈，其面部黑褐斑基本消失，仅左眼外下方遗留少许浅色斑，已不碍眼，故患者暂停服药治疗。

【点评】本案患者49岁，处于围绝经期，已患黄褐斑8年，停经半年后黄褐斑加重，尤以两侧面颊出现大片密集的黑褐斑明显，舌淡脉细，可见此斑与肝肾精血亏虚密切相关；黑褐斑出现在眼外眦外下方，此乃足少阳胆经循行之处，提示与肝胆病变有关；伴见夜晚潮热、盗汗、烦躁、易醒而醒后难再入睡等，证明肝肾阴虚而致虚火上炎；斑色暗黑，舌紫，加之患病已久，提示兼气血瘀滞阻络。初诊方用知柏地黄丸滋阴清热；巴戟天、淫羊藿益肝肾以调阴阳，寓二仙汤之意；桃红四物汤加露蜂房活血通络以养颜；白术、白薇、白芷健脾祛风、美白肌肤。二诊时，色斑改善不明显，阴虚燥热仍较重，可能色斑改善需要时日，但也不能排除巴戟天、淫羊藿等助长了内热，以及忽略了肝郁脾虚。因此二诊时老师改用丹栀逍遥散加黄连为主方，配合滋阴清热力强的天王补心丹，再加龙骨、牡蛎、夜交藤、浮小麦镇心安神、收敛止汗，白薇、白芷、白僵蚕祛风通络以美白祛斑。三诊、四诊、五诊时，色斑逐渐缩小、转淡，阴虚内热亦减轻，遂以二诊方增损治之。至六诊时，色斑已不明显，虚热亦轻微，则用六味地黄丸合逍遥散加减以善其后。

此为中医药成功祛斑美容的一个案例。历代医籍记载中医药美容的方药、案例比比皆是。例如，《神农本草经》描述白芷"主女人漏下赤白……长肌肤、润泽，可作面脂"；玉竹（女萎）"久服去面黑䵟，好颜色，润泽，轻身不老"；络石藤"久服，轻身明目，润泽，好颜色，不老延年"等。中医药美容与其他美容法相比，成本低而应用方便，更重要的是属于天然药物疗法，毒副作用甚微，因而具有较广阔的开发前景。

（四）胸背部红斑兼疱疹（带状疱疹）案

李某，男，49岁，公司职员。2011年12月12日初诊。

主诉：右侧胸背部呈现带状红斑兼水疱疹约1天。

现病史：患者2周来右胁下胀痛，偶尔刺痛，活动时加重，频繁叹气、嗳气、矢气，便溏，口苦而干，情志郁闷。3天前曾来我诊所就诊，当时诊断为肝郁血瘀的胁痛，给予逍遥散和活血祛瘀的颗粒冲剂。今天，患者右侧胸胁到背部出现一条宽约3cm，长约10cm，由密集的红斑组成的皮损带，上面有许多小水疱，伴剧烈的刺痛、瘙痒及灼热感，小便短黄灼热，舌质暗红苔黄腻，脉弦滑数。血压152/95mmHg。

诊断：蛇串疮（带状疱疹）——湿热蕴结肝经，血热亢盛，兼瘀血阻络。

治则：清利肝胆湿热，凉血解毒，佐以活血通络。

处方：药用颗粒冲剂。

龙胆草2克，栀子2克，黄芩2克，柴胡1.5克，川木通1.5克，泽泻2克，车前子2克，紫草2克，赤芍2克，延胡索2克，乳香1克，没药1克。7剂。每天的药溶于200毫升开水中，早中晚分服。

2011年12月20日二诊：红斑范围缩小、色变淡，大部分水疱破裂、结痂，疼痛减轻，已不影响睡眠。初诊方去紫草、赤芍、泽泻，加白鲜皮2克、郁金2克、红花1.5克。7剂。服法同前。

2012年1月9日三诊：斑丘疹、水疱逐渐消失，仅原皮损处遗留轻度刺痛或不适。血压135/90mmHg。仍用二诊方7剂，以巩固疗效。

3个月后随访，患者服三诊方后皮损、疼痛完全消失，未遗留色素沉着及神经痛，病属痊愈。

【点评】此案患者带状疱疹的病情比较严重，皮损出现之前曾诊断为胁痛，似乎为误诊，却情有可原，因为有些疾病有一个逐渐暴露的过程，尤其当临床表现偏少或不典型，又缺乏现代检测手段时，早期诊断十分困难，然而此时不能置患者于不顾，于是"治疗性诊断""试探性治疗"等变通性处理便应运而生。

本患者的皮损呈带状，发生在右胸胁到背部，正是肝经和胆经循行所过之处，而水疱型斑丘疹伴剧烈的红、热、痛、痒，小便短黄灼热，则是肝胆火毒与湿邪蕴结经络、熏蒸肌肤的确切证据。初诊方用龙胆泻肝汤去辛温的当归及滋腻的生地黄以清利肝胆湿热，加紫草、赤芍凉血解毒，增延胡索、乳香、没药活血通络止痛。二诊时，病情大减，初诊方去紫草、赤芍、泽泻，加白鲜皮祛除肌肤湿热，郁金行气活血解郁，红花祛瘀通络止痛。三诊时，水疱、斑疹已经消失，痛痒不明显，继续服二诊方1周以巩固疗效。患者服药后带状疱疹症状消失，还未遗留神经痛及瘢痕等后遗症，疗效令人满意。

（五）持续性瘾疹（荨麻疹）案

李某，女，47岁，工人。2008年1月26日初诊。

主诉：全身红色风疹块兼瘙痒持续发作1个月。

现病史：1个月前，患者下肢出现红色风疹块，瘙痒，越搔抓越多，乃至发展到全身。刻下：鲜红色的风疹块遍布四肢、头面、躯干，大小不等，此起彼伏，瘙痒难忍，夜晚盖被子则痒剧，不盖被子又觉风吹而冷，烦躁，须服安眠药才能入睡，皮损局部伴灼热感、脱屑及明显抓痕，口干而饮水不多，面色萎黄，神疲体倦，唇、舌鲜红，苔薄腻欠润，脉弦滑略数。以往有哮喘及皮肤瘙痒病史。

诊断：瘾疹（急性荨麻疹）——风热夹湿侵犯肌肤，血热亢盛，兼血虚风燥。

治则：清热凉血，祛风止痒，佐以滋阴活血。

处方：自拟方。

生地黄15克，赤芍12克，栀子10克，槐花10克，凌霄花6克，蝉蜕6克，白蒺藜12克，白鲜皮15克，莲子心6克，制首乌15克，鸡血藤15克，当归10克，川芎6克，穿山甲6克，皂角刺6克。7剂。每日1剂，水煎2次，混合煎液，早晚分服。

2008年2月2日二诊：风疹块及瘙痒基本消失，睡眠安稳不再服安眠药，口不干，精神较差。上方去制首乌、鸡血藤、穿山甲、皂角刺及莲子心，加太子参15克、白术10克、茯苓10克、防风10克、莲子10克，7剂，以善其后。

【点评】瘾疹，古代也称风疹，西医叫荨麻疹，表现为局部突然出现红色或白色的风疹块（风团），瘙痒难忍，越搔抓越多，皮损可突然消失而不留痕迹。此病例皮损色红伴灼热感，恶风，烦躁，口干，唇舌红，脉滑数，显属风热犯表兼血热亢盛。患者持续发作已1个月，夜晚痒剧，失眠，饮水不多，神疲体倦，面色萎黄，苔薄腻，提示热邪已伤阴耗气，且兼轻微湿邪。故用生地黄、赤芍、栀子、槐花、凌霄花、莲子心、蝉蜕、白蒺藜、白鲜皮清热凉血、祛风利湿以消疹止痒，制首乌、鸡血藤、当归配合生地黄滋阴养血，穿山甲、皂角刺、川芎活血通络，所谓"血行风自灭也"。二诊时，风疹块及瘙痒基本消失，而现气虚之象，遂减滋阴、祛瘀之品，而增健脾益气之药以善其后。穿山甲来自保护动物，现已禁用，可用大剂量王不留行、路路通等代之。

（六）瘾疹（荨麻疹）反复发作案

茅某，女，44岁，小业主。2014年5月16日初诊。

主诉：风疹块时轻时重达2个月。

现病史：患者自小就患荨麻疹，去年12月和今年元月曾发作2次。3月中旬，患者被风吹后，颈项先瘙痒，搔抓后起风疹块，接着蔓延至全身，肩胛、背部最密集，服抗过敏西药有效，但停药又发，遂转求中医。刻下：风疹块泛发全身，色红灼热，大小不一，伴严重瘙痒，烦躁易怒，影响睡眠，白天神疲乏力，口干汗出，便干尿黄。月经稍提前，本月5日至12日已来潮。舌暗红苔薄欠润，脉浮细而滑数。

诊断：瘾疹（慢性荨麻疹）——风热夹湿侵犯肌肤，气阴两伤。

治则：祛风清热除湿，透疹止痒，佐以养阴益气。

处方：药用颗粒冲剂。

消风散8克，当归饮子6克，金银花1.5克，凌霄花1克，紫草1克，桑叶1.5克。7剂。每天的药溶于200毫升开水中，早、中、晚分服。

2014年5月26日二诊：风疹块及瘙痒明显减轻，但3天前又感冒发热，自服治感冒的西药后热已退。现咽喉肿痛，声嘶，口干喜饮，干咳无痰，睡眠欠佳。

银翘散6克，消风散6克，板蓝根2克，赤芍1.5克，牡丹皮1.5克，蝉蜕1克。5剂。服法同前。

2014年5月31日三诊：风疹块、瘙痒已轻微，咳嗽转重，咯痰黄稠，咽喉仍痛。

辛夷清肺饮7克，当归饮子5克，鱼腥草2克，前胡1.5克，麻黄1克，杏仁1.5克。7剂。服法同前。

2014年6月7日四诊：风疹块基本消失，有时微咳而痰少，仍有较轻的咽痛和肩背酸痛，口干，神疲乏力。用下方巩固疗效。

当归饮子6克，银翘散6克，北沙参2克，白芍1.5克，葛根1.5克，麻黄1克，杏仁1克。7剂。服法同前。

3个月后随访，患者服完四诊药后，诸症全消，近3个月内瘾疹未再发作。

【点评】此案患者自年幼起荨麻疹就反复发作，近期发作经过西医抗过敏治疗有效，停药后复发，属于顽固性或慢性荨麻疹。此案与上案都是瘾疹，其病机皆属风热犯表，治则都是祛风清热，凉血消疹，兼活血通络。然而上案病程短，病情急，初诊时血热亢盛，表证明显，以实证为主；本案则病程迁延，时发时止，初诊时风热夹湿蕴结肌肤的实证和气阴两虚的虚证并见。因此，本案治疗一开始就攻补兼施，用消风散加味攻邪，同时以当归饮子扶正。二诊时，瘾疹减轻，但因新感风热，则改用银翘散合消风散加味全力祛邪。三诊时，感冒已得到控制，瘾疹转轻，而咳嗽加重，遂用辛夷清肺饮合当归饮子加味继续攻补兼施、疹咳并治。经过4周治疗，瘾疹消失，咳嗽咽痛停止，此后3个月内未见反弹，长期疗效亦佳。此两案表明，在疾病和病机大致相同的情况下，患者的体质类型、病程的长短及是否兼新感或其他兼症等因素，对治则的拟定及方药的选择发挥着重要作用。

（七）湿疹案

陆某，女，52岁，职员。2019年3月10日初诊。

主诉：颈面部间歇性红斑、丘疹2个多月，加剧3天。

现病史：患者去年底面部出现红色斑、丘疹伴瘙痒，经西医检查诊断为急性湿疹，治疗后时发时止，时轻时重。近3天突然加重，后颈部偏右侧及头额两侧呈现大小不等的红色斑丘疹，密集成片，四肢及胸背部也见散在的斑丘疹，伴严重瘙痒、皮损局部水肿、胀痛及灼热感，抓破后渗水而不多，微恶风，口干喜饮，尿黄便结，舌红苔薄而干，脉滑数。48岁闭经，曾有过敏病史。

诊断：湿疹（急性湿疹）——风湿热蕴结肌肤，血热重而风湿较轻。

治则：清热解毒，凉血利湿，祛风止痒。

处方：约用颗粒冲剂。

消风散8克，当归饮子5克，玄参1.5克，天冬1.5克，牡丹皮1.5克，槐花1.5克，露蜂房1克。7剂。每天的药溶于200毫升开水中，早晚分服。

2019年3月17日二诊：大便通畅，瘙痒略减，但大片红色斑丘疹未见缩小，腹部反而有新生者。细思本例属血热兼风湿的实证而虚象不显，首诊用当归饮子过早滋养似欠妥，遂改用下方。

龙胆泻肝汤10克，赤芍1.5克，牡丹皮1.5克，凌霄花1.5克，槐花1.5克，白蒺藜1.5克，枳实1.5克，露蜂房1克。7剂。服法同前。

另给康王鸟乳膏外搽皮损严重处。

2019年4月6日三诊：患者惊喜告之，服二诊方后，除左内眦旁还有一小红疹外，全身红斑、丘疹、糜烂、瘙痒均消失，患处皮肤基本正常，故未及时复诊。现仅有轻度烦躁、失眠及夜晚口干。遂用下方以善其后。

天王补心丹8克，酸枣仁汤5克，天花粉1.5克，北沙参1.5克，黄精1.5克，莲子心1克，黄连0.8克。7剂。服法同前。

3个月后，陆女士携其子来看病，追诉她服三诊方后，湿疹已痊愈，诸症消失，至今未再复发。

【点评】湿疹古称"浸淫疮"或"湿疮",乃风湿热邪客于肌肤而成。急性者呈多形性斑、丘、疱疹,红肿热痒,抓破后渗水、糜烂,对称分布,反复发作,易演变成慢性。湿疹与另一常见皮肤病瘾疹不同,后者皮疹常突然出现及消失,也不渗水。尽管如此,两病的病机却有相似之处,亦可用相同的方药治之。本案患者首诊见面颈部大片红色斑、丘疹伴瘙痒,局部水肿、抓破后渗水,是典型的急性湿疹,病机为风湿热蕴结肌肤,所以用消风散加牡丹皮、槐花和露蜂房清热凉血、祛风除湿,考虑到该患者湿疹时发时止、时轻时重已2个多月,便配合当归饮子加玄参、天冬滋阴养血、祛风止痒。二诊时原有皮损不减,反见新生者,表明急性湿疹不宜过早滋补以助邪势,遂改用清热除湿力强的龙胆泻肝汤,加赤芍、牡丹皮、凌霄花、槐花凉血活血,白蒺藜、露蜂房祛风止痒,枳实行气化湿,同时局部外敷清热解毒、燥湿止痒的乳膏,内外兼治。三诊时,皮损基本消失,仅见阴虚之象,遂以滋阴生津、清心安神善其后,未见反弹或转成慢性。

本医案启示有二:一者皮肤病急性期邪气亢盛时,应集中力量祛邪,不宜过早补虚,所谓"毋实实也";二者局部皮损严重时,配合中药外治,直接作用于皮损处,收效更快捷。

(八) 突发湿疹兼淋证案

陈某,男,31岁,高级职员。2017年4月4日初诊。

主诉:胸腹部红色斑丘疹伴瘙痒3天。

现病史:患者素来身体健康,3天前胸腹部突发多个红色斑丘疹伴严重瘙痒,服抗过敏西药后瘙痒减轻,但斑丘疹未退,遂求治于中医。刻下:患者胸、胁、腹、大腿呈现对称性多个红色斑丘疹,有的密集成片,右侧尤甚,伴灼热及痒感,抓破后渗液,口略干,尿色黄而混浊,轻度尿频、尿急及排尿不适感(3个月前曾患急性泌尿系感染),排便不爽,舌暗红苔薄腻,脉弦滑略数。

诊断:湿疹,膏淋(急性湿疹,慢性泌尿系感染?)——风湿热蕴结肌肤,热邪偏重,兼湿热下注精室。

治则:清热凉血利湿,祛风消疹。

处方:药用颗粒冲剂。

龙胆泻肝汤10克,消风散6克,地肤子2克,白鲜皮2克。7剂。每天的药溶于200毫升开水中,早、中、晚分服。

2017年4月12日二诊:皮损消退过半,色转淡暗,已不痒,仍有轻微尿频、尿急、尿浊及排尿淋漓不尽感,大便不畅,脉细略数。

知柏地黄丸8克,消风散8克,赤芍1.5克,石韦1.5克,车前子1.5克,制大黄1克。7剂。服法同前。

2017年4月21日三诊:皮损基本消失,小便症状轻微,精神改善。仍予二诊方7剂。

2017年5月6日四诊:全身斑丘疹完全消失,尿频、尿浊已不明显,有时大便溏而不爽。以下方巩固疗效，以竟全功。

知柏地黄丸 6 克，木香 1 克，黄连 1.5 克，土茯苓 1.5 克，木通 1 克，白术 1.5 克，神曲 1.5 克，枳实 1.5 克，厚朴 1.5 克，制大黄 0.5 克。7 剂。服法同前。

1 年后随访，患者服四诊方后诸症消失，湿疹、淋证均未复发。

【点评】 湿疹与淋证虽是发生于体内外的两种疾病，但病机都是湿热作祟。前者乃湿热与风邪客于肌肤，形成红色斑丘疹灼热、瘙痒、渗液；后者则是湿热蕴结于膀胱，导致小便不利、尿频、尿急、尿痛。为此，初诊用龙胆泻肝汤清利肝胆及下焦湿热，可湿疹和淋证并治，而用消风散加地肤子、白鲜皮祛风清热除湿以消疹止痒。二诊时，湿疹已去大半，淋证也转轻，继续用消风散加赤芍主治湿疹，改用知柏地黄丸滋补肾阴兼清利下焦湿热，加石韦、车前子、大黄导湿热下泄于二阴窍。三诊时，皮损完全消失，淋证已不明显，遂以知柏地黄丸加健脾理气药扶正为主兼祛余邪，而竟全功。此案治疗节奏清晰，遣方用药得当：一诊时湿热来势汹汹，选苦寒重剂，直折邪势；二诊时湿热已减，则祛邪之中兼扶正；三、四诊时邪势已微，则以补肾健脾为主兼清余邪。

（九）牛皮癣（神经性皮炎）兼头部疮疖案

袁某，男，61 岁，企业主。2018 年 9 月 6 日初诊。

主诉：头颈及腘窝皮肤粗糙、瘙痒时轻时重 2 年。

现病史：2 年前患者后颈及前额出现淡褐色皮疹伴瘙痒难忍，经常搔抓，日久则皮损粗糙、增厚、变硬，病变部位也增多。西医诊断为神经性皮炎，但治疗效果不显，病情时轻时重。刻下：患者颈部、右前额及两腘窝皮肤干燥、纹理粗糙而肥厚变硬，呈苔藓样变，瘙痒剧烈而致烦躁失眠，遇热或饮酒后加重，头顶有数个大小不等的红肿疮疖，或流脓，或结痂，耳后淋巴结肿痛，腰酸，尿频（曾患前列腺增生），有时头晕，睡眠易醒，近期咳嗽，咯痰白而黏，舌暗红苔白腻，脉沉弦略数。夙有高血压史，即时血压 160/106mmHg。

诊断：牛皮癣，疖（神经性皮炎，头部疖病，高血压）——湿热蕴毒，肝阳上亢，兼血分瘀热。

治则：清肝利湿解毒，镇肝潜阳，佐以祛瘀通络。

处方：药用颗粒冲剂。

龙胆泻肝汤 8 克，天麻钩藤饮 6 克，凌霄花 1.5 克，白芍 1.5 克，丹参 2 克，露蜂房 1.5 克。7 剂。每天的药溶于 200 毫升开水中，早晚分服。

2018 年 9 月 13 日二诊：皮损面积开始缩小，瘙痒减轻，咳嗽已止，头部疮疖多数结痂，而未见新生者，耳后淋巴结仍肿痛，影响睡眠。血压 158/92mmHg。

龙胆泻肝汤 7 克，五味消毒饮 6 克，败酱草 2 克，白蒺藜 1.5 克，赤芍 1.5 克，牡丹皮 1.5 克。7 剂。服法同前。

2018 年 9 月 20 日三诊：头颈皮损继续改善，腘窝及大腿外侧皮损缩小，瘙痒时作，头顶溃疡基本结痂，耳后淋巴结肿痛减轻，尿短黄，大便稍干结。

五味消毒饮 8 克，消风散 6 克，龙胆草 1 克，夏枯草 2 克，败酱草 1.5 克，槐花

1.5 克。7 剂。服法同前。

2018 年 9 月 27 日四诊：皮损处稍显干燥、粗糙，但瘙痒已不明显，范围缩小，头顶疮疖愈合，耳后淋巴结肿痛消失，口略干，睡眠欠佳。血压 140/88mmHg。当扶正祛邪并举。

龙胆泻肝汤 6 克，当归饮子 6 克，钩藤 1.5 克，珍珠母 2 克，丹参 2 克。7 剂。服法同前。同时，外用螺黛软膏，外搽皮损处，每天 2 - 3 次。

8 个月后随访，患者用四诊方后牛皮癣及疮疖渐愈，近期未见复发。

【点评】牛皮癣（神经性皮炎）比其他的皮肤病，更加顽固难治，其皮损处剧烈瘙痒和苔藓样变，使患者痛苦异常。此案患者症状较多，牛皮癣集中于颈部、右前额及两腘窝，遇热或饮酒后加重，烦躁失眠，加上头顶多处红肿疮疡流脓，颈后淋巴结肿痛，显示湿热蕴毒上攻，血热壅阻经络。同时，患者年过花甲，腰酸尿频，头晕易醒，舌暗红，脉弦数，即时血压达 160/106mmHg，表明兼有肝肾阴虚导致的肝阳上亢。初诊，老师以祛邪治实证为主，用龙胆泻肝汤清肝泻火兼利湿，配合天麻钩藤饮潜镇上亢的肝阳，加白芍、凌霄花、丹参养阴凉血活血，露蜂房祛风通络止痒。二诊时，皮损缩小，瘙痒减轻，疮疡开始结痂，肝阳上亢亦改善（舒张压下降至 92mmHg），但淋巴结仍肿痛，故续用龙胆泻肝汤清肝利湿，不用天麻钩藤饮而改用五味消毒饮清热解毒，加赤芍、牡丹皮、败酱草凉血活血、消痈排脓，白蒺藜祛风止痒。三、四诊重点已移至牛皮癣，选用龙胆泻肝汤、消风散、当归饮子等方加减，并配合外用药，不仅使牛皮癣短期内基本控制，血压也降至正常范围。当然，牛皮癣之类的顽固性皮肤病，若患者不注意调节情志，改变饮食、作息上的不良习惯，其复发的可能性较大。

（十）慢性面部红斑案

王某，女，44 岁，家庭妇女。2008 年 1 月 12 日初诊。

主诉：面部大面积红斑逐渐形成近 1 年。

现病史：患者近 1 年来两侧面颊先出现较小的圆形红斑兼丘疹，然后逐渐扩大、融合而形成较大面积、形态各异的深红色斑块，伴轻度瘙痒，干燥脱屑，口干喜饮，烦躁易怒，腰酸耳鸣，有时头痛，听力下降，睡眠欠佳，月经量少，舌嫩红苔少而干，脉弦细数。

诊断：红蝴蝶疮——肝肾阴虚，热入血分，虚火上炎。

治则：滋阴降火，凉血消斑。

处方：杞菊地黄丸合二至丸加减。

生地黄 15 克，山茱萸 10 克，山药 12 克，牡丹皮 12 克，茯苓 10 克，枸杞子 12 克，菊花 10 克，女贞子 15 克，菟丝子 12 克，天花粉 15 克，磁石 15 克（先煎），凌霄花 10 克，黄精 12 克，五味子 8 克。7 剂。每日 1 剂，水浓煎，早晚分服。

2008 年 1 月 26 日二诊：服首诊方 2 周，患者面部红斑颜色逐渐转淡，脱屑减少，腰酸耳鸣有所改善，但觉胃中嘈杂，饥而不欲食，两目干涩，肩颈酸痛。肾脏阴虚阳亢略减，而肝胃阴亏似乎加重。

生地黄 15 克，麦冬 12 克，沙参 12 克，玉竹 12 克，石斛 12 克，龟甲 15 克（先煎），黄柏 10 克，知母 10 克，山药 12 克，茯苓 10 克，牡丹皮 10 克，赤芍 10 克，槐花 10 克，枳壳 10 克。14 剂。煎服法同前。

2008 年 2 月 8 日三诊：服上方 2 周，面部红斑面积减少近半，斑色继续转淡，左颊现少量红色丘疹，不痒，目赤而干涩，肤燥，耳鸣，月经提前 7 天。

生地黄 15 克，当归 10 克，白芍 12 克，女贞子 12 克，桑椹 12 克，麦冬 12 克，北沙参 15 克，百部 12 克，枇杷叶 10 克，桑白皮 12 克，地骨皮 12 克，槐花 10 克，菊花 10 克，磁石 15 克（先煎），五味子 8 克。14 剂。煎服法同前。

2008 年 2 月 23 日四诊：服上方 2 周，面部红斑大部分消失，仅两颊上部略红，局部皮肤稍显干燥、粗糙，目微赤而干涩，时觉腰酸耳鸣。

生地黄 15 克，山茱萸 10 克，山药 12 克，天冬 12 克，百合 15 克，女贞子 12 克，墨旱莲 12 克，枸杞子 10 克，桑椹 12 克，槐花 10 克，紫草 10 克，珍珠母 15 克（先煎），黄精 15 克，五味子 8 克，红花 6 克。7 剂。煎服法同前。

2008 年 4 月 26 日五诊：以四诊方加减治疗 2 个月后，面部红斑基本消失，局部皮肤略显粗糙，面颊仅遗留少许浅褐色斑，口略干，尿微黄。四诊方略作增减 14 剂，以善其后。

【点评】清代温病学家叶天士在《温热论》指出："斑属血者恒多，疹属气者不少。"另一医家陆子贤《六因条辨》解释说："斑为阳明热毒，点大而色鲜；疹为太阴风热，点细而色红。"可见，温病出现红斑乃胃火血热所致。本案患者的面部红斑出现缓慢，逐渐融合，历经 1 年而形成，显然不属于外感温病的范畴；再结合轻度瘙痒，干燥脱屑，口干喜饮，烦躁易怒，头痛少寐，腰酸重听，月经量少，舌红苔少，脉弦细数等，肝肾阴虚而致肝阳上亢之象毕露。故初诊治以滋补肝肾，平肝清热，凉血消斑，用杞菊地黄丸去泽泻，加女贞子、菟丝子、天花粉滋阴降火，磁石平肝安神以聪耳，凌霄花凉血活血以消斑，佐以黄精、五味子益气养阴。三诊时，面斑转淡，肝阳上亢及肾阴虚减轻，但肝胃津液亏损较突出，遂用一贯煎合大补阴丸加减为主方，增石斛益肝阴，牡丹皮、赤芍、槐花凉血活血以消斑，山药、茯苓、枳壳健脾理气以和胃。四诊时，面斑已减近半，但阴虚内热仍明显，时值月经提前而至，改用四物汤去川芎合一贯煎去川楝子，加女贞子、桑椹、百部、地骨皮、桑白皮、菊花等滋阴清热、润肤消斑之品。五诊时，面斑基本消失，仅遗留轻度肝肾阴虚的症状，续用滋阴养血、凉血活血之品美容消斑，以竟全功。

此乃慢性面部红斑的病案，治疗 4 个月基本消斑，可圈可点。通观本案诊疗过程，有三点值得重视：一是紧扣肝肾阴虚、血热阻络的病机主轴，坚持滋阴凉血以消斑的基本治则；二是根据患者的证候及病机变化，及时配合清热、平肝、补肾、益气、活血、通络等法则，灵活选方用药；三是针对某些特定症状，在主方中加入老师习用的有效中药组合，例如耳鸣耳聋加磁石、五味子，两目干涩加石斛、玉竹，斑色鲜红加牡丹皮、凌霄花，胃脘嘈杂加麦冬、枳壳之类，从不同侧面展示出老师的个人用药经验。

附　成肇智主编、参编的主要学术著作（按出版时间顺序）

1.《新编黄帝内经纲目》：李今庸主编，张六通副主编，成肇智撰写共五章并统稿全书，上海科学技术出版社，1988年第1版。

2.《中医学基础》（中英文对照）：成肇智（英文）副主编，高等教育出版社，1991年第1版。

3.《中医基础理论》（中英文对照）：张六通、成肇智主编，武汉大学出版社，1996年第1版。

4.《中医病机论——从基础到临床》：成肇智、李咸荣主编，中国医药科技出版社，1997年第1版。

5.《黄帝内经研究大成·第二编》：王洪图主编，成肇智撰写第三编第五章病因病机研究，北京出版社，1997年第1版。

6.《中医药英语》：成肇智主编，人民卫生出版社，2000年第1版。

7.《内经》：王洪图主编，成肇智任编委，撰写"原文导读"的《素问》部分，共8篇，人民卫生出版社，2001年第1版。

8.《中医诊断学》：季绍良、成肇智主编，人民卫生出版社，2002年。

9.《中医主症证治新编》：成肇智著，人民卫生出版社，2008年第1版。

10.《中医诊断学纲要及训练》：陈家旭、成肇智主编，人民卫生出版社，2009年第1版。

11.《黄帝内经选读》（英语教材）：成肇智、陈家旭主编，人民卫生出版社，2017年第1版。

12.《伤寒论选读》（英语教材）：成肇智、陈家旭主编，人民卫生出版社，2017年第1版。

13.《金匮要略选读》（英语教材）：成肇智、陈家旭主编，人民卫生出版社，2017年第1版。

14.《温病学》（英语教材）：成肇智、陈家旭主编，人民卫生出版社，2017年第1版。